肘後備急方輯校

（下冊）

（晉）葛洪——原著

（梁）陶弘景——補闕

（金）楊用道——附廣

沈澍農——輯校

鳳凰出版社

《外臺秘要方》卷十一《消渴不宜鍼灸方》

《文仲》療消渴熱中,加減六物丸,方:

栝樓根八分　麥門冬六分(去心)　知母五分　人參四分　苦參四分　土瓜根四分

右藥搗篩,以牛膽和爲丸如小豆,服二十丸,日三服,麥粥汁下。未知,稍加至三十丸。咽乾者加麥門冬,舌乾加知母,脅下滿加人參,小便難加苦參,小便數加土瓜根,隨患加之一分。《肘後》同。

又黃連丸,主消渴方:

黃連一斤(去毛)　生地黃十斤

右二味,搗絞地黃取汁,漬黃連,出暴①之燥,復内之,令汁盡,乾搗之下篩,蜜和丸如梧子,服二十丸,日三服。亦可散,以酒服方寸匕,日三服。盡,更令作,即差止。忌豬肉、蕪荑。《肘後》《集驗》《千金》《廣濟》同。

○《肘後》主消渴方:

秋麻子一升

以水三升,煮三四沸,取汁飲之,無限,不過五升,差。《文仲》同。(314—315)

《外臺秘要方》卷十一《卒消渴小便多太數方》

《肘後》卒消渴,小便多方:

多作竹瀝,飲之恣口,數日差。忌麵、炙肉。

又方:酒煎黃檗汁,取性飲之。

又方:熬胡麻令變色,研淘取汁,飲半合,日可三四服,不過五升即差。

---

①　暴:同"曝",晒。

又療日飲水一斛者,方:

桑根白皮(新掘,入地三尺者佳,炙令黃黑色)

切,以水煮之。無多少,但令濃,隨意飲之。無多,少亦可。內少粟米,勿與鹽。《集驗》云:宜熱飲之。

又小便卒太數,復非淋,一日數十過,令人瘦,方:

未中水豬脂如雞子一枚,炙,承取肥汁盡服之,不過三劑,差。

又方:羊肺一具作羹,內少肉和鹽豉,如食法,任意進之,不過三具差。《千金》同。

又方:豉一升,內於鹽中,綿裹之,以白礬好者半斤,置綿上,令蒸之三斗米許時,即下白礬,得消,入豉中,出暴乾,搗末,服方寸匕。

又小便數,豬肚黃連丸方:

豬肚一枚(洗,去脂膜),黃連末三斤,內豬肚中蒸之一石米熟,即出之,暴乾,搗丸如梧子,服三十丸,日再服,漸漸加之,以差爲度。忌豬肉。(316)

《外臺秘要方》卷十一《渴利虛經脉澀成癰膿方》

《肘後》療消渴,肌膚羸瘦,或虛熱轉筋,不能自止,小便數,方:

栝樓六分　黃連六分　漢防己六分　鉛丹六分(研)

右四味,搗篩爲散,每食後取酢一合,水二合,和服方寸匕,日三服,當強飲水,須臾惡水,不復飲矣。《陶氏》《廣濟》《文仲》同。《千金翼》同,分兩小別。(308)

《醫心方》卷十二《治消渴方第一》

《葛氏方》治卒消渴,小便多,方:

多作竹瀝飲,恣口,數日愈。

又方：破故屋瓦煮之，多飲汁。

又方：石膏半斤

搗碎，以水一斗，煮取五升，稍服。

又方：栝樓根（薄切，炙）五兩

水五升，煮取四升飲之。（262）

《醫心方》卷十二《治渴利方第二》

《葛氏方》治大渴利，日飲數斛，小便亦爾者，方：

栝樓　黃連　防己　鉛丹（一名鉛華）分等

搗末，以苦酒一合，水一合，和作漿，服方寸匕，日三。（264）

《醫心方》卷廿《治服石口乾燥方第八》

《葛氏方》治口中熱，乾燥：

烏梅　棗膏分等

以蜜和丸如棗，含之。（457—458）

《醫心方》卷十二《治小便數方第十九》

《范汪方》治小便一日一夜數十行方：

昌〔菖〕蒲　黃連二物分等

冶篩，酒服方寸匕。

又方：石膏半斤，咬咀，以水一斗，煮取五升稍服。已〔以〕上《葛氏方》同之。

○《葛氏方》：治小便卒太數復非淋，一日數十過，令人疲瘦，方：

灸兩足下第二指本節第一理七壯。

又方：不中水豬膏如雞子者一枚，炙，承下取肥汁盡服之，不過三。此二方并治遺溺也。

又方：雞腸草一把，熟搗，酒一升，漬一時，絞去滓，分再服。（276）

《證類本草》卷七《黃連》

《肘後方》……治卒消渴，小便多：

搗黃連，絹篩，蜜和，服三十丸，治渴延年。(176)

《證類本草》卷二十四《麻蕡》

《肘後方》大渴，日飲數斗，小便赤澀者：

麻子一升，水三升，煮三四沸，取汁飲之，無限日，過九升麻子，愈。(483)

※治卒患諸淋不得小便方·類聚佚篇

《醫門類聚》卷一三三《諸淋門二》《諸淋針灸》

治卒患淋方：

雞腸草及繁[蘩]蔞若莬絲，並可單煮飲，並常飲之，佳。

若熱淋者，末滑石，水服一二合，不差，更服效。一方加石葦分等，末，飲服一刀圭，日三。

淋有五種：一者莖中痛，溺不得卒出者，石淋也；二者溺有白汁肥如脂，膏淋也，一名肉淋；三者溺難澀，常有餘瀝者，氣淋也；四者溺留莖中，數起不【出】①，引小腹痛，勞淋也；五者如豆汁，或有血結不通者，一名血淋，一名癃淋也。

《姚氏》卒得淋方：

取牛尾燒灰，服半錢，立差。又燒髮服之，亦良。與《葛》同。

小兒淋若石淋方：

---

①　不出："出"字原脱。《諸病源候論》卷十六《勞淋候》："勞淋者……尿留莖內，數起不出，引小腹痛。"據補"出"字。

取牡牛陰頭毛燒末，以漿①汁一服刀圭，日再之。

更有神秘大方，並婦人淋，丈夫近輒痛方，小便淋方：

陳葵子一升，水二升，煮取一升，再服大驗。

又方：滑石三兩　通草一兩　葵子一升

水六升，煮取一升半，分三服，極驗。

又方：治卒患諸淋，遺瀝不止，小便赤澀疼痛：

三葉酸漿草（人家園林亭檻中，著地開黃花、味酸者是），取嫩者，淨洗研絞自然汁一合，酒一合，攪湯暖，令空心服之，立通。（第六册，581）

《葛氏》卒患淋方：

灸大指足②前節上十壯，良。（第六册，593）

《葛氏》小品③不通方：

熬鹽熱熨小腹，冷復易之。《小品》同。

又方：豬脂④大如雞子大，内熱酒中服之。《姚》云：療大便不通方。一作豬膽大如雞子者。

又方：以鹽納莖孔中卽通。

又方：葵子莖，切一升許，以水四升，煮取一升，内書中白

---

①　漿：《幼幼新書》卷三十《石淋第十四》作“醬”。

②　大指足：《醫心方》卷十二《治諸淋方》作“足大指”，可從。

③　小品：當作“小便”或是此下脱“小便”二字，參見本篇後文，正有“《小品》小便不通方”。“小品不通”語義不全，且方後云“《小品》同”，前後不當犯重；又《醫方類聚》著者在本條下又附參二方，一爲“《聖濟總錄》治小便不通”，一爲“《備預百要方》小便澀”，足見此處當爲“小便”。又《證類本草·豚卵》本條正作“小便”。但以下内容原在“治大便秘澀不通方”篇下，内容却皆是治小便不通的條文，疑是《醫方類聚》日本刊刻時編輯出錯，漏失了小便篇的標題甚或二篇的其他内容。今據内容將相關條文整體搬移在本門之下。

④　豬脂：《證類本草·豚卵》作“豬膽”，與後注相合。

魚一枚,研之,服一合,日數過,療小兒卒不得尿,至效驗。

又方:末滑石,水服一數過。《小品》以水和塗小腹近陰,云療熱結。

又方:小便不通方:

車前草一斤

水三升,煮取一升半,分三服。《小品》同。

《葛氏》忍小便久致胞轉方:

自取爪甲燒,飲服之。

又方:亂髮三兩(燒,末之)　滑石屑二兩

合和,又生切桃白皮一斤,搗,以水和絞,取汁二升,以服散方寸匕,日三,至夕卽愈。

又方:以蒲黃裹患人腎,令頭至地,三度卽通。

又方:取梁上土一撮,若蒲黃一匕和服之,並良。

《小品》小便不通方:

桑螵蛸三十枚　黃芩一兩

水一升,煮取四合,頓服。

小便不利,莖中痛欲死,牛膝飲方;亦療婦人血結,腹堅痛。方:

取牛膝一大把,并葉,無多少,煮飲之,立愈,驗。(第六册,653·卷一三五)

附方

《斗門方》治五種淋:

用苧麻根兩莖,打碎,以水一椀半,煮取半椀,頻服,卽通,大妙。

《集驗方》治五淋:

虎杖不計多少爲末，每服二錢，用飯飲下，不拘時候。

又《博濟方》：

赤芍藥一兩　檳榔一個（麵裹煨）

爲末，每服一錢匕，水一盞，煎七分，空心服。

《千金翼》治淋疾：

溫水和服雲母三錢匕。

《外壹[臺]秘要》治淋：

取生續斷絞取汁服之，馬薊根是。

又方：取繁蔞草滿兩[兩]手握，水煮服之。

又方：治急氣淋，陰腎腫：

泥葱半斤，煨過，爛搗，貼臍上。

《古今錄驗》治莖中淋石：

取雞屎白，日之半乾，熬令香，末，以路漿飯飲服方寸匕。

又方：治小便難，腹滿悶，不急療之殺人：

用秦艽一兩去苗，以水一大盞，煎取七分，去滓，每於食後，分爲二服。（第六冊，581）

《經驗方》治小便淋澀或有血：

以赤根蔞葱近根截一寸許，安臍中，上以艾灸七壯。（第六冊，593・卷一三三）

《圖經》曰：治小便不通，臍下滿悶方：

海金沙一兩　臘麵茶半兩

二味，搗碾令細，每服三錢，煎生薑、甘草湯調下，服無時，未通再服。

《外臺秘要方》治小便不通，數而微腫方：

取陳久筆頭一枚，燒爲灰，和水服之。

《產書》療小便不通及胞轉：

桑螵蛸搗末，米飲服方寸匕，日三。

《産寶方》治卒不得小便：

杏人二七枚，去皮尖，炒黃，米飲服之差。（第六册，653·卷一三五）

輯佚［淋病方］

《備急千金要方》卷第二十一《淋閉第二》

治卒不得小便方……又方：

吞雞子白，立差。《葛氏》云吞黃。（380）

〇治氣淋方……又方：

熬鹽熱，熨少腹，冷復易，亦治小便血。《肘後方》治小便不通。

又方：臍中著鹽，灸之三壯。《葛氏》云：治小便不通。（380）

《外臺秘要方》卷二十七《諸淋方》

《集驗》療淋方：

以比輪錢三百文，以水一斗，煮取三升飲之，神效。《肘後》同。《千金》治氣淋。（728）

《外臺秘要方》卷二十七《五淋方》

《必效》療五淋方：

白茅根四斤（剉之）

以水一斗五升，煮取五升，去滓，分三四服。《肘後》《千金》同。（730）

《外臺秘要方》卷二十七《石淋方》

《范汪》療石淋方：

鱉甲燒灰①，搗篩爲散，酒服方寸匕，頻服數劑，當去石也。

_____

① 燒灰：《證類本草·鱉甲》作"杵末"。

《肘後》同。

　　○又方：取車前子二升，用絹囊盛之，以水八升，煮取三升，去滓，頓服之；移日又服，石當下也。宿勿食，食之神良。《肘後》《千金》同。（730）

　　《外臺秘要方》卷二十七《血淋方》

　　《千金》療血淋方：

　　　石葦（去毛）　當歸　芍藥　蒲黃各等分

　　右四味爲散，酒服方寸匕，日三服。《肘後》《文仲》同。

　　《備急》陶氏療淋，下血二升者方：

　　　取苧麻根十枝，以水五升，煮取二升，一服血止，神驗。《肘後》《古今錄驗》同。（732）

　　《醫心方》卷十二《治諸淋方第四》

　　《葛氏方》治卒患淋方：

　　　灸足大指前節上十壯，良。

　　又方：灸兩足外踝中央，追［隨］年壯，有石卽下。

　　又方：但服葎草汁一升，不過三升。亦治石淋。

　　又方：豉一升，水三升，漬少時，以鹽一合內［納］中，頓服。今案：《經心方》：豉半升，水四升，煮一沸，頓服，立通，不加鹽。（265）

　　《醫心方》卷十二《治石淋方第五》

　　《葛氏方》石淋者方：

　　　取鴛矢［屎］，末，以冷水服錢五上①［匕］，清旦服，至食時當溺石。

　　又方：取故甊蔽燒，三指撮，服卽通。

　　又方：石首魚頭中石一升　貝齒一升

――――――――――

　　①　錢五上：《證類本草·燕屎》作“五錢匕”。

合搗，細篩，以苦酒和，分爲三分，宿不食，明旦服一分，日中服一分，暮服一分。明日旦石悉下。今案：《食經》云：鯼①頭中有石，江南人呼曰石首魚者是也。(266)

《醫心方》卷十二《治熱淋方第十》

《葛氏方》熱淋方：

取白茅根四斤(剉之)

水一斗五升，煮令得五升汁服，日三。《千金方》同之。

又方：末滑石屑，水服一二合。(268)

《證類本草》卷九《茅香花》

《肘後方》治熱淋：

取白茅根四斤(剉之)

以水一斗五升，煮取五升，令冷，仍②暖飲之，日三服。(239)

《證類本草》卷十五《髮髲》

《肘後方》治石淋：

燒灰水服之，良。(363)

《證類本草》卷二十四《麻蕢》

《肘後方》治淋下血：

麻根十枚，水五升，煮取二升，一服血止，神驗。(483)

輯佚〔胞轉小便難方〕

《外臺秘要方》卷二十七《小便不通方》

《必效》療小便不通，不得服滑藥，急悶欲絶，方：

---

①　鯼：《醫心方》原書旁注作"鰻"。按：作"鰻(zōng)"是。《廣雅·釋魚》："石首，鰻也。"與後按"石首魚"合。

②　仍：再，又。

鹽二升，大鐺中熬，以布帛裹熨臍下，接之，小便當漸通也。《肘後》同。

《古今錄驗》療熱結小便不通利，方：

刮滑石屑，水和，塗少腹及繞陰際，乾復塗之。《肘後》同。

又方：取鹽填滿臍中，大作艾炷灸，令熱爲度，良。《肘後》《千金》同。（741—742）

《外臺秘要方》卷二十七《小便難及不利方》

《備急》療小便不利，莖中痛劇；亦療婦人血結腹堅痛，牛膝飲方：

生牛膝，一名牛脣，掘取根，煮服之，立差。《肘後》同。

陶效方：

秦艽二分　冬瓜子二兩

右二味，搗爲末，酒服一匕，日三服，神良。《肘後》同。

《文仲》療小便不利，方：

桑螵蛸三十枚　黄芩一兩

右二味，切，以水一升，煮取四合，頓服之，良。《肘後》同。

又方：蒲黄　滑石各一分

右二味爲散，酒服一匕，日三，大驗。《肘後》同。（742）

《外臺秘要方》卷二十七《胞轉方》

《肘後》療卒小便不通及胞轉方：

取雞子中黄一枚，服之，不過三服，佳。《備急》同。

又方：水上浮萍，暴乾，末服之。小便不通利，水脹流腫，佳。《千金翼》同。

又方：灸桑螵蛸搗爲末，水服之方寸匕，日服，良效。

又療小便忍久致胞轉方：

自取爪甲，火燒服之。《備急》同。

又方：取梁上塵三指撮，以水服之，神效。

又方：服蒲黄方寸匕，日三服，良。

《范汪》療胞轉不得小便方：

用蒲席捲人倒立①，令頭至地，三反則通。《肘後》同。（744—745）

《醫心方》卷十二《治小便不通方第十七》

《葛氏方》治小便不通方：

熬鹽令熱，内［納］囊中，以熨少腹上。

又方：以鹽滿齊［臍］，灸上三壯。以上《小品方》同之。

又方：末滑石，水服方寸匕。

又方：以衣中白魚蟲内［納］小孔中。（274）

《證類本草》卷六《牛膝》

《肘後方》治小便不利，莖中痛欲死，兼治婦人血結腹堅痛：

牛膝一大把并葉，不以多少，酒煮飲之，立愈。（153）

《證類本草》卷六《車前子》

《百一方》小便不通：

車前子草一斤，水三升，煎取一升半，分三服。（159）

《證類本草》卷七《蒲黄》

《葛氏方》忍小便久致胞轉：

以蒲黄裹腰腎，令頭致②地，三度通。（180）

---

① 捲人倒立：《證類本草·蒲黄》作“裹腰腎”，《醫門類聚》卷一三三作“裹患人腎”，二者相近，可從。

② 致：《醫方類聚》卷一三五、《外臺秘要方》卷二十七《胞轉方》並作“至”，當據改。

※治夢交接泄精及溺白濁方·類聚佚篇

《醫門類聚》卷一三四《赤白濁門二》

《葛氏》療男子尿精如米汁，及小便前後去如鼻涕，或有餘瀝污衣，此内傷虚絶。療之方：

天雄二兩（炮）　桂心六兩　术八兩

搗末，服一錢匕，日三服之。

男子精平常自出，或聞見所好，感動已發，此皆腎氣乏少，不能禁制。方：

巴戟天　石斛　黄耆分等

末，服一匕，日三。

又方：鹿茸一兩　桂一尺　菲[韭]子一升　附子二枚（炮）澤瀉一兩

末，服五錢匕，日三服之。

男女[①]夢與人交，精便泄出，此内虚，邪氣感發。方：

韭子一升　粳米一合

水四升，煮取半升，一服。《小品》同之。

又方：龍骨三兩　石斛二兩　韭子五合

熬，搗末，服方寸匕，日三服。

又方：熬韭子，搗末，酒漬，稍稍飲。

---

① 男女：似應爲“男子”。

失精,精有血方:

父蛾二枚,陰乾,黝參①碎之,合末,以米汁調,旦向日一服令盡。

若精變色或不射者,爲大損,虛勞已極,又欲令陰痿弱方:

取水銀、鹿茸、巴豆,雜搗末,和調,以真麝香脂傅莖及囊,帛苞[包]之。若脂強,以少麻油雜煎。此不異閹人,幸無傷毀。

又灸三陰交,自衰弱。見針灸經。

又《小品》車前湯療泄精方:

車前子　澤瀉各一兩　甘草(灸)二兩

三物,以水三升,煮取一升,臨臥頓服,不過三,愈。

又小便去失精及夢失精,菲[韭]子散:已用神效。

韭子二升　麥門冬三合　兔絲子三兩　車前子　澤瀉各六分

五物,搗下,服方寸匕,日三。不知,精失增甚,夜又一服。一方云:加龍骨四分,芎藭八分,服之佳。

龍骨散,男子失精,百術不差,神方:

龍骨大如指(赤理如錦者)　甘草一兩　桂心　乾薑各二兩

四物爲散,酒調下寸匕,日三服。

《淮南枕中》在虛損條,亦更有大好方。

《姚氏》夢失精神效方:

韭子一升,搗篩,以酒服方寸匕,日三服。

《隱居效驗方》男子精血出,黃耆散:

黃耆十分　桂心二分

爲散,酒服寸匕,日三。

---

① 黝參:疑指玄參。

附方

《梅師方》治失精,暫睡卽泄:

白龍骨四分　韭子五合

右件爲散子,空心,酒調方寸匕服。

《外臺秘要方》療虛勞尿精:

乾膠三兩炙,搗末,酒二升和,溫服之。

《經驗方》療男子水藏虛憊,遺精盜汗,往往夜夢鬼交:

取獖豬腎一枚,以刀開去筋膜,入附子末一錢匕,以濕紙裹,煨熟,空心稍熱服之,便飮酒一升,多亦甚妙,三五服效。

《聖惠方》治虛勞腎損,夢中泄精:

用韭子二兩,微炒爲末,食前酒下二錢匕。(第六冊,605—606)

輯佚

《備急千金要方》卷十九《精極第四》

治小便失精及夢泄精,韭子散方:

韭子　麥門冬各一升　菟絲子　車前子各二合　芎藭三兩白龍骨三兩

右六味,治下篩,酒服方寸匕,日三,不知稍增,甚者夜一服。《肘後》用澤瀉一兩半。(345)

《醫心方》卷十三《治虛勞夢泄精方第三》

《葛氏方》云:治男女夢與人交接,精便泄出,此內虛積滯,耶[邪]氣感發,治之方:

韭子一升　粳米一升

水四升,煮取①升半,一服②。

又方:龍骨二分　术四分　桂二分　天雄一分

搗末,酒服五分匕,日三。

又方:兩足内踝上一夫脉上,名三陰交,灸廿一壯,夢卽斷。

又方:合手掌并大母指令兩爪相近,以一主[炷]灸兩際角,令半入爪上,三壯。

又云,治男女精平常自出,或聞見所好感動便已發,此腎氣乏少不能禁制,方:

巴戟天　石斛　黃耆分等

搗,酒服方寸匕,日三。

又方:鹿茸一兩　桂一尺　韭子一升　附子一枚　澤寫[瀉]三兩

搗末服五分匕,日三。

又方:牡丹炙令變色,搗末服方寸,日三。

又方:雄雞肝、鯉魚膽,令塗陰頭。(285)

《醫心方》卷十三《治虛勞尿精方第四》

《葛氏方》治男子溺精如米汁,及小便前後去精如鼻涕,或尿有餘瀝污衣,此皆内傷,令人虛絶,治之方:

栝樓二分　滑石二分　石韋一分

搗末,以麥粥服方寸匕。

又方:甘草　赤石脂分等

搗末,服方寸匕,日三。(285—286)

---

① 取:《醫心方》原書此下旁注:"落字歟?"按,似應補"一"字。

② 韭子……一服:《證類本草・韭》作"熬韭子搗末,酒漬,稍稍服"。

《醫心方》卷十三《治虚勞精血出方第五》

《葛氏方》云：治失精、精中有血方：

父蛾二七枚（陰乾之）　玄參稱半分

合搗末，以米汁向旦日一服，令盡之。（286）

《醫心方》卷廿八《用藥石第廿六》

《葛氏方》治男陰痿、女陰膶①無復人道方：

完［肉］縱［蓯］容［蓉］　蛇牀子　遠志　續斷　菟［菟］糸［絲］子各一兩

搗末，酒服方寸匕，日三。

又云，若平常自強，就接便弱方：

蛇牀子　菟［菟］糸［絲］子

末，酒服方寸匕，日三。（654）

○《葛氏方》云，欲令陰委［痿］弱方：

取水銀　鹿茸　巴豆（新）

搗末和調，以真麋脂和，傅［敷］莖及囊，帛苞［包］之。若脂強，以小麻油雜煎。此不異閹人。今案：單末水銀塗之。

又方：灸三陰交穴，使陽道衰弱。今案：此穴在内踝上八寸。（655）

※治下痢赤白病方·新輯佚篇

《外臺秘要方》卷二十五《水穀痢方》

《集驗論》黃帝問曰：人若溏泄下痢者，何也？對曰：春傷

---

① 膶：當作“瞤”，掣動，抽搐。《醫心方·札記》疑爲“閉”字加了肉旁。

於風，夏生溏泄。腸澼久風，亦爲溏泄也。

又療熱水穀下痢，黄連阿膠湯方：

黄連　阿膠(炙)各二兩　梔子三十枚　烏梅二十枚(碎)　黄蘗一兩

右五味，切，以水七升，煮取二升半，分爲再服，神良。《備急》同。《肘後》名烏梅湯，療熱下䘌。

又方：黄連一升(金色者)　陳米五合

右二味，以水七升，煮取二升，分再服。《肘後》《文仲》同。(675—676)

《外臺秘要方》卷二十五《久水痢不差腸垢方》

《肘後》療水下[①]積久不差，腸垢已出者方：

烏梅二十枚

右一味，以水二升，煮取一升，頓服之。

又方：石榴一枚

右一味，合皮搗，絞取汁，隨多少服之，最良。

《備急》療水下積久不差，腸垢已出者方：

赤石脂　桂心　乾薑　附子(炮)

右四味等分，搗篩，蜜丸如小豆，每服三丸，日三服，飲下。《肘後》同。(677)

《外臺秘要方》卷二十五《冷痢方》

《肘後》療水下痢色白，食不消者，爲寒下方：

黄連　乾薑各三兩

右二味，搗篩，白酒一升半合煎，令可丸，飲服如梧桐子大

① 水下：《證類本草・梅實》引《聖惠方》、《永樂大典》卷二八一〇《梅實》並作“痢下”，可從。下同。

二十丸,忌豬肉、冷水。

又方:黃連二兩　甘草(炙)半兩　附子(炮)半兩　阿膠半兩(炙)

右四味,切,以水三升,煮取一升半,分再服之。

又方:半夏(洗)　烏頭(炮)　甘草(炙)各等分

右三味搗篩,蜜和丸如梧桐子大,飲服三丸,日再服。

又方:生薑汁二升　白蜜一升半

右二味相和,分再服之。

又方:腥①二兩(切)　乾薑三兩(末)

右二味,以水六升半,著米一合,煮作糜糜熟,內薑。一食令盡,不差更作。《備急》同。

又方:酸石榴皮(燒灰)

右一味爲末,服方寸匕。《文仲》同。

又方:乾薑二兩(末)　雜麵一升

右二味爲燒餅,熟食之。盡更作,不過三劑差。《文仲》同。

又療純下白如鼻涕者方:

龍骨　乾薑　附子(炮)

右三味,等分,搗篩,蜜和丸如梧子大,飲下五丸,漸至十丸,日一服。《文仲》同。

又方:黃連(末)　臘　阿膠(各一兩)

右三味,先以酒半升令沸,下膠、臘合烊,乃內黃連末,頓服之。本云:《姚氏》療卒注下,並痢血,一日夕數十行。

又方:炙臍下一寸,五十壯,良。《文仲》同。(678)

○《備急》葛氏療痢色白,食不消者,爲寒下,方:

---

① 腥:此字義不可通。此輯自明版。宋版作"臘",此同"蠟",似可從。

豉一升(綿裹)　薤白一把

右二味,以水三升,煮取二升,及熱頓服之。《陶效方》云:療暴下大去血痢。《姚》:療赤白下痢並效。《肘後》同。

又方:牛角䚡(燒灰)

右一味搗篩,白飲服方寸匕,日三。《肘後》同。

又方:好麵(炒)

右一味搗篩,煮米粥。内麵方寸匕,日四五。云此療日百行,師不救者。《肘後》同。(679)

○《文仲》治青下、白下,薑附散方:

乾薑　附子(炮)　皂莢(炙,去子)

右三味,等分,搗篩爲散,飲服方寸匕,不過再服卽愈。亦可丸服。《小品》《肘後》同。(680)

《外臺秘要方》卷二十五《治痢食不消下方》

《文仲》華佗治老小下痢,柴立不能食,食不化,入口卽出,命在旦夕,久痢神驗方:

黄連(末)半雞子殼　亂髮灰準上　醇苦酒準上　蜜準上　白臘方寸匕　雞子黄一枚

右六味,於銅器中炭火上,先内苦酒、蜜、臘、雞子黄攪調,乃内黄連末、髮灰,又攪煎,視可摶①,出爲丸,久困者一日一夜盡之,可者二日盡之。《肘後》同。(680)

《外臺秘要方》卷二十五《重下②方》

《肘後》療重下方:

黄連一升

---

① 摶:捏緊。摶,"團"的動詞形,揉捏成團。

② 重(zhòng)下:墜重而下痢。《外臺秘要方》本篇開頭引《病源》:"此謂今赤白滯下也。令人下部疼重,故曰重下。"又見下引《備急》。

右一味，以酒五升，煮取一升半，分溫再服。臍當小絞痛，則差。

又方：鼠尾草

右一味，以濃煮煎如薄飴糖，服五合至一升，日三。赤下用赤花者，白下用白花者佳也。《文仲》《備急》同。

○《備急》療重下方：此即赤白痢下也。令人下部疼重，故名重下。《葛氏方》：

豉（熬，令少焦）

右一味，搗，取一合，日再、三服。

又熬豉令焦，水一升，淋取汁服，冷則用酒淋，日三服之。《肘後》《文仲》同。（682）

《外臺秘要方》卷二十五《冷熱痢方》

《近效》……又療苦下，無問冷熱，及膿血痢，悉主之，方：

生犀角屑　黃檗各二兩　黃連苦參各三兩

右四味，搗篩爲散，以糯米煮作飲，莫令生，每日空腹服一方寸匕，日再服，便差。勿輕之。此方於度支王郎中處得，曾用極效。《肘後》有當歸，云庚侍郎家方，產後彌佳。（683）

《外臺秘要方》卷二十五《熱毒痢方》

《肘後》若下色黃者，協毒熱下也，療之方：

梔子十四枚（去皮）

右一味，搗篩，蜜和丸如梧子，飲服三丸，日再服。（684）

《外臺秘要方》卷二十五《久赤痢方》

《千金》療下赤連年方：

地榆　鼠尾草各一兩

右二味，切，以水二升。煮取一升，分爲二服。如不差，取屋塵水盡^①，去滓，服一升，日二服。《古今錄驗》服屋塵汁一小盃，餘同。此是徐平方，療下血二十年者，若不止，重服卽愈。《肘後》同。(685—686)

　　○《葛氏》療卒下血方：

　　小豆二升

　　右一味，搗碎，水三升和，絞取汁飲之。《姚》云立止。(686)

《外臺秘要方》卷二十五《久血痢方》

《小品》療下血連歲不愈方：

　　黃連半斤

　　右一味，搗末，以雞子白和爲餅子，微火炙令黃黑，復搗篩，服方寸匕，日三，有效。下清血，痿黃失色，醫不能療者，皆差。《肘後》同。(687)

《外臺秘要方》卷二十五《蠱注痢方》

《肘後》療苦時歲蠱注毒下者方：

　　礬石(熬)二兩　乾薑　附子(炮)　黃連各二兩^②

　　右四味，搗篩爲散，以酒服方寸匕，日三，不止更服。

　　又方：黃連　黃檗等分

　　右二味，搗末，蜜丸如梧子大，飲服十丸，日四服。(688)

《外臺秘要方》卷二十五《腸蠱痢方》

《肘後》凡病下，應先下白後下赤，若先下赤後下白爲腸蠱。方：

　　牛膝三兩

　　搗碎，以酒一升漬經宿，每服一兩杯，日二三服。《姚》同。(688)

---

①　盡：《證類本草・地榆》作"漬"，義長，當從。

②　各二兩：同方"礬石"亦爲"二兩"，則不必另注，兩處疑有一誤。

《外臺秘要方》卷二十五《膿血痢方》

《肘後》療熱病久下痢膿血，檗皮湯方：

黃檗二兩　梔子二十枚　黃連四兩　阿膠(炙)二兩

右四味，切，以水六升，煮取二升，分爲三服。又一方加烏梅二十枚。《文仲》同。

《文仲》……又久下痢膿血方：

赤石脂一升　烏梅二十個　乾薑四片　粳米一升

右四味，切，以水七升，煮取令熟藥成，服七合，日三。《肘後》同。

○《備急》葛氏云：若挾熱者，多下赤膿雜血，方：

黃連竈突中塵各半兩

右二味，末之，酒服方寸匕，日三服。《肘後》云：以棗膏和，分作三丸，日服一丸。《姚氏》同。（688—689）

《外臺秘要方》卷二十五《赤白痢方》

《文仲》鹿茸散，治青黃白黑魚腦痢，日五十行，方：

鹿茸二分(炙)　石榴皮二兩　乾薑二分　棗核中人七枚　赤地利一兩(燒作灰，《服①後》云赤糷如三指)

右五味，搗篩爲散，先食飲服方寸匕，日三夜一。若下數者，可五六服。《肘後》同。

《小品》卒久赤白下方：

燒馬屎一丸作灰，分服，酒水隨意服。已試良。《肘後》同。

○《延年》駐車丸，主赤白冷熱痢，腹痛方：

黃連六兩　乾薑二兩　當歸三兩　阿膠(炙)三兩

右四味，搗篩，三年酢八合，消膠令鎔和，并手丸如大豆，

---

① 服：此引明本。宋本作“肘”，可從。

以飲服三十丸,日再。《肘後》同。(689—690)

《外臺秘要方》卷二十五《久赤白痢方》

《文仲》療赤白痢五六年者方:

燒大荆①

右一味,取瀝②,服五六合,卽差。《肘後》同。

又卒腹痛下赤白,數日不絶,方:

雞子一枚(扣頭,取黃去白)　胡粉末(令滿殼,燒焦成劑)

右二味,以酒服之③。《肘後》同。(690)

《外臺秘要方》卷二十五《數十年痢方》

《廩丘公》……又云,吾患痢三十餘年,諸療無效,唯服此方得愈也。安石榴④湯,療大疰痢及白滯,困篤欲死,腸已滑,醫所不能療,方:

乾薑二兩(生薑倍之)　黃檗一兩(細切)　石榴一枚(小者二枚)
阿膠二兩(別研漬之)

右四味,切,以水三升,煮取一升二合,去滓,内膠令烊,頓服,不差復作。療老小亦良,人羸者稍稍服之,不必頓盡,須臾復服。石榴須預取之。《肘後》同⑤。(693—694)

《外臺秘要方》卷二十五《休息痢方》

《肘後》療休息痢方:

---

①　大荆:《證類本草·牡荆實》後有"如臂"二字,卽取荆要如臂粗。
②　瀝:滴瀝。此指燒荆枝從兩頭溢出的汁液。
③　服之:《證類本草·雞子》作"服一錢匕"。
④　安石榴:卽石榴。相傳石榴係張騫出使西域由安石國攜榴種以歸,故名安石榴。
⑤　肘後同:《幼幼新書》卷二十七《利久不止第十一》此下有注:"一方無黃檗,用黃連。"

黄連(切)① 龍骨如鴨子大一枚 膠如掌大炙 熟艾一把

右四味,水五升,煮三物,取二升,去滓,乃内膠,膠烊分再服。濃煮乾艾葉亦佳。又當煮忍冬米和作飲飲之。

又方:乾地榆一斤 附子一兩(炮)

右二味,以酒一斗,漬五宿,飲一升,日三服,盡更作。

又方:龍骨四兩

右一味,搗如小豆,以水五升,煮取二升半,冷之,分爲五服。又以米飲和爲丸,服十丸。《文仲》同。

《文仲》葛氏若久下經時不愈者,此名爲休息下②,療之方:取大骨③

右一味,炙令黄焦,搗篩,飲服方寸匕,日三愈。《肘後》《備急》同。

《胡洽》麴蘗④丸,療數十年休息痢下,不能食,消穀下氣,療虛羸方:

麥蘗[蘗](炒) 麴(炒)各一升 附子(炮) 桂心烏梅肉各二兩 人參茯苓各四兩

右七味,搗篩,蜜和爲丸如梧子,食前飲服十丸,日三,稍稍增之。《肘後》《備急》同。(694)

《外臺秘要方》卷二十五《下痢腸滑方》

《集驗》療下痢腸滑,飲食及服藥皆完出,豬肝丸方:

---

① 黄連切:此下脱分量。
② 休息下:似應如下條例,作"休息痢下"。
③ 大骨:此引明本,宋本作"犬骨",可從。《證類本草》卷十七《狗陰莖》卽用"犬骨"治"久下痢"。
④ 蘗:當作"蘗",麥蘗。下同。

豬肝一斤(煮焙乾)　黃連阿膠(炙)　烏梅肉各二兩　胡粉七
棊子

右五味,搗下篩,蜜和,酒服十五丸如梧子,日三,稍加。
亦可散服。《葛氏》《文仲》《胡洽》同。《肘後》云亦可散服。(696)

《醫心方》卷十一《治下利方例第十八》

《葛氏方》云:下利,手足逆冷,灸之不暖,或無脉,微喘者,
死;下利,舌萎,煩躁而不渴者,死;下利不禁,腸垢出者,死。(246)

《醫心方》卷十一《治冷利方第廿》

《葛氏方》下色白食不消者,爲寒下,方:

乾薑赤石脂分等末

以白飲和丸如梧子,日服十丸,日三夜一。

又方:酸石榴皮燒末,服方寸匕。

又方:生薑汁二升,蜜合煎取二升,頓服。

又方:豉一升薤白一把

水三升,煮取二升,及熱頓服之,有大棗肉七枚良。

又云,有止患冷者,淳下白如鼻涕,治之方:

龍骨　乾薑　附子分等

搗蜜丸,服如梧子五丸至十丸,日三。(248)

《醫心方》卷十一《治熱利方第廿一》

《葛氏方》:下色黃者,愶[挾]毒熱下也,治之方:

支[梔]子十四枚去皮,搗,蜜丸如梧子,服三丸,日三。

又,挾熱者多下赤膿或雜血,治之方:

黃連　竈突中塵

末,酒服二方寸匕,日三。

又方:薤一把,煮鯽魚鮓,内[納]秫米食之,多差[瘥]。

(250)

《醫心方》卷十一《治白滯利方第廿六》

《葛氏方》治赤白雜癮［滯］下方：

赤石脂一升　烏梅卅枚　乾薑三兩

合粳米一升，水七升，煮取米熟，去滓，一服七合。

又方：鼠尾草濃煮，煎如薄飴，服五合至一升，日三。赤下用赤花者，白下用白花者，佳。今案：《救急單驗方》：乾末服方寸匕。（253）

《醫心方》卷十一《治水穀利方第廿八》

《葛氏方》治水下積久不差［瘥］、腸垢已出者，方：

赤石脂　桂　乾薑　附子分等

搗末，蜜丸如小豆，服三丸，日三。

又方：石榴皮一枚　黃檗一兩　乾薑二兩半

以水三升，煮取一升二合，內［納］膠頓服。（254）

《醫心方》卷十一《治休息痢方第廿九》

《葛氏方》若久下經時不愈者，名息下休下①，治之方：

龍骨四兩（搗如小豆）

水五升，煮取二升半，冷，分五服。

又方：黃連如鴨子大一枚　膠如掌大一枚　熟艾一把

水五升，煮二物，取二升，去滓，內［納］膠，膠洋［烊］，分再服。但濃煮乾艾葉，飲之亦佳。

又方：常煮忍冬飲之。（254）

---

① 名息下休下：《幼幼新書》卷二十九《休息痢》、《證類本草·龍骨》、《證類本草·狗陰莖》作"此成休息"。

《醫心方》卷十一《治重下方第卅一》

《葛氏方》云：重下，此謂今赤白廜[癖]下①也，今②人下部疼重，故名重下。去膿血如雞子白，日夜數十行，繞齊[臍]痛。治之方：

熬豉令小焦，搗服一升，日再三。

又方：烏梅廿枚（打破）

以水二升，煮取一升，頓服。

又方：赤石脂一升　烏梅卅枚　乾薑三兩

合粳米一升，水七升，煮取米熟去滓，一服七合。(255)

《醫心方》卷十一《治蠱注痢方第卅三》

《葛氏方》若時歲蠱注毒下者，方：

黃連　黃檗分等

搗，藍汁丸如梧子，服六七丸至十四五丸，日二③。

又方：秫米一升，燒成炭，水三升和飲之。(256)

《證類本草》卷四《食鹽》

《肘後方》治赤白久下，穀道疼痛不可忍：

宜服溫湯，熬鹽熨之。又炙枳實熨之，妙。(107)

《證類本草》卷六《牛膝》

又方，凡痢下應先白後赤，若先赤後白爲腸蠱：

牛膝三兩搗碎，以酒一升漬，經一宿。每服飲一兩杯，日三服。(153)

---

① 廜下：當作“癖下”，卽滯下，痢疾的古稱。

② 今：當作“令”。見前引《外臺秘要方·重下方》同條。

③ 二：原本旁批謂：“二。或本。”

《證類本草》卷七《黃連》

《肘後方》赤痢熱下，久不止：

黃連末，雞子白丸，飲服十丸，三十丸卽差。

○又方，赤白痢下，令人下部疼重，故名重下。出膿血如雞子白，日夜數十行，絞臍痛。治之：

黃連一升，酒五升，煮取一升半，分再服。當小絞痛。(176)

《證類本草》卷七《乾薑》

《肘後方》治寒痢：

切乾薑如大豆，米飲服六七十枚，日三夜一服。痢青色者爲寒痢，累服得效。(194)

《證類本草》卷九《地榆》

《圖經》:《葛氏》載徐平療下血二十年者：

取地榆、鼠尾草各三兩，水二升，煮半，頓服。不斷，水漬屋塵，飲一小盃投之。不過重作，乃愈。小兒疳痢，亦單煮汁如飴糖與服，便已。又毒蛇螫人，搗新根取汁飲，兼以漬瘡，良。[①] (220)

《證類本草》卷十三《墨》

《肘後方》治赤白痢，薑墨丸：

乾薑、好墨各五兩，篩，以醋漿和丸桐子大，服三十丸，加至四五十丸，米飲下，日夜可六七服，如無醋漿，以醋入水解之，令其味如醋漿和之。七十病痢垂死服之愈。徐云：但嚼書墨一丸，差。(328)

---

① 小兒……瘡良:此二方爲《圖經》續《葛氏》後的引文，不能確認是否屬於《葛氏》。

《證類本草》卷十七《狗陰莖》

《葛氏方》治久下痢，經時不止者，此成休息①。療之：

取犬骨②，炙令黃焦，搗，飲服方寸匕，日三服，卽愈。（381）

《證類本草》卷二十三《梅實》

《葛氏》治赤白痢，下部疼重：

以二十枚③打碎，水二升，煮取一升頓服。（467）

《證類本草》卷二十三《安石榴》

《肘後氏》治赤白痢，下水穀，宿食不消者，爲寒，可療：

酸石榴皮燒赤爲末，服方寸匕。（475）

《證類本草》卷二十五《麴》

《肘後方》治赤白痢下水，穀食不消：

以麴，熬粟米粥，服方寸匕④，日四五，止。（492）

《證類本草》卷二十五《豉》

《葛氏方》治重下，此卽赤白痢下也：

豉（熬，令小焦）

搗服一合，日三，無比。

又，豉熬令焦，水一升，淋取汁令服，冷則酒淋，日三服，有驗。（493）

《東醫寶鑑·內景篇》卷四《單方·蓮子肉》

止痢，又治噤口痢：

去皮留心爲末，米飲下二錢。《百一方》（199）

---

　　①　休息：指休息痢。古人指遷延不愈，時常發作的痢疾。

　　②　犬骨：《幼幼新書》卷二十九《休息痢第十》作“龍骨”。

　　③　二十枚：此承前文省略藥名“烏梅”，《永樂大典》卷二八一〇《梅實》作“二十烏梅”。

　　④　服方寸匕：此處語義欠明，應指服“麴”方寸匕，麴未入粥。

※治大便秘澀不通方·類聚佚篇

《醫方類聚》卷一三五《大小便門二》

《葛氏》云大便不通方:

紙裹鹽作三丸,如大指,内下部中。

又方:削瓜菹如指大,以導下部中。

又方:煎蜜令極,和薑末,丸如指,導下部。

《姚氏》療欲死方:

穿豬膽一頭,内下部中,倒寫之。《姚》云:療七八日氣奔心欲死者,須臾得通。

又方:大黃三兩　芒消　黃芩二兩　栀子十四枚　甘草一兩(炙)

水三升,煮取一升八合,内芒消,分三服。亦療大腸秘結不通。無芒消,用朴消亦可也。

又有承氣丸,療時行結熱不通,胃中有乾糞,令人謬語,方:

大黃芒消(熬令沸)各六分　葶藶五分　杏仁五分

並熬四物,合搗,蜜丸如彈丸,煮一枚,内湯中盡服之。不下,須臾更與一服,不過三服,良。

《姚》不得大便十日、一月日[①],方:

葵子三升

以水四升,煮取一升,去滓,一服。不差,更作之。(第六冊,

---

① 一月日:一個月。《證類本草·冬葵子》作"一月"。

652—653)

《葛氏》云大便不通方：

研麻子，以末[1]相雜，爲粥食之。（第六册，681）

附方

《斗門方》治大便不通：

用烏臼木方，停[2]一寸來，劈破，以水煎取小半盞服之，立通。不用多喫，其功神聖，兼能取水[3]。

又《陳藏器》云：

取豬羊膽，以葦箇[筒]著膽，縛一頭，納下部，入三寸，灌之入腹，立下[4]。（第六册，652—653・卷一三五）

輯佚

《備急千金要方》卷十五上《秘澀第六》

趺陽脉浮而澀，浮則胃氣强强，澀則小便數，浮澀相搏，大便則堅，其脾爲約。脾約者，其人大便堅，小便利而不渴，麻子人丸方：

麻子人二升　枳實八兩　杏人一升　芍藥八兩　大黃一斤

---

①　末：《外臺秘要方》卷二十七《大便不通方》、《醫心方》卷十二《治大便不通方第十三》作“米”，義長。

②　停：均分。

③　取水：下水，利水。

④　立下：此爲日本版《醫方類聚》卷一三五第七十九葉的末行，下葉首行爲“《葛氏》小品不通方”其中“小品”當是“小便”音訛。該條下附錄爲“《聖濟總錄》治小便不通”和“《備預百要方》小便澀”，該條以下至篇末都是小便病，與篇題“治大便秘澀不通方”不能相合，因此，應該是日本刊行時此處有缺葉，又或是漏刻了“治胞轉小便難方”的標題。現將以下内容移至小便門。

厚朴—尺

右六味，末之，蜜丸如梧子，飲服五丸，日三，漸加至十丸。《肘後》《外臺》無杏人。（275）

〇練中丸，主宿食不消大便難方：

大黃八兩　葶藶　杏人　芒消各四兩

右四味，末之，蜜丸如梧子，食後服七丸，稍加。《肘後》名承氣丸。（277）

《外臺秘要方》卷二十七《大便難方》

《肘後》療脾胃不和，常患大便堅強難方：

大黃　芍藥　厚朴（炙）各二兩　枳實六枚（炙）　麻子（別研）五合

右五味，搗篩，入麻子，蜜和爲丸，如梧桐子大，每服十丸，日三服，稍稍增之，以通利爲度。可常將之。《集驗》《備急》《古今錄驗》同。（735）

《外臺秘要方》卷二十七《大便不通方》

《肘後》療大便不通方：

研麻子，以米雜爲粥食之。

又方：用礬石如指大者導下部。（736）

《外臺秘要方》卷二十七《大便秘澀不通方》

《備急》療卒大便閉澀不通方：

《葛氏》云[①]：削瓜菹如指大，導下部中，即效。

又方：燒亂髮灰，三指捻，投水半升，一服。

又方：綿裹鹽作三丸如指大，內下部中。

又方：煎蜜令強，加乾薑末，和丸如指，導下部中。《姚》

---

① 葛氏云：以下共五方。本條所引"葛氏"，是限於第一方，還是涉及以下共五方，不易確定。

云：欲死者，蜜三升，微火煎如飴，投冷水中，令凝丸如大指，長三四寸，導之良。

又方：豬膽一枚，内下部中。《姚》云：療七八日奔氣傷心欲死者，須臾便通，良。《范汪》同。(737—738)

《醫心方》卷十二《治大便不通方第十三》

《葛氏方》治大便不通方：

研麻子，以米雜爲粥食之，亦可直煮麻爲飲服之。

又方：剝烏梅皮，以漬醬豆中，導下部。(270)

《醫心方》卷十二《治大便難方第十四》

《葛氏方》云：脾胃不和，常患大便堅強難者：

大黄三兩　夕[勺—芍]藥三兩　厚朴三兩　枳實六斤　麻子仁五合

搗篩，蜜丸如梧子，服十丸，日三，稍增，以通利爲度，可恒將之。(271)

※治卒關格大小便並不通方·類聚佚篇

《醫方類聚》卷一三六《大小便門三》

《葛氏》療卒關格，大小便並不通，支滿[1]欲死，二三日則殺人方：

以苦酒和硝，塗腹上，乾復易。

《姚氏》方：

芒消三兩，紙裹三四重，炭火燒之，令納一升湯中，盡服，

---

① 支滿：《證類本草·芒硝》作“脹滿”。

當先飲湯一升已,吐出,乃服之。《姚》同,欲死方。

又方:茱萸南枝,斷取加[1]手第二指中節,含之,立下。

《姚氏》云:風寒冷氣入腹,忽痛堅急如吹狀,大小便不通,或小腹有氣結如升大,脹起,名爲關格病。

又療大小便不利方:

苦參　滑石　貝齒

三物,分等,搗下篩,一匕飲服之。煮葵根汁服之,亦彌佳。

下部不通:

烏梅五十枚,著湯中漬,須臾出核,取肉搗之如彈丸者一枚,内下部卽通。

《小品》療小便不通及關格方:

取土瓜根搗取汁,以少水解之筒中,吹下部卽通。秘。

附方

《經驗方》治大小便不通:

用白礬細研末,令患人仰臥,置礬末於臍中滿,以新汲水滴之,候患人覺冷透腹内,卽自然通。如爲會[2]灸無臍孔,卽於元灸瘢[3]上,用紙作環子籠灸瘢高一指半已來,著礬末在内,仍依前法,用水滴之。

《外臺秘要方》治大小腸不通:

搗葱白,以酢封小腹上。(第六册,653—654)

---

① 　加:似當作“如”。

② 　會:《證類本草・礬石》作“曾”,是,當從。

③ 　元灸瘢:原先的艾灸瘢。元,古“原”字;瘢,通“瘢”。後“灸瘢”同此。

輯佚

《外臺秘要方》卷二十七《大便失禁並關格大小便不通方》

《范汪》療下部閉不通方：

取烏梅五顆，著湯漬，須臾出核，取熟搗之如彈丸，內下部中，卽通也。《肘後》同。

○《集驗》療關格之病，腸中轉痛，不得大小便，一日一夜不差欲死，方：

芒消三兩，紙三重裹，於炭火內燒令沸，安一升水中，盡服之。當先飲溫湯一二升以來，吐出，乃飲芒消汁也。《肘後》同。

○《備急》葛氏療卒關格，大小便不通，支滿欲死，二三日則殺人，方：

鹽，以苦酒和，塗臍中，乾又易之。《必效》同。（739）

《醫心方》卷十二《治大小便不通方第十二》

《葛氏方》：治卒關格大小便並不通，支滿欲死，二三日則殺人方：

取鹽，以苦酒和塗齊［臍］中，乾復易之。

又方：自取手十指爪甲燒末，以酒漿服。

又方：葵子二升，水四升，煮取一升，頓服之。內［納］豬膏如雞子一丸亦佳。（269）

《證類本草》卷九《王瓜》

《肘後方》……治小便不通及關格方：

生土瓜根搗取汁，以少水解之筒中，吹下部取通。（220）

※治患寸白蚘蟲諸九蟲病方·類聚佚篇

《醫方類聚》卷一六六《諸蟲門》

《葛氏》療蚘[①]蟲，或心如刺，口吐清水，方：

搗生艾取汁，宿勿食，旦取肥香脯一寸片子[②]，先喫，令蟲聞香，然後卽飲一升，當下蚘。

又方：取有子楝木根，剉之，以水煮令濃赤黑色，汁合米煮作糜，宿勿食，清朝准前先喫香脯，令蟲舉頭，稍從一匕爲始，小息後一匕，食半糜，便下蚘蟲。秘不傳。

又方：藋蘆一兩

搗末，以羊肉作臛和之，宿不食，旦食盡愈。

又方：雞子一枚，開頭出黃，以好漆投與合和，仰頭一吞之，蚘蟲悉出。

療白蟲方：

淳漆三合　豬血三合

合和，微火煎，不著手藥成，宿不食，旦還依前食脯法，吞如大豆百丸，日中悉出。亦療蚘。

又方：熟煮豬脂血，旦飽啖，蟲當下。又濃汁煮檳榔三十枚，飲三升，蟲卽皆出。

療三蟲方：

取茱萸東行根指大者，長一尺（剝取白皮）　栝蔞四兩（切）

① 蚘："蛔"的異體字。

② 一寸片子：《證類本草·艾葉》作"一方寸片"，義明。

一升酒，漬之一宿，旦還准前方齏脯，然後服之，小兒分爲再三。亦療寸白等蟲。

附方

驗方①：白薟散，殺寸白蟲：

白斂〔薟〕　蕪荑　狼牙各三分

末爲散，以醋一合，或漿水和藥服之。

又三蟲，藋蘆散：

藋蘆四散②　乾漆二兩　茱萸四兩

爲末，以脯依前法，粥服方寸匕。且秘之不傳。

又白蟲，蕪荑散：

生狼牙三分（炙）　蕪荑二分

二物，爲末，依前脯法，頓服令盡，立愈。

又長蟲，雞子丸方：

雞子二枚　漆四兩　臈〔臘一蠟〕三兩　粳米一升

四物，銅器中暖火煎令相得，內粉凝可丸，下器置地上凝溫，乃內雞子，攪令調和可丸。病莫食③，依前齏脯法，服如小豆一百二十丸，小兒五十丸，粥清服之。

又，蟲在胃中，漸漸羸瘦，方：

淳酒　白蜜　好漆各一合

合三物，煎令可丸，如桃核一枚，溫酒下。宿勿食，依前齏脯法，旦服。不下，更與之。

---

① 驗方：似應爲“經驗方”。
② 散：《普濟方》卷二三九《諸蟲門》作“兩”，當從。
③ 病莫食：《外臺秘要方》卷二十六《長蟲方》引《集驗方》同方作“宿勿食”，可從。

《葛氏》穀道蟨,赤痛又癢,方:

杏人熬令黃,搗,以綿塗導之。

《外臺秘要方》:《范汪》治寸白蟲方:

狼牙五兩,搗末,蜜丸如麻子。宿不食,明旦以漿水下一合,服盡差。

《千金方》主脾胃有蟲,食則痛,面黃無色,疼痛無時,必效方:

以石州蕪荑仁二兩,和麵炒令黃色,爲末,非時米飲調二錢匕,差。

《斗門方》治蛔蟲咬心:

用苦楝皮煎一大盞,服下。

又方:治五種蟲:

以苦楝皮,去其蒼者,焙乾爲末,米飲下二錢匕。

《經驗前方》下寸白蟲:

雷丸一味,水浸軟,去皮,切,焙乾爲末,每有疾者,五更初,先食炙肉少許,便以一錢匕藥,稀粥調半錢服之。時須六及衛①上半月日,蟲乃下。(第八分册,41—42)

輯佚

《備急千金要方》卷十八《九蟲第七》

治蟯蟲方……又方:

真朱二兩　亂髮雞子大(燒末)

---

① 時須六及衛:本句費解。《證類本草·雷丸》作"服時須六衛及",亦難解;四庫本《證類本草》作"服時須向陽及",仍蹇澀。《普濟方》卷二三九《諸蟲門》作"即時須出。凡服藥,以",義明,可參。

右二味,治下篩,以苦酒調,旦起頓服之。《肘後》以治三蟲。(335—336)

○治寸白蟲方……又方:

吳茱萸細根一把(熟搗)　大麻子三升(熬,搗末)

右二味,以水三升和,搦取汁,旦頓服之,至巳時,與好食令飽,須臾蟲出。不差,明旦更合服之;不差,三日服。《肘後》治三蟲,以酒漬取汁服。(336)

○又方:桑根白皮(切)三升

以水七升,煮取二升。宿勿食,空腹頓服之。《肘後》云:卒大行中見,是腹中已多蟲故也,宜速理之。(337)

《外臺秘要方》卷二十六《蛔蟲方》

《肘後》療蛔蟲或攻心痛如刺,口中吐清水,方:

取龍膽根多少任用,以水煮濃汁,去滓,宿不食,平日服一二升,不過再服,下蛔蟲也。

又方:取有子楝木根剉,以水煮取濃赤黑汁,用米煮作糜①。宿勿食,旦取肥香脯一片先喫,令蟲聞香舉頭,稍從一口爲度,始少進,漸加服一匕。服至半升,便下蛔蟲。《千金》《文仲》同。

又方:以雞子一枚,開頭去黃,以好漆少許內中相和,仰頭吞之,蟲悉出矣。《文仲》《集驗》《備急》《千金》同。

○《千金》療蚘蟲方:

藋蘆下篩,以餅臛和服方寸匕,蟲不覺出之。亦主蟯蟲出。《肘後》云:藋蘆一兩,末,以羊肉作臛和服。(719)

---

① 糜:當作"糜",粥。

《外臺秘要方》卷二十六《寸白蟲方》

《肘後》療白蟲方：

淳漆三合　豬血三合

右二味相和，微火上煎之，不著手，成。宿勿食，空腹，旦先喫肥香脯一片，服如大豆許一百丸，日中蟲悉出。亦主蚘蟲。《范汪》同。

又方：濃煮豬肉汁，煎檳榔三十枚，取三升服之，蟲盡。《文仲》《備急》同。

又方：熟煮豬脂血，宿勿食，明旦飽食之，蟲當下。《文仲》《備急》同。（720）

《外臺秘要方》卷二十六《蟯蟲方》

《千金》療蟯蟲在胃中，漸漸羸人，方：

淳酒　白蜜　好漆各一升

右三味，合銅器中，微火上煎之，令可丸，丸如桃核大一枚。宿勿食，空腹溫酒下。蟲不下，再服之。《肘後》《備急》《集驗》《范汪》同。

《備急》葛氏療蟯蟲攻心如刺，吐清汁，方：

搗生艾汁。宿不食，平旦嚼脯一片，令蟲聞香後，飲汁一升，當下蟯蟲。《備急》《文仲》並同。《肘後》云療蚘蟲。（722）

《外臺秘要方》卷二十六《三蟲方》

《肘後》療三蟲方：

茱萸根取東引指大者長一尺　栝樓四兩（切）

右二味，細剉茱萸根，以酒一升漬之一宿，旦絞去滓。宿勿食，旦空腹先喫脯，然後頓服之。小兒分三服。亦療寸白蟲。

又方：搗桃葉，絞取汁，飲一升。《千金》《集驗》同。一方云：平旦飲三合。

又方：真珠一兩（研）　亂髮如雞子大（燒末）

右二味，内苦酒中，且空腹頓服之，令盡。《集驗》《范汪》同。《千金》治蟯蟲。

又三蟲者，謂長蟲、赤蟲、蟯蟲也，乃有九種。而蟯蟲及寸白，人多病之。寸白從食牛肉、飲白酒所成，相連一尺則殺人。服藥下之，須結裹潰然出盡，乃佳。若斷者，相生未已，更宜速除之。蟯蟲多是小兒患之，大人亦有。其病令人心痛，清朝口吐汁，煩躁，則是也。其餘各種種不利，人人胃中無不有者，宜服九蟲丸以除之。（723）

○《備急》療三蟲方：

藋蘆四兩（炙）　乾漆二兩（熬）　吳茱萸四兩

右三味，爲末，依前先嚼脯，以粥清服方寸匕，日一服。《肘後》《范汪》同。（724）

《醫心方》卷七《治三蟲方第十七》

《葛氏方》治三蟲方：

搗桃葉絞取汁，飲一升。（176）

《醫心方》卷七《治寸白方第十八》

《葛氏方》治寸白方：

多食榧子亦佳。

又方：煮豬血，宿不食，明旦飽食之。

又云，濃煮豬檳榔，飲三升，蟲則出盡。

又云，治蛔蟲方：

用龍膽根，多少任意，煮令濃，去滓。宿不食，清朝服一二升，不過二。

又方：搗生艾絞取汁，宿不食，朝飲一升，常下蚘［蛔］。（176）

《證類本草》卷九《艾葉》

《葛氏方》治蚘蟲，或心如刺，口吐清水：

搗生艾取汁，宿勿食，但取肥香脯一方寸片先喫，令蟲聞香，然後卽飲一升，當下蚘。(218)

※治患五痔及脱肛諸病方·類聚佚篇

《醫方類聚》卷一八三《痔漏門》

《葛氏》療腸痔，每大便常血：

礬石(熬)　附子(炮)各一兩

二物，炮，搗末，蜜丸，酒服如桐子二丸，日三，稍增，百日則永差不發。

又方：槐樹上耳①，取末服方寸匕，日三。《姚》同。

又方：山上薔薇根二分　枸杞二分

末，服方寸匕，日三。五六日當更小腫，是中病；七八日轉服差，服勿止。

又方：生地黄一斤，酒一斗，漬三日，任意多少服。

又方：枳根皮，末，服一匕，日三。亦可煮汁常飲。

又方：鼈甲　猬皮　蛇蜕皮　蜂房　豬左脚懸甲

等分，搗篩，井朝水服方寸匕，日三四，亦以傅瘡上，五日止，不差更服。

又方：槐白皮一擔，水煮令濃，脱衣入中坐浴，當如大便狀，冷易，不過三，蟲出止。更搗白皮作屑，以粉穀道。《姚》同浸法。

---

①　耳：《證類本草·槐實》作"木耳"，義明。

又方：若下部癢痛，如蟲嚙者方：

胡粉、水銀，以棗膏和，綿裹，夜臥道之①。

又方：燒猬皮傅之；燒獺肝服之②。

又方：搗桃葉一斛蒸之，内小口器中，以下部榻上坐，蟲自出。

又方：掘地作小坑，燒令赤，酒沃中，搗茱萸三升内中，及熱板覆，開小孔，以下部榻[搨]土③，冷乃下，不過三四度差。

又方：苦桃皮、扁竹、苦參等煮汁漬大良。燒稻蒿灰汁漬之亦良。

又方：小豆一升，好苦酒五升，煮豆熟出乾，乾復内苦酒中，盡止；末，酒服方寸匕，日三度。

《小品》五痔散：

赤小豆四分熬　黄耆三分　附子二分（炮）　白斂[蘞]　桂心各一分　芍藥　黄芩各二分

七物，搗篩，酒服方寸匕，日三，血止有驗。秘方。

又療五痔，衆醫所不能療神方：

雷丸半升（熬）　䗪蟲半兩　石南草半兩　藁本二兩　豬後脚懸蹄十四枚（燒令焦）

搗下，以羊髓脂調下，先食飲服十五丸，日再，劇者夜又一服。十四日癢止，更八日膿血盡，鼠乳悉愈，滿六十日，終身不

---

①　道之：同“導之”。《外臺秘要方》卷二十六《痔下部如蟲嚙方》作“内穀中導之效”（“穀”當作“穀道”）。

②　服之：《證類本草·獺肝》作“服一錢匕”。

③　及熱……榻[搨]土：《外臺秘要方》卷二十六《痔下部如蟲嚙方》作“及熱以板覆上，開一小孔，以下部坐上”，義長，可從。《證類本草·茱萸》“土”亦作“上”。

發也。忌魚豬肉,大神驗。

《隱居效驗》療五痔龜甲散:

龜甲二兩　蛇蛻皮　露蜂房　豬後脚懸蹄各二兩

四物爲散,以粉和服一匕,日三。忌生冷。

又槐皮膏,止痛癢血出方:

槐皮三兩　薰陸　辛夷　甘草　白芷各半兩　巴豆七枚
漆子十四枚　桃仁十枚

以豬膏半斤,煎至三上三下,去滓,以綿裏膏塞下部,日四五,止癢痛。

又方:緣桑樹螺燒之,以豬脂和傅之,立縮,亦可末而粉之。

又方:豬脂和蒲黃傅上,指抑中内①,但以粉之,良。

又方:熬石灰裏熨之。

又療痔神方:

麝香一子　熊膽一枚

和井朝水,每日一服一錢匕。唯忌雞魚。

療一切痔:

浸石英酒,内鹿角膠服之。(第八册,556—557)

治外痔②:

搗藊竹絞取汁,搜麵作餺飥,空心喫,日三。

治痔發疼痛:

狸肉作羹食之,良;作脯食之,不過三頓差。此肉甚妙。

---

① 中内:似當作"内(納)中"。

② 治外痔:以下三方,係兩首食療方,一首艾灸方,《醫方類聚》分置於他門,今附列於原篇之末。

（第八册，583·卷一八四）

若因產仍脱肛者：

正灸上一炷，亦灸臍中二七壯。（第八册，585·卷一八四）

附方

《梅師方》治痔，穀道中蟲癢不止：

以水銀、棗膏各二兩，同研相和，拈如棗形狀，薄綿片裹内下部，明日蟲出。若痛者，加粉三大分作丸。

《集驗方》治五痔，不以年月日久新：

枳實爲末，煉蜜丸如桐子大，空心飲下二十丸。

又方：痔疾下血，疼痛不止：

以玩月砂①，不限多少，慢火熬令黄色，爲末，每二錢，入乳香半錢，空心温酒調下，日三四服差，砂卽兔子糞是也。

又治野雞痔，下血腸風明目方：

嫩槐葉一斤，蒸如造茶法，取葉碾作末，如茶法，煎呷之。

《經驗方》王峽州傅治野雞痔病方：

用槐柳湯洗，便以艾灸其上七壯，以知爲度。王及郎中充西川安撫判官，乘騾入洛谷數日，而痔病因是大作，如胡瓜貫於腸頭，其熱如燖煨火。至一驛，僵仆無計。有主郵者云：須灸卽差。及命所使，爲槐柳湯熱洗瓜上，因用艾灸三五壯，忽覺一道熱氣充入腸中，因大轉瀉，鮮血穢物一時出，至楚痛。瀉後遂失胡瓜所在。

又方：治腸風下血：

枳實半斤（麩炒去瓤）　綿黄耆半斤

---

①　玩月砂：兔屎的别名。

洗剉爲末，米飲非時下二錢匕。若難服，以糊丸湯下三五十丸效。

《靈苑方》治久患腸風痔漏，一二十年不差，面色虛黃，飲食無味，及患臟腑傷損，多患泄瀉，暑月常瀉不止，及諸般淋瀝，久患消渴，婦人月候湛濁[1]，赤白帶下，多年不差，應是臟腑諸疾。皆主之：

用石鸎淨洗，刷去泥土收之。

右每日空心取一枚，於堅硬無油甌器內，以溫水磨服之，如彈子丸大者一個，分三服。大小以此爲準，晚食更一服。若欲作散，須先杵羅爲末，以磁石協去杵頭鐵屑，後更入堅瓷鉢內，以硬乳搥研細，水飛過，取白汁如泔乳者，澄去水，曝乾，每服半錢至一錢，清飰飲調下，溫水亦得。此方偏治久年腸風痔，須常服勿令歇，服至及一月，諸疾皆愈。

又方：治腸風下血久不止：

茄蒂燒存性爲末，每服，食前米飲調三錢匕。

《孫用和方》治腸風瀉血：

黃耆　黃連等分

右爲末，麵糊丸如菉豆大，每服三十丸，米飲下。

《博濟方》治遠年日近腸風，下血不止：

枳殼燒成黑灰存性　羊脛炭爲末　枳殼末五錢　炭末三錢

和勻，用濃米飲一中盞調下，空心服，五更初一服，如人行五里再服，當日見效。

《篋中方》主腸風莨菪煎：

---

[1]　湛濁：謂泥滓滓污濁。此指經血結塊瘀污。"湛"是"沈（沉）"的古字。《説文・水部》："湛，没也。"

取莨菪實一升治之,暴乾搗篩　生薑半斤取汁

二物相合,銀鍋中更以無灰酒二升投之,上火煎令如稠餳,即旋投酒,度用酒可及五升以來即止,煎令可丸,大如梧子,每旦酒飲,通下三丸,增至五七丸止。若丸時粘手,則菟絲粉襯隔煎熬,切戒火緊,則藥易焦,而失力矣。初服微熱勿怪,疾甚者服過三日,當下利,疾去利亦止,絶有效。

《勝金方》治大腸痔漏并脱肛:

以虎脛骨兩節,蜜二兩,炙令赤,搗末,蒸餅丸如桐子大,每服凌晨溫酒下二十丸,隔夜先和大腸,後方服此藥。

《日華子》云:治腸風瀉血,并熱痢及殺疳蟲:

炒苦參帶煙出,爲末,飯飲下。

《外臺秘要方》療肛門凸出方:

燒虎骨末,水服方寸匕,日三服良。(第八册,557·卷一八三)

輯佚［痔病方］

《外臺秘要方》卷二十六《五痔方》

崔氏論曰:凡痔病有五,若肛邊生肉如鼠乳出孔外,時時膿血出者,名牡痔也;若肛邊腫痛生瘡者,名酒痔也;若肛邊有核痛及寒熱者,名腸痔也;若大便輒清血出者,名血痔也;若大便難,肛良久肯入者,名氣痔也。此皆坐中寒濕,或房室失節,或醉飽過度所得,當時不爲患,久久不差,終能困人。別有大方,今單行亦要,便宜依按用之。《肘後》《集驗》同。(700)

《外臺秘要方》卷二十六《腸痔方》

《肘後》療患腸痔,每大便常有血,方:

以蒲黄,水服方寸匕,日三差。《備急》《文仲》《崔氏》《千金》《古今錄》皆同。

又方：礜石(熬)　附子(炮)各一兩

右二味，搗篩，蜜丸如梧子，服二丸，酒下，日三，稍增，百日永差不發。《備急》《文仲》《崔氏》《千金》同。

又方：以鯉魚作鱠，薑虀食之，任性多少，良。(《崔氏》用鱓魚)

又方：常食鯽魚羹，及蒸，隨意任之。《備急》《文仲》同。

《文仲》療腸痔方：

以槐木上耳搗末，飲服方寸匕，日三。《肘後》《古今錄》《千金》同。

又方：白薔薇根　枸杞根各二分(暴乾)

右二味，搗篩爲末，服方寸匕，日三，五六日當更小腫，是中病。《崔氏》《備急》《肘後》同。

又方：生地黃一斤(切)　酒二斗

右二味，以酒漬地黃三日，隨意飲多少，即差。《肘後》《備急》同。

又方：取枳根皮，末，飲服方寸匕，日三。亦可煮汁常飲。《肘後》《備急》《崔氏》皆同。(703—704)

《外臺秘要方》卷二十六《諸痔方》

《集驗》療痔，蝟皮丸方：

槐子三兩　附子(炮)二兩　當歸二兩　連翹二兩　乾地黃五兩　乾薑二兩　礜石二兩(燒令汁盡)　續斷　黃耆各一兩　蝟皮一具(細切，熬令焦)

右十味，搗篩，蜜丸，飲服十五丸如梧子，日再，加至三十丸。亦可主瘻，常用大驗。《肘後》《備急》《文仲》《删繁》《千金》《古今錄驗》同。(704)

《外臺秘要方》卷二十六《痔下部如蟲齧方》

《肘後》療痔，下部癢痛如蟲嚙方：

胡粉　水銀

右二味，以棗膏調勻，綿裹，夜臥內穀^①中導之，效。《崔氏》同。

又方：以菟絲子熬令黃黑，末。以雞子黃和塗之。《集驗》《文仲》《備急》《范汪》《崔氏》等同。

又方：以杏人熬令黑，搗取膏塗之。《集驗》《備急》《文仲》《崔氏》同。

又方：以蝟皮燒灰傅之。又獺肝燒搗散服之。《崔氏》《備急》《文仲》同。

又方：以溺溫令熱，內少礬石以洗之，良。《崔氏》同。

《文仲》療痔^②，下部如蟲齧，方：

搗桃葉一斛，蒸之令熱，內小口器中，以布蓋上坐之，蟲死即差。《肘後》《崔氏》《備急》同。一方有烏梅。

又方：掘地作小坑，燒令赤，以酒沃中；搗吳茱萸三升內中，及熱以板覆上，開一小孔，以下部坐上，冷乃下，不過三度即差。《肘後》《崔氏》《備急》同。（707）

《外臺秘要方》卷二十六《大便下血風冷積年變作痔方》

《備急》療大便血，風冷積年，多變作痔，方：

燒稻藁灰，淋汁，煎熱漬之三五度，佳。《崔氏》《肘後》《文仲》同。（708）

---

① 穀：當作"穀道"，即肛門。

② 文仲療痔：下引《證類本草》卷二十三《桃核人》內容小別，可互參。《醫方類聚》卷一八三引《大全本草》與《證類本草》基本相同。

《醫心方》卷七《治諸痔方第十五》

痔病禁忌：……

《葛氏方》云：作鯖魚膾，薑虀食之，多少任人。(174)

《葛氏方》治患腸痔，每大便恒去血方：

常服蒲黄方寸匕，日三，須差［瘥］止。(175)

《證類本草》卷六《菟絲子》

《肘後方》……治痔發，痛如蟲嚙：

菟絲子熬令黃黑，末，和雞子黃塗之。亦治穀道中赤痛。(152)

《證類本草》卷七《蒲黃》

《肘後方》治腸痔，每大便常血水：

服蒲黃方寸匕，日三服，良。(180)

《證類本草》卷二十三《桃核人》

《葛氏》治腸痔，大腸常血：

杵桃葉一斛蒸之，內小口器中，以下部榻上坐，蟲自出。(473)

輯佚［脫肛肛癢方］

《備急千金要方》卷二十四《脫肛第六》

治肛出方：

礠石四兩　桂心一尺　蝟皮一枚

右三味，治下篩，飲服方寸匕，日一服，即縮。慎舉重及急帶衣，斷房室周年，乃佳。《肘後方》云：治女人陰脫出，外用龜頭一枚，爲四味。(440)

《外臺秘要方》卷二十六《卒大便脫肛方》

《肘後》療卒大便脫肛方：

灸頂上回髮中百壯。

又方：以豆醬清合酒塗之。《文仲》《備急》同。

又方：燒虎骨，末，水服方寸匕，日三，即差。（710）

《外臺秘要方》卷二十六《腸肛俱出方》

《肘後》療若腸隨肛出，轉廣不可入一尺來者，方：

搗生栝樓取汁，溫，服之①以豬肉汁洗手，隨抑按，自得入，效。《范汪》《小品》《張文仲》《備急》《千金》同。（710）

《醫心方》卷七《治脫肛方第九》

《葛氏方》治卒大便脫肛方：

灸頂上回髮中，百壯。

又方：豬膏和蒲黃抑內［納］，但以粉之，亦佳。

又方：熬石灰令熱，故綿裹之，坐其上。冷又易之。并豆醬漬，合酒塗之。

又云，若腸隨肛出轉廣不可入者：

搗生栝樓取汁，溫，以豬膏內［納］中，手洗，隨按抑，自得縮入也。

又方：熬石灰令熱，布裹以熨之，隨按令入。

又方：以鐵精粉之。（170）

《醫心方》卷七《治穀道瘍痛方第十》

《葛氏方》治下部癢痛如蟲嚙者：

胡粉　水銀

以棗膏和調，綿裹導之。

---

①　服之：二字衍。此方亦見於下引《醫心方》卷七《治脫肛方第七》與《證類本草》卷八《栝樓根》，二書未言口服。《醫心方》以豬膏融入栝樓汁中，取其滑膩，以便按抑脫出的肛門。《證類本草》栝樓汁用法欠詳明。

又方：杏人熬令黑，搗取膏塗之。

又方：高鼻蜣螂燒末，綿裹内［納］孔中，當大蚜①蟲出。

又方：桃葉搗一斛，蒸之，内［納］小口器中，大孔布上坐，蟲死。(171)

《醫心方》卷七《治穀道生瘡方第十二》

《葛氏方》治下部卒有創方：

搗蟒蠐塗之。

又方：煮豉以漬之。

又方：豆汁以摩墨導之。

《范汪方》治下部卒有創若轉深者：

烏梅五十枚　鹽五合

水七升，煮取三升，分三服。

又方：常煮舉［櫸］皮飲之。以上《葛氏》同之。(172)

《醫心方》卷七《治濕䘌［䘌］方第十三》

《葛氏方》治穀道䘌［䘌］創赤痛又癢方：

杏人熬令黑，搗，以綿裹導之。

又方：槐皮、桃皮、練［楝］子合末，豬膏和導。

又方：菟糸［絲］子熬令黃黑，雞子黃和塗導之。

又方：以棗膏和水銀令相得，長三寸，綿裹宿導下部。

又方：胡粉、雄黃分等，末，導下部内。(172)

《證類本草》卷八《栝樓根》

《肘後方》……若腸隨肛出，轉久不可收入：

---

① 蚜（yáng）：一種小甲蟲。

搗生栝樓取汁，溫之，豬肉汁中洗手，隨捜之令暖①，自得入。(197)

《證類本草》卷九《防己》

《肘後方》服雄黄中毒：

防己汁解之。防己實焙乾爲末，如茶法煎服。俗用治脱肛。(223)

《證類本草》卷二十三《大棗》

《肘後方》主下部蟲癢：

蒸大棗取膏，以水銀和捻，長三寸，以綿裹，宿内下部中，明日蟲皆出。(463)

《證類本草》卷二十三《杏核人》

《肘後氏》治穀道赤痛：

熬杏人杵作膏，傅之良。(473)

---

① 令暖：二字似應在"溫之"之下。按：本方已見於前輯《外臺秘要方》和《醫心方》中，三方互有小異，可互參。

肘後備急方　卷五

治癰疽妒乳①諸毒腫方第三十六

《隱居效方》治羊②疽瘡，有蟲癢：

附子八分　藜蘆二分

末，傅之，蟲自然出。

《葛氏》療奶發，諸癰疽發背及乳③方：

比④灸其上百壯。

又方：熬粢粉令黑，雞子白和之，塗練上以貼癰，小穿練上作小口泄毒氣，燥易之，神秘。

---

① 妒乳：婦女産後乳汁蓄積所致之乳房脹硬掣痛甚或瘙癢生瘡的病證。

② 羊：通"痒"。"痒"義同"瘍"。瘡瘍。

③ 奶發……及乳：指乳部或背部的癰疽。"奶發"即乳房發癰疽。癰疽發背及乳，即背部與乳部發癰疽。按：古人習慣說癰疽發在某部。《外臺秘要方》卷二十四《癰疽發背雜療方》引文無"奶發"二字，蓋二字與"及乳"有重複之嫌。《證類本草·伏龍肝》亦無"奶發"二字，且"乳"作"乳房"，義長。

④ 比：《醫心方》卷十五《治癰疽未膿方》作"但"；《外臺秘要方》卷二十四《癰疽發背雜療方》作"皆"。作"皆"義勝。

又方：釜底上①搗，以雞子中黃和塗之。加少豉，彌良②。

又方：搗黃檗末，篩，雞子白和，厚塗之，乾復易，差。

又方：燒鹿角，搗末，以苦酒和塗之，佳。

又方：於石上水磨鹿角，取濁汁塗癰上，乾復易，隨手消。

又方：末半夏，雞子白和塗之。水磨，傅，並良。

又方③：神效水磨。出《小品》。

又方：醋和茱萸，若搗薑或小蒜傅之，並良。

一切惡毒腫：

蔓菁根一大握（無，以龍葵根代之）　乳頭香一兩（光明者）　黃連一兩（宣州者）　杏仁四十九枚（去尖用）　柳木取三四錢（白色者）

各細剉，搗三二百杵，團作餅子，厚三四分，可腫處大小貼之，乾復易，立散。別貼膏藥治瘡處，佳。

《葛氏》療癰發數十處方：

取牛矢燒，搗末，以雞子白和塗之，乾復易，神效。

又方：用鹿角　桂　雞屎

別搗，燒，合和，雞子白和塗，乾復上。

又，癰已有膿，當使壞方：

取白雞兩翅羽肢④各一枚，燒服之，卽穿。《姚》同。

又方：吞薏苡子一枚，勿多。

---

①　上：當作“土”。《外臺秘要方》卷二十四《癰疽發背雜療方》、《證類本草·伏龍肝》正作“土”。

②　良：《外臺秘要方》卷二十四《癰疽發背雜療方》此下有“以五月葫及少鹽佳”一句。

③　又方：二字疑衍。本條疑非“又方”，而是前方附語。

④　羽肢：當作“羽支”，鳥類翅羽兩側的毛。

又方：以苦酒和雀矢，塗癰頭上，如小豆①。

《葛氏》若已結癰，使聚不更長，方：

小豆，末，塗。若雞子白和尤佳，即差。

又方：芫花，末，膠汁和貼上，燥復易，化爲水。

若潰後，膿血不止，急痛：

取生白楸葉，十重貼上，布帛寬縛之②。

乳腫：

桂心　甘草各二分　烏頭一分（炮）

搗爲末，和苦酒塗，紙覆之，膿化爲水，則神效。

《葛氏》婦女乳癰妒腫：

削柳根皮，熟搗，火溫，帛囊貯熨之，冷更易，大良。

又方：取研米槌煮令沸，絮中覆乳，以熨上，當用二枚互熨之③，數十回止。《姚》云：神效。

乳癰方：

大黃　莔草　伏龍肝竈下黃土也　生薑各二分

先以三物，搗篩，又合生薑搗，以醋和塗，乳痛則止，極驗。《劉涓子》不用生薑，用生薑④四分，分等。余比見用鯽魚立驗。此方《小品》，佳。

────────────

① 如小豆：《證類本草・醋》作"如小豆大，即穿"。義足。

② 寬縛之：《備急千金要方》卷二十二《癰疽》作"緩急得所"。即鬆緊適宜。

③ 取研……熨之：《外臺秘要方》卷三十四《乳癰腫方》作"研米槌二枚，煮令熱，以絮巾覆乳上，用二槌更互熨腫"。《備急千金要方》卷二十三《腸癰》作"取研米槌二枚，炙熱，以絮及故帛搶乳上，以槌互熨之"。義明，可參。絮中，當作"絮巾"。

④ 不用生薑用生薑：此語不通。四庫本後"生薑"作"乾薑"，當從。《外臺秘要方》卷三十四《乳癰腫方》作"生魚"。

《姚氏》乳癰：

大黃　鼠糞（濕者）　黃連各一分

二物爲末，鼠矢更搗，以黍米粥清①和傅乳四邊，痛卽止，愈。無黍米，用粳米並得。

又方：牛馬矢傅，並佳。此並消去。

《小品》妒方②：

黃芩　白歛　芍藥分等

末，篩，漿服一錢匕，日五服。若右乳結者，將左乳汁服；左乳結者，將右乳汁服。散消根。《姚》同，此方必愈。

《姚方》：

搗生地黃傅之，熱則易。小豆亦佳。

又云，二三百槖療不差③，但堅紫色者：

用前柳根皮法。云熬令溫，熨腫，一宿愈。

凡乳汁不得泄，內結，名妒乳，乃急於癰。

《徐玉④》療乳中療癧⑤起痛，方：

大黃　黃連各三兩

水五升，煮取一升二合，分三服，得下，卽愈。

————————

①　粥清：謂粥面上層薄湯。亦稱"粥飲""飲汁"。

②　妒方：當作"妒乳方"。《外臺秘要方》卷三十四《妒乳瘡痛方》作"小品妒乳方"。

③　二三……不差：據上下文當作"二三月"。《證類本草·柳華》引作"二三日腫痛不差"。

④　徐玉：當作"徐王"。《醫方類聚》卷二一九、六醴齋本正作"徐王"。參見本書《綜論》。

⑤　療癧：頸、胸、腋等處皮下可觸及多個腫塊硬結之證，類似現代淋巴結核病。古人或以爲是蟲、鼠所致。

《葛氏》卒毒腫起急痛，方：

蕪菁根（大者）

削去上皮，熟搗，苦酒和如泥，煮三沸，急攪之，出傅腫，帛裹上。日再三易，用子亦良。

又方：燒牛矢，末，苦酒和，傅上，乾復易。

又方：水和石灰封上，又苦酒磨升麻若青木香或紫檀，以磨傅上，良。

又方：取水中萍子草①，熟搗，以傅上。

又，已入腹者：

麝香　薰陸香　青木香　雞舌香各一兩

以水四升，煮取二升，分爲再服。

若惡核腫結不肯散者：

吳茱萸　小蒜分等

合搗傅之。丹蒜亦得。

又方：搗鯽魚以傅之。②

若風腫多癢，按之隨手起，或隱軫③。方：

但令痛④以手摩捋抑按，日數度，自消。

又方：以苦酒磨桂若獨活，數傅之，良。

身體頭面忽有暴腫處如吹。方：

巴豆三十枚（連皮碎）

---

①　水中萍子草：卽浮萍。一種常見水生草。

②　若惡核……以傅之：本條治"惡核腫結"，與上下文不相連屬，當如《醫方類聚》卷一九〇《諸瘡門二》，抄於本篇後文。

③　隱軫：突起的皮疹。特指皮膚過敏引起的皮疹。隱，突起；軫，同"疹"。

④　痛：用力。

水五升,煮取三升,去滓,綿沾以拭腫上,趁①手消,勿近口。

皮肉卒腫起,狹長赤痛,名膈②:

鹿角五兩　　白斂一兩　　牡蠣四兩　　附子一兩

搗篩,和苦酒,塗帛上,燥復易。

《小品》癰結腫堅如石,或如大核,色不變,或作石癰不消:

鹿角八兩(燒作灰)　　白斂二兩(羸理黃色)　　磨石一斤(燒令赤)

三物搗作末,以苦酒和泥,厚塗癰上,燥更塗,取消止。內服連翹湯下之。

《姚方》云:

燒石令極赤,內五升苦酒中;復燒,又內苦酒中,令減半止,搗石和藥。先用所餘苦酒,不足,添上用。

《姚方》若發腫至堅,而有根者,名曰石癰:

當上灸百壯,石子當碎出。不出者,可益壯③。癰、疽、瘤、石癰、結筋、瘰癧,皆不可就針角④。針角者,少有不及禍者也。

又,癰未潰方:

莔草末,和雞子白,塗紙令厚,貼上,燥復易,得痛,自差。

癰腫振棖不可棖⑤方:

大黃,搗篩,以苦酒和,貼腫上,燥易,不過三,即差減,不復作,膿自消除,甚神驗也。

癰腫未成膿:

取牛耳垢封之,即愈。

---

①　趁:同"趁",逐。

②　膈(biàn):皮下經脉隆起如辮繩狀,又稱"編病"。

③　益壯:增加艾灸壯數。

④　針角:針刺和拔火罐。

⑤　棖(chéng):觸碰。亦作"振"。

若惡肉不盡者，食①肉藥食去，以膏塗之，則愈。食肉方：

取白炭灰、荻灰等分，煎令如膏。此不宜預作，十日則歇②。并可與去黑子。此大毒。若用《效驗》本方用法。

凡癰腫用：

栝蔞根　赤小豆

皆當内苦酒中，五宿出，熬之畢，搗爲散，以苦酒和，塗紙上，貼腫，驗。

《隱居效方③》消癰腫：

白斂二分　藜蘆一分

爲末，酒④和如泥貼上，日三，大良。

疽瘡骨出：

黄連　牡蠣各二分

爲末，先鹽酒洗，後傅。

《葛氏》忽得熛疽⑤著手足肩⑥，累累⑦如米豆，刮汁出，急療之：

熬蕪菁，熟搗，裹，以展轉⑧其上，日夜勿止。

---

①　食：同“蝕”。

②　十日則歇：謂只限十日内有藥力。

③　效方：陶弘景所著爲“效驗方”。《外臺秘要方》卷二十四《癰腫方》引此作“必效方”。

④　酒：《外臺秘要方》卷二十四《癰腫方》引作“苦酒”，可從。

⑤　熛疽：《備急千金要方》卷二十二《瘭（biāo）疽》作“瘭疽”。局部皮膚炎腫化膿的瘡毒。常生於手指頭或脚趾頭。

⑥　肩：《備急千金要方》卷二十二《瘭疽》作“肩背”，可從。

⑦　累累：硬結連續貌。

⑧　展轉：同“輾轉”，謂翻來覆去。

　　若發疽於十指端，及色赤黑，甚難療，宜按大方，非單方所及。

　　若骨疽積年，一捏一汁出，不差：

　　熬末膠飴，勃①瘡上，乃破生鯉魚以搨之，如炊頃，刮視有小蟲出，更洗傅藥，蟲盡，則便止，差。

　　《姚方》云：㿉疽者，肉中忽生一黶子②如豆粟，劇者如梅李大，或赤，或黑，或白，或青，其黶有核，核有深根應心，小久③，四面悉腫疱，黶黮④紫黑色，能爛壞筋骨，毒入臟腑，殺人。南方人名爲搨著毒：

　　著厚肉處，皆割之，亦燒鐵令赤，烙赤⑤三上，令焦如炭。亦灸黶炮⑥上，百壯爲佳。早春酸摹葉薄其四面，防其長也。飲葵根汁、犀角汁、升麻汁折其熱。內外療依丹毒法也。

　　《劉涓子》療癰疽發壞，出膿血、生肉，黃耆膏：

　　黃耆　芍藥　大黃　當歸　芎藭　獨活　白芷　薤白各一兩　生地黃三兩

　　九物，切，豬膏二升半，煎三上三下，膏成，絞去滓，傅充瘡中，摩左右，日三。

----

①　勃：通“傅”，敷藥。後世作“敷”。

②　黶子：亦作“黶子”，指㿉疽中心深色的瘡核。《備急千金要方》卷二十二《㿉疽》作“點子”。

③　其黶……小久：《備急千金要方》卷二十二《㿉疽》作“其狀不定有根不浮腫痛傷之應心根深至肌經久”。應心，《外臺秘要方》卷二十四《㿉疽方》作“痛瘮應心”。小久，六醴齋本、四庫本並作“少久”，同“稍久”。

④　黶黮(dǎn)：色暗，不鮮明。

⑤　赤：六醴齋本作“毒”，較是。

⑥　炮：四庫全書本作“皰”。是。

又,丹癮疹始發,浸淫進長,并少小丹搨方:

升麻　黃連　大黃　芎藭各二兩　黃芩①　芒消各三兩
當歸　甘草(炙)　羚羊角各一兩

九物,㕮咀,水一斗三升,煮取五升,去滓,還内鐺②中,芒消上③杖攪,令④成膏。適冷熱,貼帛搨腫上,數度,便隨手消散。王練甘林所秘方,慎不可近陰。

又,㿉瘡,浸淫多汁,日就浸大⑤,胡粉散:

胡粉(熬)　甘草(炙)　蔄茹　黃連各二分

四物,搗散,篩,以粉瘡,日三,極驗。

諸疽瘡膏方:

蠟　亂髮　礬石　松脂各一兩　豬膏四兩

五物,先下髮,髮消下礬石,礬石消下松脂,松脂消下蠟,蠟消下豬膏,塗瘡上。

赤龍皮湯,洗諸敗爛瘡方:

槲樹皮(切)三升

以水一斗,煮取五升,春夏冷用,秋冬溫用,洗乳瘡,及諸敗瘡,洗了則傅膏。

發背上初欲㾦,便服此大黃湯:

大黃　甘草(炙)　黃芩各二兩　升麻二兩　梔子一百枚

---

①　黃芩:當作"黃芩"。六醴齋本、《醫方類聚》卷一七五《癰疽門六》、《劉涓子鬼遺方》正作"黃芩"。

②　鐺(chēng):古代一種有足的鍋。"鐺"亦作"鎗"。

③　芒消上:《劉涓子鬼遺方》作"下芒消,上火"。義長。又"芒"字上六醴齋本有"後下"二字。

④　令:六醴齋本無此字。

⑤　日就浸大:《備急千金要方》卷二十二《瘭疽》同方作"日漸大"。義明。"浸"亦"漸"義。

五物，以水九升，煮取三升半，服得快下數行便止，不下則更服。

療發背，及婦人發乳，及腸癰，木占斯散：

木占斯　厚朴(炙)　甘草(炙)　細辛　栝樓　防風　乾薑　人參　桔梗　敗醬各一兩

十物，搗爲散，酒服方寸匕，晝七夜四，以多爲善。病在上常①吐，在下②膿血。此謂腸癰之屬，其癰腫卽不痛，長服，療諸疽痔。若瘡已潰，便早愈。

發背無有不療，不覺腫去，時長服，去敗醬。多療婦人發乳、諸産、癥瘕，益良。並《劉涓子》方。

《劉涓子》療癰消膿，木占斯散方：

木占斯　桂心　人參　細辛　敗醬　乾薑　厚朴(炙)　甘草(炙)　防風　桔梗各一兩

十物，爲散，服方寸匕，入咽覺流入瘡中。若癰疽灸不發壞者，可服之。瘡未壞，去敗醬。此藥或時有癰令成水③者。

癰腫療瘰，核不消，白蘞薄④方：

白蘞　黃連　大黃　黃芩　菵草　赤石脂　吳茱萸　芍藥各四分

八物，搗篩，以雞子白和如泥，塗故帛上，薄之。開小口，乾卽易之，差。

---

①　常：《劉涓子鬼遺方》、《外臺秘要方》卷二十四《癰疽發背雜療方》並作"當"，義勝。

②　在下：《劉涓子鬼遺方》重"下"字。義勝。《外臺秘要方》卷二十四《癰疽發背雜療方》作"在下當下"。

③　癰令成水：疑當作"令癰成水"。《劉涓子鬼遺方》作"化癰疽成水"。

④　薄：通"傅"，後世作"敷"。

發背欲死者：

取冬瓜，截去頭，合瘡上，瓜當爛，截去更合之。瓜未盡，瘡已歛小矣，卽用膏養之。

又方：伏龍肝，末之，以酒①調，厚傅其瘡口，乾卽易，不日平復。

又方：取梧桐子葉，鏉②上煿③成灰，絹羅，蜜調傅之，乾卽易之。

《癰腫雜效方》療熱腫：

以家芥子幷柏葉，搗，傅之，無不愈，大驗。得山芥更妙。

又，搗小芥子末，醋和作餅子，貼腫及瘰癧，數着，消卽止，恐損肉。此療馬附骨，良。

又方：燒人糞作灰，頭醋和如泥，塗腫處，乾數易，大驗。

又方：取黃色雄黃、雌黃色石，燒熱令赤。以大醋沃之，更燒醋沃，其石卽軟如泥，刮取塗腫。若乾，醋和，此大秘要耳。

灸腫令消法：

取獨顆蒜，橫截厚一分，安腫頭上，炷如梧桐子大，灸蒜上百壯。不覺消，數數灸，唯多爲善。勿令大熱，但覺痛卽擎起蒜；蒜燋，更換用新者，不用灸損皮肉。如有體乾，不須灸。余嘗小腹下患大腫，灸卽差。每用之，則可大效也④。

---

① 酒：疑當作“苦酒”。《千金翼方》卷二十三《薄貼》作“大醋”。

② 鏉（áo）：同“鏖”。平底鐵鍋，俗稱鏊子或鏊盤。

③ 煿（bó）：乾煎。

④ 每用……效也：《證類本草·葫》引《圖經》作“每用灸人，無不立效”。以下續載“江寧府紫極宮刻石”所記隔蒜灸治“初覺皮肉間有異，知是必作瘡者”，其法大同小異。但不確定是葛洪原文。

又方：生參□□□①頭上核。又，磁石，末，和醋傅之。

又方：甘草②□□□③塗此，蕉子不中食。

又方：雞腸草傅。

又方：白薟，末，傅，並良。

又，熱腫瘤：

烿④膠數塗，一日十數度，卽差。療小兒瘤子，尤良。每用神效。

一切毒腫，疼痛不可忍者：

搜⑤麵團腫頭如錢大，滿中安椒，以麵餅子蓋頭上，灸令徹，痛卽立止。

又方：搗草麻人⑥傅之，立差。

手脚心風毒腫：

生椒（末）　鹽（末）等分

以醋和傅，立差。

癭疽生臭惡肉者：

以白蔄茹散傅之，看肉盡便停。但傅諸膏藥，若不生肉，

---

①　□□□：《醫方類聚》卷一九〇《諸瘡門二》作"薄之散"，《普濟方》卷一九三《卒腫滿》引本條作"以生參薄切貼頭上核佳"。本條闕字作"薄切貼"義長。

②　甘草：應作"甘蕉"。《普濟方》卷一九三《卒腫滿》、《醫方類聚》卷一九〇《諸瘡門二》引本條並作"甘蕉根"。古方中多見用甘蕉根敷治腫滿，且下句云"蕉子不中食"，提示原文當是"甘蕉"。

③　□□□：《普濟方》卷一九三《卒腫滿》本條作"以甘蕉根搗爛塗患處蕉子不中食"，據知以下闕字爲"根搗爛"。《醫方類聚》卷一九〇《諸瘡門二》作"甘蕉根搗塗，此蕉子不中食"，與《普濟方》基本相同。

④　烿（róng）：火紅色。此用同"融"。

⑤　搜：同"溲"，拌和。

⑥　草麻人：卽蓖麻仁。《證類本草・蓖麻子》條作"草麻子"。

傅黄耆散（藺茹、黄耆），止一切惡肉。仍不盡者，可以七頭赤皮藺茹爲散，用半錢匕，和白藺茹散三錢匕，以傅之，此《姚方》。差①。

惡脉病②，身中忽有赤絡脉起如蚓狀，此由春冬惡風入絡脉之中，其血瘀所作：

宜服之五香連翹，鑱③去血，傅丹參膏，積日乃差。

余度山嶺即患。常服五香湯，傅小豆得消。

以下並《姚方》。

惡核病者，肉中忽有核如梅李，小者如豆粒。皮中慘痛④，左右走，身中壯熱，瘃⑤惡寒是也。此病卒然如起，有毒入腹殺人，南方多有此患：

宜服五香連翹湯，以小豆傅之，立消。若餘核，亦得傅丹參膏。

惡肉病者，身中忽有肉，如赤小豆粒突出，便長如牛馬乳，亦如雞冠狀：

亦⑥宜服漏蘆湯，外可以燒鐵烙之。日三烙，令稍燋，以升麻膏傅之。

---

① 以傅之此姚方差：似應作“以傅之差此姚方”。

② 惡脉病：本篇主諸毒腫病，本條以下内容與此不甚相合，疑應屬第三十八篇内容，錯在本篇。

③ 鑱（chán）：刺。

④ 慘痛：《備急千金要方》卷二十二《瘭疽》作“瘆痛”，可從。

⑤ 瘃：《備急千金要方》卷二十二《瘭疽》作“瘭索”二字。按，“瘭索”爲惡寒貌，可從。

⑥ 亦：四庫本作“内”，與下文“外”相對，義長。

氣痛之病，身中忽有一處如打撲之狀，不可堪耐，而左右走身中，發作有時，痛靜時，便覺其處冷如霜雪所加。此皆由冬溫至春暴寒傷之：

宜先服五香連翹數劑，又以白酒煮楊柳皮暖熨之，有赤點點處，宜鑱去血也。

五香連翹湯，療惡肉、惡脉、惡核、瘰癧、風結、腫氣痛：

木香　沉香　雞舌香各二兩　麝香半兩　薰陸一兩　夜干①　紫葛　升麻　獨活　寄生　甘草（炙）　連翹各二兩　大黃三兩　淡竹瀝三升

十三物，以水九升，煮減半，内竹瀝取三升，分三服，大良。

漏蘆湯，療癰疽、丹㾦、毒腫、惡肉：

漏蘆　白斂　黃芩②　白薇　枳實（炙）　升麻　甘草（炙）　芍藥　麻黃（去節）各二兩　大黃三兩

十物，以水一斗，煮取三升。若無藥，用大黃下之，佳。其丹毒，須針鑱去血。

丹參膏③，療惡肉、惡核、瘰癧、風結、諸脉腫：

丹參　蒴藋各二兩　秦膠　獨活　烏頭　白及　牛膝　菊花　防風各一兩　茵草葉　躑躅花　蜀椒各半兩

十二物，切，以苦酒二升，漬之一宿，豬膏四斤，俱煎之，令酒竭，勿過燋，去滓，以塗諸疾上，日五度，塗故布④上貼之。此

---

①　夜干：卽射干。

②　黃芩：當作"黃芩"。《備急千金要方》卷五上《癰疽瘰癧第八》、六醴齋本正作"黃芩"。

③　丹參膏：本方又見於《肘後方》第七十二篇，文本小異，可比參。

④　故布：舊布。

膏亦可服,得大行①,即須少少服。《小品》同。

升麻膏②,療丹毒腫熱瘡:

升麻　白斂　漏蘆　芒消各二兩　黃苓③　枳實　連翹
蛇嘀④各三兩　栀子二十枚　蒴藋根四兩

十物,切,春令細,納器中,以水三升,漬半日,以豬脂五
升,煎令水竭,去滓,傅之,日五度。若急合,即水煎,極驗方。

《葛氏》療卒毒腫起急痛:

柳白皮,酒煮令熱,熨上,痛止。

附方

《勝金方》治發腦、發背及癰疽、熱癤、惡瘡等:

臘月兔頭,細剉,入瓶内密封,惟久愈佳。塗帛上,厚封
之。熱痛傅之如冰,頻換,差。

《千金方》治發背、癰腫,已潰、未潰方:

香豉三升,少與水和,熟搗成泥,可腫處作餅子,厚三分,
已上有孔,勿覆。孔上布豉餅,以艾烈⑤其上。灸之使溫溫而
熱。勿令破肉。如熱痛,即急易之,患當減,快得分穩⑥,一日
二度,灸之如先,有瘡孔中汁出,即差。

《外臺秘要方》療惡寒嗇嗇⑦,似欲發背,或已生瘡腫,癰

---

① 大行:大便。
② 升麻膏:參見本篇輯佚。
③ 黃苓:當作"黃芩"。六醴齋本正作"黃芩"。
④ 蛇嘀:同"蛇銜"。"嘀"爲"銜"俗字。
⑤ 烈:《備急千金要方》卷二十二《發背》作"列",當從。
⑥ 分穩:《備急千金要方》卷二十二《發背》作"安穩",當從。
⑦ 嗇嗇:惡寒貌。

癮①起。方：

消石三兩，以暖水一升和，令消，待冷，取故青布揲②三重，可似赤處方圓，濕布揭之，熱卽換。頻易，立差。

《集驗方》治發背：

以蝸牛一百個活者，以一升淨瓶入蝸牛，用新汲水一盞，浸瓶中，封繫，自晚至明，取出蝸牛放之。其水如涎，將真蛤粉，不以多少，旋調傅，以雞翎③掃之瘡上，日可十餘度，其熱痛止，瘡便愈。

崔元亮《海上方》治發背秘法：李北海云此方神授，極奇秘。

以甘草三大兩（生搗，別篩末）　大麥麵九兩

於大盤中相和，攪令勻，取上等好酥少許，別捻入藥，令勻。百沸水搜如餅子劑，方圓大於瘡一分。熱傅腫上，以油片及故紙隔，令通風，冷則換之。已成膿水，自出；未成，腫便內消。當患腫著藥時，常須喫黃耆粥，甚妙。

又一法：甘草一大兩，微炙，搗碎，水一大升，浸之。器上橫一小刀子，置露中經宿，平明以物攪令沫出，吹沫服之。但是瘡腫發背，皆可服，甚效。

《梅師方》治諸癰疽發背，或發乳房。初起微赤，不急治之，卽死。速消方④：

搗苧根，傅之，數易。

《聖惠方》治附骨疽，及魚眼瘡：

用狗頭骨，燒煙薰之。

---

① 癮癗：同“隱癗”，突起的皮疹。特指皮膚過敏引起的皮疹。
② 揲（dié）：折疊。《外臺秘要方》卷二十四《發背方》作“疊”。
③ 翎（líng）：鳥翅或尾上長而硬的毛。
④ 消方：二字原另起一行，據文意移。

《張文仲》方治石癰堅如石,不作膿者:

生章陸根,搗,擦之。燥卽易,取軟爲度。

《子母秘錄》治癰疽痔瘻瘡及小兒丹:

水煮棘根汁洗之。

又方:末蠐螬傅之。

《小品方》治疽初作:

以赤小豆,末,醋和傅之,亦消。

《博濟方》治一切癰腫未破,疼痛,令内消:

以生地黄杵如泥,隨腫大小,攤於布上,糝①木香末於中,又再攤地黄一重,貼於腫上,不過三五度。

《日華子》云,消腫毒:

水調決明子末,塗。

《食療》治癰腫:

栝蔞根,苦酒中熬燥,搗篩之。苦酒和,塗紙上攤貼,服金石人宜用。

《楊文蔚方》治癰未潰:

栝蔞根、赤小豆等分,爲末,醋調塗。

《千金方》治諸惡腫失治,有膿:

燒棘針作灰,水服之,經宿頭出。

又方:治癰瘡中冷,瘡口不合:

用鼠皮一枚,燒爲灰,細研,封瘡口上。

《孫真人》云,主癰發數處:

取牛糞燒作灰,以雞子白和傅之,乾卽易。

《孫真人食忌》主一切熱毒腫:

---

① 糝(sǎn):散布,混和。

章陸根,和鹽少許傅之,日再易。

《集驗方》治腫[①]:

柳枝如脚指大,長三尺,二十枚

水煮令極熱,以故布裹腫處,取湯熱洗之,卽差。

又方:治癰,一切腫未成膿,拔毒:

牡蠣白者,爲細末,水調塗,乾更塗。

又方:治毒熱,足腫疼欲脱:

酒煮苦參,以漬之。

《外臺秘要方》治癰腫:

伏龍肝,以蒜和作泥,塗用布上,貼之。如乾,則再易。

又方:凡腫已潰未潰者:

以白膠一片,水漬令軟納納然[②],腫之大小[③]貼,當頭上開孔。若已潰還合者,膿當被膠急撮之,膿皆出盡;未有膿者,腫當自消矣。

又方:燒鯉魚作灰,酢和,塗之一切腫上,以差爲度。

又,療熱毒病,攻手足腫,疼痛欲脱。方:

取蒼耳汁,以漬之。

又方:水煮馬糞汁,以漬之。

《肘後方》治毒攻手足腫,疼痛欲斷:

豬蹄一具,合葱煮,去滓,内少許鹽,以漬之。[④]

《經驗後方》治一切癰腫無頭:

---

①　集驗方治腫:本方亦見於本書第四十二篇正文引"姚氏",用治陰腫。

②　納納然:濕軟貌。

③　腫之大小:《備急千金要方》卷二十二《癰疽》作"稱大小",《外臺秘要方》卷二十四《癰腫方》作"稱腫之大小",並可從。

④　本方:亦見於本書第十三篇。

以葵菜子一粒,新汲水吞下,須臾卽破。如要兩處破,服兩粒。要破處,逐粒加之,驗。

又方:治諸癰不消,已成膿,懼針不得破,令速決:

取白雞翅下第一毛,兩邊各一莖,燒灰,研,水調服之。

又,《梅師方》取雀屎塗頭上,卽易破。雄雀屎佳。堅者爲雄。

謹按:雄黃治瘡瘍,尚矣。

《周禮·瘍醫》:凡療瘍以五毒攻之。鄭康成注云:今醫方有五毒之藥,作之,合黃垼①,置石膽、丹砂、雄黃、礜石、磁石其中,燒之三日三夜。其煙上著,以雞羽掃取之,以注創。惡肉、破骨則盡出。故翰林學士楊億嘗筆記:直史館楊嶠年少時,有瘍生於頰,連齒輔車②外腫若覆甌,內潰出膿血不輟,吐之,痛楚難忍。療之百方,彌年不差。人語之,依鄭法,合燒藥成,注之創中,少頃,朽骨連兩牙潰出,遂愈,後更安寧。信古方攻病之速也。黃垼若今市中所貨,有蓋瓦合也。近世合丹藥,猶用黃瓦甗③,亦名黃垼,事出於古也。(垼,音武。)

《梅師方》治産後不自乳見④,畜積乳汁結作癰:

取蒲公草,搗,傅腫上,日三四度易之。俗呼爲蒲公英,語訛爲僕公罌是也,水煮汁服,亦得。

又方:治妒乳乳癰:

取丁香,搗末,水調方寸匕,服。

---

①　黃垼(wǔ):瓦器。《周禮·天官·瘍醫》賈公彥疏:"此言黃者,見今時合和丹藥者,皆用黃瓦甌爲之,亦名黃垼。"
②　輔車:牙牀。
③　甗(lì):"鬲"異體字。鼎的一種。
④　見:據文義,當作"兒"。

又方:治乳頭裂破:

搗丁香末,傅之。

《千金方》治妒乳:

梁上塵,醋和塗之。亦治陰腫。

《靈苑方》治乳痛,癰初發,腫痛結硬,欲破膿,令一服,差:

以北來真樺皮,無灰酒服方寸匕,就之臥,及覺,已差。

《聖惠方》主婦人乳癰不消:

右用白麵半斤,炒令黃色,用醋煮爲糊,塗於乳上,卽消。

《産寶》治乳及癰腫:

雞屎,末,服方寸匕,須臾三服,愈。《梅師方》亦治乳頭破裂,方同。

《簡要濟衆》治婦人乳癰。汁不出,内結成膿腫,名妒乳。方:

露蜂房,燒灰,研,每服二錢,水一中盞,煎至六分,去滓,溫服。

又方:治吹奶①,獨勝散:

白丁香半兩

搗羅,爲散。每服一錢匕,溫酒調下,無時服。

《子母秘錄》療吹奶,惡寒壯熱:

豬肪脂,以冷水浸,搨②之。熱卽易,立效。

楊炎《南行方》治吹奶,疼痛不可忍:

用穿山甲(炙黃)　木通各一兩　自然銅半兩(生用)

三味,搗羅爲散,每服二錢,溫酒調下,不計時候。

---

①　吹奶:證見乳房腫脹如吹,屬乳腺炎一類。

②　搨:當作"搨"。厚敷。

《食醫心鏡》云：治吹奶，不癢不痛，腫硬如石：

以青橘皮二兩，湯浸去穰，焙①爲末。非時溫酒下二錢匕。

輯佚［癰疽發背］

《備急千金要方》卷五上《癰疽瘰癧第八》

漏蘆湯，治小兒熱毒癰疽，赤白諸丹毒瘡癤，方：

漏蘆　連翹《肘後》用白薇　白斂　芒消《肘後》用芍藥　甘草各六銖　大黃一兩　升麻　枳實　麻黃　黃芩各九銖

右十味，㕮咀，以水一升半，煎取五合，兒生一日至七日，取一合，分三服；八日至十五日，取一合半，分三服；十六日至二十日，取二合，分三服；二十日至三十日，取三合，分三服；三十日至四十日，取五合，分三服。《肘後》治大人各用二兩，大黃三兩，以水一斗，煮取三升，分三服。其丹毒，須針鑱去血。《經心錄》無連翹，有知母、芍藥、犀角各等分。(92)

《備急千金要方》卷二十二《癰疽第二》

治癰腫惡肉不盡者方：

蔄蓀灰(一作藋灰)　石灰(《肘後》作白炭灰)

右二味，各淋取汁，合煎如膏，膏成食惡肉，亦去黑子。此藥過十日後不中用。(395)

○漏蘆湯方：

漏蘆　白及　黃芩　麻黃　白薇　枳實　升麻　芍藥甘草各二兩　大黃二兩

右十味，㕮咀，以水一斗，煮取三升，分三服，快下之。無藥處，單用大黃下之良。《肘後》云：治癰疽、丹軫、毒腫、惡肉。《千金

---

① 　焙(bèi)：微火烘烤。

翼》無白薇。《劉涓子》無芍藥,有連翹,治時行熱毒變作赤色癰疽、丹軫、毒腫及眼赤痛生瘡瞖。若熱盛者可加芒消二兩。《經心錄》無白薇,有知母、犀角、芒消各二兩。此方與小兒篇方相重,分兩服法異。(395)

丹參膏①方:

丹參　葪藋　莽草　蜀椒　躑躅各二兩　秦艽　獨活
白及　牛膝　菊花　烏頭　防己各一兩

右十二味,㕮咀,以醋二升,浸一宿,夏半日。如急要便煎之,豬脂四升,煎令醋氣歇,慢火煎之,去滓,用傅患上,日五六度。《肘後》用防風,不用防己,治惡肉、惡核、瘰癧、風結諸腫,云此膏亦可服。(396)

《外臺秘要方》卷二十四《癰疽發背雜療方》

《千金》……又癰發腹背陰匿處,通身有數十者方:

取牛糞乾者燒,搗下重絹,以雞子白和以塗之,乾復易。《肘後》《張文仲》《備急》同。(671)

《備急》葛氏療始發諸癰疽發背及乳房方:

皆灸上百壯。半夏末、雞子白和塗良。《姚》云:生者神驗,以水和塗之。《肘後》《文仲》《古今錄驗》《小品》並同。

又方:以酢和墓上土茱萸搗,薑、小蒜薄貼並良。《肘後》《文仲》同。(672)

《醫心方》卷十五《治癰疽未膿方第二》

《醫門方》云:扁鵲曰:癰腫瘑疽風腫惡毒腫等,當其頭上灸之數千壯,無不差[瘥]者;四畔亦灸三二百壯。此是醫家秘法。小者灸五六處,大者灸七八處。療癰疽腫一二日未成膿,取伏龍肝下篩,醋和如泥,塗爛布上,貼腫,燥即易,無不消。今案:《葛氏方》和雞子中黃塗。(336)

---

①　丹參膏:亦見於本篇原文和第七十二篇,三方小有差異,可互參。

○《千金方》云……治癰腫痛煩困方：

生楸葉十重怗［貼］之，以布帛裹，緩勿令急①，日二易。止痛消腫食［蝕］膿，勝於衆怗［貼］。冬以先乾者，臨時鹽湯沃潤用之②。《葛氏方》《劉涓子方》同之。（336—337）

○《葛氏方》治諸癰疽發背及乳房初起，炘［焮］赤急痛，不早治，殺人。使速消方：

但灸其上百壯。

又方：釜底土，搗，以雞子中黃和塗之。

又方：搗絎［芋］根薄［敷］之。

又方：搗黃檗下篩，以雞子白和，厚塗，乾復易，立愈。

治癰發背腹陰處，通身有數十，方：

取乾牛矢［屎］，燒，搗細，重絹篩下，以雞子白和塗，乾復易。秘方。

《范汪方》治癰腫初腫痛急方：

以冷鐵熨，溫輒易。

又方：取粢粉，熬令正黑，末［末］作屑，以雞子白和之，以塗練③上傅［敷］腫上，小穿練上作小口以泄氣，癰毒便消。當數易之，此藥神秘方。今案：《葛氏方》：治諸癰疽發背及乳房初起炘［焮］赤急痛，使速消。《爾雅》云：粢，稷也。（339）

《醫心方》卷十五《治癰疽有膿方第三》

《葛氏方》治癰已有膿，當使膿速潰壞方：

雀矢［屎］以苦酒和，塗上如小豆。

又方：吞薏苡子一枚，勿多。（342）

---

① 　緩勿令急：《備急千金要方》作“令緩急得所”。

② 　用之：《備急千金要方》“之”後有“亦可薄削楸皮用之”八字。

③ 　練：經過煮練的白絹。

《醫心方》卷十五《治癰發背方第四》

《葛氏方》治癰發背腹陰匿處,通身有數十,方:

取乾牛矢[屎]燒,搗細,重絹篩下,以雞子白和以塗之,乾復易。秘。《劉涓子方》同之。

又方:用鹿角　桂心　雞矢[屎]

當別燒,合之搗,以雞子白和,塗之。秘方。

又方:生栝樓根細搗,以苦酒和,塗上,乾復易之。

又方:赤小豆塗之,亦良。（343—344）

《醫心方》卷十五《治附骨疽方第五》

《葛氏方》治久疽骨疽以[已]積年,一合一發①,汁出不差[瘥]方:

火烊飴以灌瘡中,日三。

又方:以白楊葉屑傅[敷]之。（345）

《醫心方》卷十五《治久疽方第九》

《范汪方》治久疽衆醫所不能治方:

沸飴灌瘡中,三灌卽愈。《葛氏方》同之。（348）

《醫心方》卷廿一《治婦人妒乳方第四》

《葛氏方》治婦人妒乳腫痛方:

削取柳根皮熟搗,火溫帛裹熨上,冷更易。

又方:梁上塵、苦酒和塗,又治陰腫。

又方:未[末]地榆白皮,苦酒和傅[敷]。

又方:白芨　夕[勺—芍]藥

酒服方寸匕,又可苦酒和塗之。

又方:鼠婦蟲,以塗之。

---

① 一合一發:指有時合口,有時破潰。

又方：車前草搗，苦酒和塗之。(472)

《證類本草》卷十《白薟》

《肘後方》治發背：

白薟末傅並良。(255)

《證類本草》卷十一《甘蕉》

《百一方》發背欲死：

芭蕉搗根塗上。(271)

《證類本草》卷十四《莽草》

《肘後方》治癰瘡未潰：

莽草，末，雞子白塗紙厚貼上，燥復易，得痛良。

又風齒疼，頰腫：

用五兩，水一斗，煮取五升，熱含漱吐之，一日盡。(346)

《證類本草》卷十五《人屎》

《肘後方》治發背欲死：

燒屎作灰，醋和如泥，傅腫處，乾卽易，良。(365)

《證類本草》卷十七《白馬莖》

《肘後方》……背瘡，大驗：

取白馬齒燒作灰，先以針刺瘡頭開，卽以灰封，以濕麵周腫處，後以釅醋洗去灰，根出。(375)

《證類本草》卷二十一《白殭蠶》

《肘後方》治背瘡，彌驗：

以針挑四畔，白殭蠶爲散，水和傅之，卽拔出根。(430)

《證類本草》卷二十九《雞腸草》

《肘後方》治發背欲死：

雞腸草傅，良。(365)

輯佚［惡毒腫起］

《醫心方》卷十六《治毒腫方第三》

《葛氏方》治卒患惡毒腫起稍廣急痛方：

燒牛矢［屎］末，以苦酒和傅［敷］上，燥復換。

又方：搗荏子如泥塗上，燥復換之。

又方：以苦酒、升麻及青木香、紫真檀合磨，以指塗痛處，良。

又方：但以甘刀破上，泄去毒血乃傅［敷］藥，彌佳。今案：取水蛭令唼①［嗍］去惡血，其方在治癰疽之方。（357）

《醫心方》卷十六《治風毒腫方第四》

《葛氏方》若風毒兼攻②，通身漸腫者，方：

生苦參　昌［菖］蒲根　三白根

剉，各一斗，以水一石五斗，煮取一斗，去滓内［納］好酒一升。溫服半升，日三。又洗耳［身］。（358）

《醫心方》卷十六《治風腫方第五》

《葛氏方》云：凡毒腫多痛，風腫多癢，案之隨手起，或痱瘰［痦瘟］③、隱軫［疹］皆風腫。治之方：

但令人痛④以手摩，將抑案⑤數百過，自消。

又方：炒鼉矢［屎］并鹽布裹熨之。

又方：苦酒摩桂若獨活以傅［敷］之。

_____

① 唼：同“嗍”，亦作“欶”“嗽”，吸吮。

② 攻：原作“改”，據《醫心方·札記》引延慶本改。

③ 痱瘰：卽“痦瘟”，皮膚上因熱病而過敏發生的小顆粒。

④ 痛：用力。

⑤ 抑案：按壓。“案”同“按”。

又方：楸葉浸水中以裹腫上。

又方：以鈹刀決破之出毒血，便愈。（358）

《醫心方》卷十六《治惡核①腫方第九》

《葛氏方》治惡核腫結不肯散者方：

烏翣根　升麻各二兩

以水三升，煮取半升，分兩服，以滓熨上。

又方：燒白鵝矢[屎]，以水服三方寸匕，以宍[肉]薄[敷]腫上。

又方：苦酒摩由跋塗之，搗小蒜薄[敷]之。（361）

《醫心方》卷十六《治編病②方第十二》

《葛氏方》治皮宍[肉]卒腫起，夾[狹]長赤痛，名曰編。方：

鹿角一兩　白薟一兩　牡厲[蠣]四兩　附子二兩(炮)

右四物，搗，下篩，苦酒和，塗帛以帖[貼]之，乾復換之。（363）

《證類本草》卷六《菊花》

《肘後方》治丁腫垂死：

菊葉一握，搗絞汁一升，入口卽活。此神驗。冬用其根。（145）

《證類本草》卷二十三《安石榴》

《百一方》治丁腫：

以針刺四畔，用榴末著瘡上，以麵圍四畔灸，以痛爲度。

---

① 惡核：《千金翼方》卷二十四第四："惡核似射工，初得無定處，多惻惻然痛，時有不痛者……初如粟，或如麻子，在肉裏而堅，似匏，長甚速。初得多惡寒，須臾即短氣。"

② 編病：亦作"腷病"，指脉管炎一類的血管疾病。

內末傅上，急裹，經宿連根自出。（475—476）

《證類本草》卷十一《蛇莓》

《肘後方》治毒攻手足腫痛：

蛇莓汁服三合，日三。水漬烏梅令濃，納崖蜜飲之。（277）

治腸癰肺癰方第三十七[①]

輯佚[腸癰]

《肘後備急方》卷五《治癰疽妒乳諸毒腫方》

療發背，及婦人發乳，及腸癰，木占斯散：

木占斯　厚朴（炙）　甘草（炙）　細辛　栝樓　防風　乾薑　人參　桔梗　敗醬各一兩

十物，搗爲散，酒服方寸匕，晝七夜四，以多爲善。病在上常[②]吐，在下[③]膿血。此謂腸癰之屬，其癰腫卽不痛，長服，療諸痍痔。若瘡已潰，便早愈。

---

①　治腸癰肺癰方第三十七：此篇僅有標題而無正文。道藏本、呂顒本、四庫本、六醴齋本等未補入以下闕失標題，則以下正文接於此題之下，文題不合。按：以下從《肘後方》前篇與《醫心方》卷十五輯得相關數條。

②　常：《劉涓子鬼遺方》、《外臺秘要方》卷二十四《癰疽發背雜療方》並作"當"，義勝。

③　在下：《劉涓子鬼遺方》重"下"字。義勝。《外臺秘要方》卷二十四《癰疽發背雜療方》作"在下當下"。

輯佚［肺癰］

《醫心方》卷十五《治肺癰方第十三》

《千金方》云：欬，胸中滿而偏振寒，脉數，咽乾而不渴，時時濁唾腥臭，久久吐膿如粳米粥，是爲肺癰［癰］。桔梗湯主之：

桔梗三枚　甘草一兩

凡二物，㕮咀，以水三升，煮取一升，絞去滓，適寒溫，分爲再服。朝飲，暮吐膿血即愈。《葛氏方》同之。

《范汪方》治肺癰［癰］方：

用薏苡一升，㕮咀，淳苦酒三升，煮得一升，適寒溫一服，有膿血當吐之。《葛氏方》同之。

《百濟新集方》治肺癰［癰］方：

黃耆一兩，以水三升，煮取一升，分二服。《葛氏方》同之。

(351)

治卒發丹火惡毒瘡方第三十八①

輯佚

《備急千金要方》卷二十二《丹毒第四》

論曰，丹毒一名天火，肉中忽有赤如丹塗之色，大者如手掌，甚者遍身，有癢有腫，無其定色。有血丹者，肉中腫起，癢

---

① 治卒發丹火惡毒瘡方第三十八：此標題原闕，據原書目錄加入。但原篇內容亦已不明，下方第三十九篇前部的幾條有人歸於本篇；第三十六篇"惡脉病"條以下內容有可能當屬本篇，錯簡於彼；現將諸書丹毒內容輯於此。

而復痛，微虛腫如吹狀，隱軫起也；有雞冠丹者，赤色而起，大者如連錢，小者如麻豆粒狀，肉上粟粟如雞冠肌理也，一名茱萸丹；有水丹者，由遍體熱起，遇水濕搏之結丹，晃晃黃赤色，如有水在皮中，喜著股及陰處。此雖小疾，不治令人至死。治之皆用升麻膏也。

升麻膏方：

升麻　白薇《肘後》作白斂　漏蘆　連翹　芒消　黃芩各二兩　蛇銜　枳實各三兩　梔子四十枚　𧅋蓄四兩

右十味，微搗之，水三升，浸半日，以豬膏五升煎，令水氣盡，去滓膏成，傅諸丹皆用之，日三，及熱瘡腫上。《經心錄》無枳實，以治諸毒腫。（403）

《外臺秘要方》卷三十《丹毒方》

《肘後》夫丹者，惡毒之氣，五色無常，不卽療之，痛不可堪。又待壞①，則去膿血數升，或發於節解，多斷人四肢，蓋疽之類。療之方：

煮栗狘②有刺者，洗之。《姚》同。

又療發足踝方：

搗蒜如泥，以厚塗，乾卽易之。《集驗》《文仲》《備急》同。（822）

《外臺秘要方》卷三十《赤丹方》

《肘後》療面目身體卒得赤斑或黑斑，如瘡狀，或癢，搔之隨手腫起，不急療之，日甚，殺人，方：

羚羊角，煎，以摩之數百遍。若無，用牛脂及豬脂。有解

---

① 壞：《醫心方》卷十七《治丹毒瘡方第一》作"懷，懷"，當據改爲"壞，壞"。

② 栗狘："栗狘"且"有刺"，似當作"栗莢"，指栗苞，亦稱"毛殼"。《證類本草·栗》作"栗皮（有刺者）"；《醫心方》卷十七《治丹毒瘡方第一》作"栗莢"，栗莢指栗毛殼與果肉間的薄殼，但後文亦云"有棘刺"。未詳。

毒藥者,皆可用摩,務令分散毒氣,神妙。

又若已遍身赤者方:

生魚,合皮鱗燒,搗末,以雞子白和,遍塗之。《文仲》《備急》同。

又新附方:

羚羊角無多少,卽燒之爲灰,令極細,以雞子清和塗之,極神效。無雞子,以水和塗之,亦妙。一云赤小豆一升,羊角燒之,三兩,爲末,雞子白和敷之。無羊角,單用赤小豆,良。《備急》《文仲》同。

《集驗》療人面目身體卒赤黑丹起如疥狀,不療,日劇,遍身卽殺人,方:

煎羊脂以摩之,青羊脂最良。《千金》《文仲》《肘後》《删繁》同。
(823)

《外臺秘要方》卷三十《白丹方》

《肘後》療白丹方:

末豉,以酒和塗之。搗香薷葉、苦蔘敷①之。

又方:屋上塵,以苦酒和塗之。

又方:燒鹿角作灰,以豬膏敷之。

又方:蜜和乾薑末敷之。

又方:酸模草、五葉草,煮,飲汁,又以淬薄②丹,以薺亦佳。《備急》《文仲》同。

《集驗》云:

有白丹者,肉中起癢痛,微虛腫如吹,癮癥起者,療之亦如赤丹法。有雞冠者,赤色丹起,大者如連錢,小者如麻麥豆粒,

---

① 敷:此引明本,宋本作“傅”。敷藥義,古多作“傅”,大約在元明之時此字改用“敷”。

② 薄:通“傅”,後世作“敷”,敷藥。

肉上粟粟如雞冠肌理也。方説一名爲茱萸火丹，療之如天火法。

有水丹，由體熱過水濕摶之結丹，晃晃黃赤色，如有水在其中，喜著腹及陰處，療之亦如火丹法。其水丹著人足跗及踹脛間者，作黃色，如火丹狀，經久變紫色，不療，皆成骨瘡也。無毒，非殺人疾。若成骨瘡，卽難差也。

《經》言：風邪客於肌中，則肌虛，真氣發散，又被寒氣摶皮膚，外發腠理，開毫毛，淫淫氣妄行之，則爲癢也，所以有風瘮、風瘙疾，皆由於此。

有赤瘮者，忽起如蚊蚤吮，煩癢，劇者，連連重沓壟腫起，搔之逐手起。有白瘮者，亦如此證也。療之皆如療丹法也。療之方：

搗白瓷器屑，豬膏和塗之。

又方：燒豬矢灰，和雞子白塗之。《肘後》《千金》《備急》《文仲》同。

○《備急》療白丹方：

苧根三斤　小豆四升

水二斗，煮以浴，日三四遍。《肘後》《文仲》同。（823—824）

《醫心方》卷十七《治丹毒瘡方第一》

《葛氏方》云：丹大①［火］者，惡毒之氣，五色無常。不卽治，旣痛不可堪，又待懷［壞］，懷②［壞］則去膿血數升，或發於節解，多斷人四支［肢］。蓋癰疽之類，治之方：

---

① 丹大：半井本底本修改爲“丹火”，《外臺秘要方》卷三十《丹毒方》引作“夫丹”。

② 懷懷：參見上引《外臺秘要方》同條，當作“壞，壞”。

煮栗荴①有棘刺者以洗之。

又方：取赤雄雞血，和真朱以塗。

又方：豬膏和胡粉塗之。

又方：搗麻子以塗之。

又方：萵菜塗之。

又方：以慎火塗之。

又云，治白丹方：

又方：漬蠐螬塗之②。

末豉，以苦酒和塗之。

又方：搗香菜若蓼傅［敷］之。

又方：燒鹿角，以豬膏和塗之③。

又方：搗酸模草五葉者，飲汁，以淬薄［敷］之。

又云，治卒毒氣攻身，或腫或赤，或痛或癢，淫弈④分散，上下周匝⑤，煩毒欲死，方：

取生魚切之如膾，以鹽和傅［敷］之。通身赤者，務多作，令竟病上。乾復易之，鮒魚爲佳。（380）

《證類本草》卷十一《苧根》

《肘後方》丹者，惡毒之瘡，五色無常：

苧根三升

---

①　栗荴：栗果外的薄殼。"荴"亦作"扶"。《新修本草·注》："其皮名扶。"但與下文"有棘刺"相違。

②　本方：《醫心方》原書旁注："宇治本無，重基本有之，重忠本無。"似可從。下方"末豉……塗之"直接上行。

③　本方：《醫心方》原書旁注："宇治本無，重基本有之，重忠本無。"

④　淫弈：游走。通常和痛癢結合，形容游走性的痛癢感。

⑤　周匝：周遍。

水三斗，煮浴。每日塗之。(270)

《證類本草》卷十二《枸杞》

《肘後方》治大赫瘡①。此患急，宜防毒氣入心腹：

飲枸杞汁，至差。(294)

《證類本草》卷十七《羖羊角》

《肘後方》……療面目身卒得赤斑，或瘭或瘭子腫起，不急療之，日甚殺人，方：

羚羊角，燒爲灰，研令極細，以雞子清和吐之，甚妙。(380)

《證類本草》卷二十《石蜜》

《肘後方》丹者，惡毒之氣，五色無常：

蜜和乾薑末傅之。(411)

《證類本草》卷二十二《蜻蛉》

《肘後方》若大赫瘡已灸之：

以蜻蛉乾者末之，和鹽水傅瘡四畔周回，如韭葉闊狹。(451)

《證類本草》卷二十九《葫》

《肘後方》丹者，惡毒之瘡，五色無常，又發足踝者：

搗蒜厚傅之，乾卽易之。(518)

---

① 大赫瘡：《神農本草經疏》卷十二作"火熱毒瘡"，似是。

治瘑癬疥漆瘡諸惡瘡方第三十九①

《葛氏》大人小兒，卒得惡瘡，不可名識者：

燒竹葉，和雞子中黃，塗，差。

又方：取蛇牀子合黃連二兩，末，粉瘡上。燥者，豬脂和，塗，差。

又方：燒蛇皮，末，以豬膏和，塗之。

又方：煮柳葉若皮洗之，亦可内少鹽。此又療面上瘡。

又方：臘月豬膏一升，亂髮如雞子②大，生鯽魚一頭，令③煎，令消盡，又内雄黃、苦參（末）二兩，大附子一枚（末），絞令凝，以傅諸瘡，無不差。《胡洽》療瘑疽疥，大效。

瘡中突出惡肉者

末烏梅屑，傅之。又，末硫黃傅上，燥者④，唾和塗之。

惡瘡連痂癢痛：

搗扁豆⑤封，痂落卽差。近方⑥。

────────

① 治瘑癬疥漆瘡諸惡瘡方第三十九：此標題原闕，據全書目錄加入。《醫門類聚》卷一九〇《諸瘡門二》此上爲引《周禮》文，下接下文"葛氏大人小兒……"一條，其間亦未有標題。參見下文"近方"條下注按。

② 雞子：《醫心方》卷十七《治惡瘡方》作"鴨子"。

③ 令：六醴齋本、《醫門類聚》卷一九〇《諸瘡門二》、《醫心方》卷十七《治惡瘡方》並作"合"，可從。

④ 燥者：道藏本、《醫門類聚》卷一九〇《諸瘡門二》作"燥著"，連下句。

⑤ 扁豆：《證類本草·萹蓄》作"萹竹"。《普濟方》卷二七五《一切惡瘡》作"萹竹"。

⑥ 近方：似當作"近效方"。《普濟方》卷二七五《一切惡瘡》無此（轉下頁）

《小品》療㾴①癬疥惡瘡方：

水銀　礜石　蛇牀子　黃連各二兩

四物搗篩，以臘月豬膏七合，並下水銀，攪萬度，不見水銀，膏成。傅瘡，並小兒頭瘡，良。襲慶宣②加蔄茹一兩，療諸瘡，神驗無比。

《姚》療㾴疥：

雄黃一兩　黃連二兩　松脂二兩　髮灰如彈丸

四物，鎔豬膏與松脂合，熱搗，以薄瘡上，則大良。

又，療惡瘡③粉方：

水銀　黃連　胡粉（熬令黃）各二兩

下篩，粉瘡。瘡無汁者，唾和之。

小兒身中惡瘡：

取笋汁④，自澡洗；以笋殼作散傅之，效。

人體生惡瘡似火，自爛：

胡粉（熬黑）　黃檗　黃連分等

下篩，粉之也。

卒得惡瘡：

蒼耳　桃皮

————————

（接上頁）二字。　　按，以上内容人民衞生出版社影印本説明認爲屬三十八題，藍川慎認爲屬三十九題。因第一條和末一條主證爲"惡瘡"，與第三十九題相合，亦與以下條文多見"惡瘡"相合；上篇標題中亦有"惡毒瘡"，但應是與"丹火"相關的毒瘡，與本篇有別。現從藍氏説，歸第三十九題下。

①　㾴（guō）：瘡。皮膚疥、疽等瘡。《廣韻·七歌》："㾴，瘡也。"

②　襲慶宣：當作"龔慶宣"，形近之誤。參見本書《綜論》。

③　惡瘡：本方《外臺秘要方》卷三十《㾴瘡方》引《删繁》主治"㾴瘡多汁"。合本題。可從。

④　笋汁：《證類本草·竹葉》作"竹汁"。

作屑,内瘡中,佳。

頭中惡瘡:

胡粉　水銀　白松脂各二兩

臘月豬膏四兩,合松脂煎,以水銀、胡粉合研,以塗上,日再。《胡洽》云:療小兒頭面瘡。又一方加黄連二兩。亦療得禿瘡。

惡瘡雄黄膏方:

雄黄　雌黄(並末)　水銀各一兩　松脂二兩　豬脂半斤　亂髮如雞子大

以上合煎,去滓,内水銀,傅瘡,日再。

效方,惡瘡食肉雄黄散:

雄黄六分　藺茹　礬石各二分

末瘡中,日二。

療瘡方,最去面上粉刺。方:

黄連八分　糯米　赤小豆各五分　吳茱萸一分　胡粉　水銀各六分

搗黄連等,下篩,先於掌中研水銀使極細,和藥使相入,以生麻油總①,稀稠得所②,洗瘡拭乾傅之。但是瘡卽療,神驗不傳。

甘家松脂膏,療熱瘡,尤嗍③膿,不痂無瘢。方:

松脂　白膠香　薰陸香各一兩　當歸　蠟各一兩半　甘草一兩(並切)　豬脂　羊腎脂各半合許　生地黄汁亦半合

以松脂等末,内脂膏、地黄汁中,微火煎令黄,下臘④,絞去

---

① 總:聚合;調和。

② 得所:得宜。

③ 嗍:吸吮。此謂該方善引流排膿。

④ 臘:呂顒本、四庫本、六醴齋本作“蠟”,與前文合,當據改。

淬。塗布貼瘡，極有驗。甘家秘不能傳，此是半劑①。

地黃膏，療一切瘡已潰者。及炙貼之，無痂生肉去膿。神秘方：

地黃汁一升　松脂二兩　薰陸香一兩　羊腎脂及牛酥各如雞子大

先於地黃汁煎松脂及香令消，即內羊脂、酥，并更用蠟半雞子大，一時相和，緩火煎，水盡膏成，去淬，塗帛，貼瘡，日一二易。加故緋一片，亂髮一雞子許大，療年深者，十餘日即差，生肉。秘法。

婦人頰上瘡，差後每年又發。甘家秘方，塗之永差：

黃礬石二兩（燒令汁盡）　胡粉一兩　水銀一兩半

搗篩礬石、胡粉，更篩，先以片許豬脂於瓷器肉②，熟研水銀令消盡，更加豬脂，並礬石、胡粉，和使粘稠，洗面瘡以塗上。又別熬胡粉令黃，塗膏訖，則薄此粉，數日即差。甘家用大驗。

療瘑瘡，但是腰腳③已下，名爲瘑。此皆有蟲食之，蟲死即差，此方立驗：

醋泔澱④一椀　大麻子一盞　白沙鹽（末）各一抄

和掩以傅瘡，乾更傅。先溫泔淨洗，拭乾，傅一二度，即差。孔如針穴，皆蟲食，大驗。

《效方》惡瘡三十年不愈者：

大黃　黃芩　黃連各一兩

---

① 此是半劑：似謂此方不全，只得半劑用藥。
② 肉：當作"內"。道藏本、呂顒本、四庫本、六醴齋本並作"內"。
③ 腰腳：腰腿。
④ 醋泔澱：酸的泔水下的沉積物。

爲散，洗瘡净，以粉之。日三，無不差。又，黃蘗分等①
亦佳。

《葛氏》療白禿方：

殺豬卽取肚，破，去屎，及熱以反搨②頭上。須臾，蟲出著
肚。若不盡，更作，取令無蟲卽休。

又方：末藜蘆，以臘月豬膏和塗之。五月漏蘆草燒作灰，
膏和使塗之。皆先用鹽湯洗，乃傅。

又方：羊蹄草根獨根者，勿見風日及婦女雞犬，以三年醋
研和如泥，生布拭瘡令赤，以傅之。

《姚方》：

以羊肉如作脯法，炙令香，及熱以搨上，不過三四日，差。

又方：先以皂莢湯熱洗，拭乾，以少油麻③塗，再三，卽差。

附方

《千金方》治遍身風癢生瘡疥：

以蒺藜子苗，煮湯洗之，立差。《千金翼方》同。

又方：茵陳蒿不計多少，煮濃汁，洗之，立差。

《千金翼方》瘡癬初生或始痛癢：

以薑黃傅之，玅④。

又方：嚼鹽塗之，玅。

又方：漏瘤瘡濕，癬癢浸淫，日瘙癢不可忍，搔之黃水出，
差後復發：

---

① 黃蘗分等：謂加進等量黃蘗。
② 搨：敷貼。
③ 麻：六醴齋本作"摩"，義長。四庫本"油麻"作"麻油"。
④ 玅：同"妙"。

取羊蹄根,去土,細切,搗,以大醋和,浄洗傅上一時間①,以冷水洗之,日一傅,差。若爲末傅之,紗。

《外臺秘要方》治癬瘡方:

取蟾蜍②,燒灰,末,以豬脂和傅之。

又方:治乾癬,積年生痂,瘙③之黄水出,每逢陰雨卽癢:

用斑猫半兩,微炒爲末,蜜調,傅之。

又,治疥方:

搗羊蹄根,和豬脂塗上,或著鹽少許,佳。

《斗門方》治疥癬:

用藜蘆,細搗爲末,以生油調,傅之。

王氏《博濟》治疥癬,滿身作瘡,不可治者:

何首烏　艾等分

以水煎令濃。於盆内洗之,甚能解痛,生肌肉。

《簡要濟衆》治癬瘡久不差:

羊蹄根,搗,絞取汁,用調膩粉少許,如膏,塗傅癬上,三五遍,卽差。如乾,卽豬脂調和傅之。

《鬼遺方》治疥癬:

松膠香(研細,約酌入少輕粉,袞④令勻)

凡疥癬上,先用油塗了,擦末,一日便乾,頑者三兩度。

《聖惠方》治癬濕癢:

用楮葉半斤,細切,搗爛,傅癬上。

《楊氏産乳》療瘡疥:

---

①　一時間:謂一個時辰。卽今兩小時。
②　蟾蜍:同"蟾蜍",卽蛤蟆。
③　瘙:同"搔"。道藏本作"搔"。
④　袞:同"滾"。翻轉。

燒竹葉爲末，以雞子白和之，塗上，不過三四次，立差。

《十全方》治疥瘡：

巴豆十粒（火炮過黃色，去皮膜）

右，順手①研如麵，入酥少許，膩粉少許，同研勻。爪破，以竹篦子點藥，不得落眼裏及外腎②上。如熏炙著外腎，以黃丹塗，甚妙。

《經驗方》治五般瘡癬：

以韭根，炒存性，旋搗末，以豬脂油調，傅之。三度，差。

《千金方》療漆瘡：

用湯漬③芒硝令濃，塗之。乾卽易之。

《譚氏》治漆瘡：

漢椒湯洗之，卽愈。

《千金翼》治漆瘡：

羊乳傅之。

《集驗方》治漆瘡：

取蓮葉乾者一斤

水一斗，煮取五升。洗瘡上，日再，差。

《斗門方》治漆咬：

用韭葉，研，傅之。《食醫心鏡》同。

《千金方》主大人小兒，風瘙癮瘮，心迷悶方：

巴豆二兩（搥破）

以水七升，煮取三升，以帛染拭之。

---

①　順手：謂順時針方向。

②　外腎：指陰囊。

③　漬：四庫本作"漬"，當從。

《外臺秘要方》塗風瘑：

取枳實，以醋漬令濕，火炙令熱。適寒溫，用熨上，卽消。

《斗門方》治癮瘮：

楝皮，濃煎浴之。

《梅師方》治一切瘮：

以水煮枳殼爲煎，塗之。乾卽又塗之。

又方：以水煮芒硝塗之。

又，治風癮瘮方：

以水煮蜂房，取二升，入芒硝，傅上。日五度，卽差。

《聖惠方》治風瘙癮瘮，遍身癢成瘡：

用鹽砂一升，水二斗，煮取一斗二升，去滓。溫熱得所，以洗之，宜避風。

《千金翼》療丹癮疹方：

酪和鹽熱煮，以摩之，手下消。

又，主大人小兒風瘮：

茱萸一升，酒五升，煮取一升，帛染拭之。

《初虞世》治皮膚風熱，遍身生癮瘮：

牛蒡子　浮萍等分

以薄荷湯調下二錢，日二服。

《經驗後方》治肺毒瘡如大風疾，綠雲散：

以桑葉好者，净洗過。熟蒸一宿，後日乾爲末，水調二錢匕，服。

《肘後方》治卒得浸淫瘡，轉有汁，多起心①，早治之②，續③身周匝則殺人：

以雞冠血傅之，差。

又方：療大人小兒卒得月蝕方：

於月望夕取兔屎，及内蝦蟇腹中，合燒爲灰末，以傅瘡上，差。

《集驗方》療月蝕瘡：

虎頭骨二兩，搗碎，同豬脂一升，熬成膏黃，取塗瘡上。

《聖惠方》治反花瘡：

用馬齒莧一斤，燒作灰，細研，豬脂調，傅之。

又方：治諸瘡胬肉如螘④出數寸：

用硫黃一兩，細研，胬肉上薄⑤塗之，即便縮。

《鬼遺方》治一切瘡肉出：

以烏梅燒爲灰，研末，傅上，惡肉立盡，極妙。

《簡要濟衆方》傅瘡藥：

黃藥子四兩(爲末)

以冷水調，傅瘡上，乾即旋傅之。

《兵部手集》治服丹石人有熱瘡，疼不可忍。方：

---

①　多起心：《外臺秘要方》卷二十九《侵淫瘡》、《證類本草·燕屎》引作“多起於心”，較長。

②　早治之：《外臺秘要方》卷二十九《侵淫瘡》作“不早療之”，《醫心方》卷十七《治浸淫瘡方第七》作“不早治之”，《證類本草·燕屎》作“不早療”，義順。“早”上當補“不”字。

③　續：《外臺秘要方》卷二十九《侵淫瘡》、《醫心方》卷十七《治浸淫瘡方第七》引作“繞”。當據改。《證類本草·燕屎》無此字。

④　螘：同“蟻”。《醫方類聚》卷一九〇《諸傷門二》作“蛇”，似是。

⑤　薄：通“敷”。

用紙環圍腫處，中心填硝石令滿，匙抄水淋之。覺其不熱，疼卽止。

治頭瘡，及諸熱瘡：

先用醋少許，和水净洗，去痂，再用溫水洗，裛乾①。百草霜，細研，入膩粉少許，生油調塗，立愈。

治惡瘡：

唐人記其事云：江左嘗有商②人，左膊上有瘡如人面，亦無它苦。商人戲滴酒口中，其面亦赤色，以物食③之，亦能食，食多則寬，膊内肉脹起；或不食之，則一臂痹。有善醫者，教其歷試諸藥金石草木之類，悉試之，無苦，至貝母，其瘡乃聚眉閉口。商人喜曰：此藥可治也。因以小筆筒毀其口，灌之，數日成痂，遂愈。然不知何疾也。

謹按：《本經》主金瘡，此豈金瘡之類歟？

輯佚［癧癬疥瘡］

《醫心方》卷十七《治癧瘡方第十三》

《葛氏方》：治卒得蝸［癧］瘡，蝸［癧］瘡常對在兩脚及手足指，又隨月生死，方：

以白犬血，塗之立愈。

又方：以苦酒和黃灰塗之。

又方：搗桃葉，以苦酒和，瘡上塗之④。

---

① 裛乾：以吸水物吸乾水分。裛，亦作“挹”；乾，《濟生方》卷八《丁瘡》同方作“乾後”。

② 商：他本皆作“商”，當從改。

③ 食（sì）：給其食。

④ 瘡上塗之：《證類本草·桃核人》作“傅，皮亦得”。

又方：煮苦酒，沸，以生韭一把内[納]中，熟出，以傅[敷]瘡上，卽愈。

又方：亂髮頭垢分等　蝸牛殼二七枚

合燒，末，臈[臘]月豬膏和傅[敷]之。(391)

《外臺秘要方》卷三十《癬瘡方》

《肘後》療癬瘡方：

獨活根(去土，搗之)一把許　附子二枚(炮，搗)

以好酒和塗之，三日乃發。欲敷藥，先以皁莢湯洗，拭令乾，然後敷藥便愈。(828—829)

《外臺秘要方》卷三十《乾濕癬方》

《肘後》療燥癬方：

水銀和胡粉，研令調，以塗之。《范汪》同。

又方：以雄雞冠血塗之。《范汪》同。

又方：胡粉，熬令黃赤色，苦酒和塗之。乾卽易，差止。

又方：以穀汁塗之。

又方：搗桃白皮，苦酒和敷之，佳。《千金》同。

又療濕癬方：

刮瘡令坼，火炙指摩之。以蛇牀子末和豬脂敷之，差止。(830)

《醫心方》卷十七《治癬瘡方第二》

《葛氏方》治癬瘡方：

以好苦酒於石上磨桂以塗之。

又方：苦酒磨柿根塗之。

又方：乾蟾蜍燒末，以膏和塗之，立愈。

又方：捼①蓼葉塗之。

又云，治濕癬方：

刮瘡上，火炙麋脂塗之；末蛇牀子，豬膏和傅［敷］之。

又方：取萹母草以刮癬上，取差［瘥］止。

又方②，治燥癬方：

水銀和胡粉塗之。

又方：雄雞冠血塗之。

又方：熬胡粉令黃赤色，苦酒和如泥，傅［敷］上，以紙怗［貼］之，乾更塗之。

又方：搗桃白皮，苦酒和塗，差［瘥］。

又方：以榖［穀］樹汁塗之。（381—382）

《外臺秘要方》卷三十《疥風癢方》

《肘後》療疥方：

石灰二升，以湯五升浸取汁，先用白湯洗瘡，拭乾，乃以此汁洗之，有效。

○《備急》葛氏療疥瘡方：

取楝根(削去上皮，切)　　皂莢(去皮子)等分

熟搗，下篩，脂膏和，搔癢去痂以塗之，護風，勿使女人、小兒、雞、犬見之。《范汪》同。（831—832）

《醫心方》卷十七《治疥瘡方第三》

《葛氏方》治卒得蚧［疥］瘡方：

豬膏煎芫花以塗之。

又方：麻油摩流［硫］磺塗之。

---

① 捼：亦作"挼"，揉搓。

② 方：依例，似當作"云"。

又方：石灰二斗，以水五斗，湯洗，取汁，先拭瘡。以此灰汁洗之。

又方：東行練［楝］根刮末，苦酒和塗。通身者，濃煮，以浴佳。

又方：酒漬苦參飲之[①]。（383）

《證類本草》卷十八《豚卵》

《肘後方》……《葛氏》疗瘡：

豬膏煎芫花，塗。（389）

《證類本草》卷十八《豚卵》

《葛氏方》治疥瘡：

煮蘿蔔葉洗，亦佳；搗如泥傅之，亦得。（512）

《證類本草》卷二十一《蟹》

《百一方》疥瘡：

杵蟹傅之亦效。（426）

輯佚［漆瘡］

《備急千金要方》卷二十五《被打第三》

治漆瘡方：

生柳葉三斤

以水一斗五升，細切，煮得七升，適寒溫洗之，日三。《肘後方》云：煮柳皮尤妙。（458）

《外臺秘要方》卷二十九《漆瘡方》

《肘後》療卒得漆瘡方：

以雞子黃塗之，乾卽易之，不過三五度。《文仲》同。

---

① 本方：《醫心方》原書旁注曰："宇治本無，醫本等同無之。"

又方:煮柳葉湯,適寒溫洗之,柳皮尤妙。《集驗》《必效》《文仲》《千金》同。

又方:取生蟹黃塗之。

又方:煮香薷以漬洗之。《深師》《古今錄驗》同。

又方:濃煮鼠查莖葉洗之,亦可搗取汁以塗之。《集驗》《千金》同。赤瓜木也。

又方:嚼秫米以塗之。

又方:以造酒小麴,搗末以粉之,乾卽以雞子白和塗之,良。

又方:挼慎火草若雞腸草以塗之,漆姑草亦佳。《深師》《千金翼》同。

又方:以羊乳汁塗之。《千金翼》《深師》同。

又咒漆法:畏漆人見漆,便漆著之。

唾之曰:漆弈丹陽漆,無弟無兄漆自死,丹亡二七須鼠傷。三唾之。又咒三過止,則不復生瘡也。

《刪繁》療漆瘡方:

取蓮葉乾者一斤,以水一斗,煮取五升,洗瘡上,日再。《肘後》《崔氏》《文仲》《千金》同。

又方:芒消五兩,湯浸洗之。《肘後》《千金翼》《深師》同。

《千金》療著漆,洗湯方……又方:

礬石,著湯中令消,以洗之。《翼》《肘後》同。

《千金翼》療漆瘡方:

貫衆,搗末以塗之,良。乾,以油和塗之。《集驗》《文仲》《肘後》同。

○《備急》療漆瘡方:

搗韭根如泥,塗之。煮薤葉,洗之,佳。《肘後》《深師》《崔氏》同。（795—796）

《醫心方》卷十七《治柒[漆]瘡方第十二》

《葛氏方》治卒得柒[漆]瘡方：

以雞子黃塗之，乾復塗，不過三。

又方：煮柳葉，適寒溫以洗之。

又方：搗韭令如泥，以塗之。

又方：搗蟹塗之。

又方：嚼秫米塗之。

又方：煮香菜，以漬洗之。

又方：按慎火若雞腸草以塗之。(390)

《醫方類聚》卷一九四《漆瘡門》

治榛[漆]瘡：

栗木內朽赤者水煮洗浴，卽差。

又方：松葉爛搗，絞取汁塗之，卽差。(第九册,233)

輯佚[隱軫①]

《外臺秘要方》卷三十《白丹方》

《經》言②：風邪客於肌中，則肌虛，真氣發散，又被寒氣搏皮膚，外發腠理，開毫毛，淫淫氣妄行之，則爲癢也，所以有風瘀、風瘙疾，皆由於此。有赤瘀者，忽起如蚊蚤吮，煩癢，劇者，連連重沓壘腫起，搔之逐手起。有白瘀者，亦如此證也。療之皆如療丹法也。療之方：

搗白瓷器屑，豬膏和塗之。

---

①　隱軫：皮膚上凸起的疹塊。多見於今之“皮膚過敏”。亦作“癮疹”。隱，凸起。

②　經言：本條源出《集驗方》，原文論丹毒爲主，連及“白瘀[疹]”。全條見於前篇輯佚中。

又方：燒豬矢灰，和雞子白塗之。《肘後》《千金》《備急》《文仲》同。（824）

《醫心方》卷三《治中風隱軫[疹]瘡方第十九》

《葛氏方》卒得風搔隱軫[疹]，搔之生瘡汁出，初癢後痛，煩悶不可堪，方：

燒石令赤，以少水中，内鹽數合，及熱的的以洗漬之。

又方：剉桑皮二斗許，煮令濃，及熱以自洗浴。

又方：以鹽湯洗之，挼葌菜塗之。

又方：以慎火合豉，搗以傅[敷]之。（97）

輯佚[諸惡瘡]

《外臺秘要方》卷二十九《侵淫瘡方》

《肘後》療卒得浸淫瘡，轉廣有汁，多起於心，不早療之，繞身周匝，則能殺人，方：

以雞冠血塗之，良。

又方：取牛糞新者，絞取汁，以塗之，亦燒煙熏之。

又方：胡鷰窠，末，以水和塗之。《文仲》《備急》同。

又方：取鯽魚，長三寸者，以少豉合搗塗之，亦療馬鞍瘡。若先起四肢，漸向頭面者，難療也。又取鯽魚油煎，去魚塗之。《文仲》《備急》同。（796—797）

《外臺秘要方》卷二十九《月蝕瘡方》

《肘後》療大人、小兒卒得月蝕瘡方：

五月五日蝦蟆，灰，以豬膏和塗之，差止。《文仲》《備急》《集驗》同。

又方：於月望夕取兔矢，仍内蝦蟇腹中，合燒爲灰末，以敷瘡上，差止。《集驗》《崔氏》同。《崔氏》云：兔矢七枚。

又方：取蘿摩草，搗末塗之，差。

又方：燒蚯蚓矢令赤，末，以豬膏和敷之。《文仲》《備急》《千金》《古今錄驗》同。

又云，此瘡多在兩耳上及七孔邊，隨月死生，故名月蝕瘡也。世言小兒夜指月所爲，實多著小兒也。《文仲》《備急》同。

又方：水銀　黃連（末）各二兩　胡粉（熬）　松脂各一兩（研）

右四味，相和合，研水銀消，以塗瘡。瘡如乾，以臘月豬脂和，先以鹽湯洗拭，然後敷之。（797）

《醫心方》卷十七《治惡瘡方第四》

《葛氏方》治大人、小兒卒得諸惡瘡，不可名識①［誌］者，方：

燒竹葉，以雞子中黃和塗之。

又方：取牛膝根搗塗之。

又方：取蟷螂蟲絞取汁傅［敷］，瘡中蟲卽走出。

又方：膈［臘］月豬膏一升，亂髮如鴨子一枚，生鯽魚一頭，合煎令消盡，不沸止。又内［納］末雄黃、雌黃、苦參屑各二兩，大附子一枚，令攪凝，盛器，以傅［敷］諸瘡，無不差［瘥］。

又云，若瘡中惡宍［肉］突出者：

末烏梅屑，傅［敷］瘡中，佳。（385）

《醫心方》卷十七《治浸淫瘡方第七》

《葛氏方》治卒得浸淫瘡，轉廣有汁，多起於心。不早治之，繞身周匝則殺人，方：

以雞冠血塗之。

---

①　識（zhì）：記錄。後作“誌”。

又方:胡鷰[燕]窠末①,以水和傅[敷]之。

又方:牛新矢[屎],絞取汁塗之,燒以燻[熏]之,佳。(387)

《醫心方》卷十七《治王爛瘡方第八》

《葛氏方》治大人、小兒卒得王灼瘡,一名熛瘡,一名王爛瘡,此瘡初起作膘[熛]漿,似火瘡,故以灼爛爲名。

燒牛矢[屎],篩下以粉之。

又方:熬秫米令黃黑,搗以傅[敷]②。

又方:煮小豆汁,内[納]雞子,絞以洗之,良。

又方:末[末]黃連、胡粉,油和塗之。(387—388)

《幼幼新書》卷三十七《熛瘡第十》

《葛氏肘後》又方:

右,燒鐵令赤,二七度注水中,浴兒,日二三度。(1504)

《醫心方》卷十七《治月蝕瘡方第十》

《葛氏方》治大人小兒卒得月食[蝕]瘡方:

於月望夕,取兔矢[屎],仍以内[納]蝦蟇[蟆]腹中,合燒,末,以傅[敷]瘡上,驗。

又方:取羅摩草汁,塗。

又方:燒蚓矢[屎]令赤,膏和傅[敷]。(389)

《醫心方》卷廿五《治小兒月蝕瘡方第百卌》

《葛氏方》:

以五月五日蝦蟇屑和膏付[傅—敷]之。(581)

---

① 末:《證類本草・胡燕》作"中土",義長。

② 熬秫……以傅:本條,《證類本草・秫米》用治"浸淫瘡有汁……"即歸屬《醫心方》前條。

《醫心方》卷十七《治蟪螋瘡方第十五》

《葛氏方》治卒得蟪螋[1]瘡方：此瘡繞人腰脅，甚急痛。

鹽三升，以水一斗，煮取六升，及熱，以綿浸湯中，搨[2]瘡上。

又方：燒鹿角，苦酒和塗之。

又方：練[3]皮及枝，燒作灰傅[敷]之。

又方：末赤小豆，苦酒和塗。若燥者，豬膏和塗。

又方：胡粉塗之。

又方：末蚯蚓矢[屎]傅[敷]之。(392)

《證類本草》卷二十二《蛇蛻》

《肘後方》小兒初生月蝕瘡及惡瘡：

燒末和豬脂傅上。(444)

《證類本草》卷二十二《蜣蜋》

《圖經》：蜣蜋心主丁瘡，而《本經》不著。唐劉禹錫纂《柳州救三死方》云：元和十一年得丁瘡，凡十四日，日益篤，善藥傅之皆莫能知，長樂賈方伯教用蜣蜋心，一夕而百苦皆已。明年正月食羊肉又大作，再用亦如神驗。其法：一味貼瘡，半日許可再易，血盡根出遂愈。蜣蜋心，腹下度取之，其肉稍白是也。所以云食羊肉又大作者，蓋蜣蜋畏羊肉故耳。用時須禁食羊肉。其法蓋出葛洪《肘後方》[4]。

――――――――――

① 蟪螋(qú sōu)：昆蟲名。俗稱蠼螋蟲。古人認爲其尿液可致人生皮膚病。

② 搨：同“塌”，敷貼，塗抹。

③ 練：今習作“楝”。《醫心方·札記》謂，仁和寺本“練”下有“子”字。

④ 其法蓋出葛洪肘後方：相關原文不見於傳世本《肘後方》，亦不見於各書輯文。本條《圖經》所傳，只是提供了“其法”，而不是原方原文。又本句下有蜣蜋“又主箭鏃入骨不可拔者”“又主沙塵入眼不可出者”二方，似非《肘後方》內容，故從略。

治卒得癩皮毛變黑①方第四十

癩病②方：

初覺皮膚不仁，或淫淫③苦癢如蟲行，或眼前見物如垂絲，或癮瘮赤黑。此即急療。

蠻夷酒，佳善。

療白癩

苦參五斤，酒三斗，漬，飲勿絶。并取皮根，末，服，效驗。

又方：艾千莖，濃煮，以汁漬麴作酒，常飲使醺醺④。《姚》同。

《姚方》：

大蝮蛇一枚，切，勿令傷⑤，以酒漬之。大者一斗，小者五升。以糠火溫令□□⑥取蛇一寸許，以臘月豬膏和傅瘡，差。

亦療鼠瘻⑦諸惡瘡

苦參二斤　　露蜂房二兩　　麴二斤

---

①　變黑：按，《諸病源候論》卷二《烏癩候》："凡癩病，皆是惡風及犯觸忌害所得，初覺皮毛變異，或淫淫苦癢如蟲行。"故"變黑"當作"變異"。

②　癩病：即麻風病。古人又稱大風病、惡(è)風病。

③　淫淫：游走性痛癢貌。

④　醺醺：酣醉貌。

⑤　切勿令傷：似指加工中不要使蛇體受傷害。《外臺秘要方》卷三十《白癩方》作："乾者，並頭尾全，勿令欠少。"《證類本草·蝮蛇膽》無"切"字。

⑥　□□：四庫本作"熟，乃"，可從。道藏本作"下尋"二字。《證類本草·蝮蛇膽》作"稍稍熱"，《外臺秘要方》卷三十《白癩方》作"酒盡"。

⑦　鼠瘻：《外臺秘要方》卷三十《白癩方》引《集驗方》同方後注："一云亦療風瘻惡瘡。《肘後》同。"按，後篇爲"鼠瘻"類專篇，據《外臺秘要方》，此"鼠瘻"當爲"風瘻"。

水三斗,漬藥二宿,去滓。黍米二升,釀熟,稍飲,日三。一方加蝟皮,更佳。

附方

《聖惠方》治大風①癩疾,骨肉疽敗,百節疼酸,眉鬢墮落,身體習習②癢痛:

以馬先蒿,細剉,炒爲末,每空心及晚食前,溫酒調下二錢匕。

又方:治大風疾,令眉鬢再生:

用側柏葉,九蒸九曝,搗羅爲末,煉蜜和,丸如梧桐子大。日三服,夜一服。熟水下五丸、十丸,百日卽生。

又方:治大風,頭面髭髮脱落:

以桑柴灰,熱湯淋取汁洗面;以大豆水研取漿解澤③灰味,彌佳。次用熟水④入菉豆□□□⑤取净,不過□□⑥十度,良。三日一沐頭,一日一洗面。

又方:治白癩:

用馬鞭草不限多少,爲末,每服食前,用荆芥薄荷湯,調下一錢匕。

《食療》治癩:

可取白蜜一斤,生薑二斤。搗取汁。先稱銅鐺,令知斤

---

① 大風:指麻風病。下"癩疾"義同。
② 習習:游走性痛癢貌。
③ 解澤:四庫本作"解釋",義勝。
④ 熟水:四庫本作"熱水"。
⑤ □□□:此處底本有約三字空闕,道藏本作"去皮",六醴齋本作"一斗煮",四庫本存小字"闕"字,人民衛生出版社本校謂"麪濯之",日人校同,似據《聖惠方》校補,於義爲長。
⑥ □□:據上下文,似爲"沐洗"二字。

兩,即下蜜於鐺中,消之。又秤知斤兩,下薑汁於蜜中,微火煎令薑汁盡,秤蜜斤兩在即休,藥已成矣。患三十年癩者,平旦服棗許大一丸,一日三服,酒飲任下。忌生冷、醋、滑臭物。功用甚多,活人衆矣,不能一一具之。

《外臺秘要方》治惡風疾①:

松脂,煉,投冷水中二十次,蜜丸,服二兩,飢即服之,日三。鼻柱斷離者,三百日差。斷鹽及房室。

《抱朴子》云:趙瞿病癩,歷年醫,不差。家乃齎②糧棄送於山穴中。瞿自怨不幸,悲歎涕泣。經月,有仙人經穴見之,哀之,具問其詳。瞿知其異人也,叩頭自陳乞命。於是仙人取囊中藥賜之,教其服。百餘日,瘡愈,顏色悦,肌膚潤。仙人再過視之,瞿謝活命之恩,乞遺其方。仙人曰:此是松脂,彼中極多,汝可煉服之。長服,身轉輕,力百倍,登危涉險,終日不困。年百歲,齒不墮,髮不白,夜臥常見有光大如鏡。

《感應神仙傳》云:崔言者,職隸左親騎軍。一旦得疾,雙眼昏,咫尺不辨人物,眉髮自落,鼻梁崩倒,肌膚有瘡如癬,皆謂惡疾③,勢不可救。因爲洋州駱谷子歸寨使,遇一道流④自谷中出,不言名姓,授其方曰:

皂角刺一二斤,爲灰,蒸久,晒研爲末,食上濃煎大黃湯,調一錢匕。服一旬,鬚髮再生,肌膚悦潤,愈,眼目倍常明。得此方後,却⑤入山不知所之。

---

① 惡風疾:指麻風病。
② 齎:同"賷",帶著。
③ 惡疾:指麻風病。
④ 道流:道家、道士。
⑤ 却:再,又。

《朝野僉載》云：商州有人患大風，家人惡之。山中爲起茅屋，有烏蛇墜酒罌①中。病人不知，飲酒漸差，罌底尚有蛇骨，方知其由也。用道謹按：李肇《國史補》云：李舟之弟患風。或說蛇酒治風，乃求黑蛇，生置甖中，醺以麴糵，數日蛇聲不絶。及熟，香氣酷烈，引滿而飲之。斯須，悉化爲水，唯毛髮存焉。《僉載》之説，恐不可輕用。

輯佚

《外臺秘要方》卷三十《諸癩方》

《肘後》凡癩病，皆起於惡風，及觸犯忌害得之，初覺皮膚不仁，淫淫若②癢如蟲行，或眼前見物如垂絲，或癮癥赤黑，氣溚沆，此皆爲疾之始，便急療之。此疾乃有八九種，大都皆須斷米穀鮭肴，專食胡麻、松、术最善。別有蠻夷酒、決疑丸諸大方數首，亦有符術，今只取小小單方：

苦參五斤（剉之）

右一味，以好酒三斗，漬四五日，稍稍飲之二三合。《備急》同本方，療白癩。

又方：苦參根皮三斤

右一味，粗搗，以酒三斗，漬二十一日，去滓，服一合，日三。若是癩疾，卽應覺痺，禁雜食。

《范汪》療癩方：

取馬新蒿，一名馬矢蒿，一名爛石草，搗末，服方寸匕，日三。百日如更赤起，一年都差，平復。《肘後》同。（810）

---

① 罌（yīng）：古代盛酒或水的瓦器，小口大腹，較大。
② 若：現傳本《肘後方》作"苦"（見本篇正文），義長。

《外臺秘要方》卷三十《白癩方》

《集驗》療白癩釀酒方①：

苦參二斤　露蜂房五兩（炙）

右二味，切，以水三斗，法麴二斤，和藥，漬經三宿，絞去滓，炊黍米二斗，釀，準常法作酒，候酒熟，壓取，先食，一飲一雞子，日三，稍稍增之，以差爲度。一云：亦療風瘰惡瘡。《肘後》同。（811—812）

《文仲》療白癩方……又方②：

大蝮蛇一枚，乾者，並頭尾全，勿令欠少，以酒漬之，大者一斗，小者五升，以糠火溫令酒盡，稍稍取蛇一寸許，以臘月豬膏和傅瘡上。忌小麥、熱麴。《肘後》《范汪》同。（812）

《醫心方》卷三《治中風癩病方第廿》

《葛氏方》云：癩病乃有八種云云。

治白癩烏癩方：

苦參根皮

乾之，麁［粗］搗，以好酒三斗漬廿一日，去滓，服三合，日三。

又方：乾艾葉隨多少，濃煮以漬麵③［麴］乃飯釀如常法，酒熟隨意飲，恒使薰。

又方：取馬薪蒿，一名馬矢［屎］蒿，一名爛石草。

搗末，服方寸匕，日三，百日更赤起，一年都瘥，復色。

又方：搗好雌黃末，苦酒和，雞羽染以塗瘡上，乾復塗之。

（97—98）

---

① 　本方：現傳本《肘後方》有此方，但主治和製作細節有所不同。

② 　本方：現傳本《肘後方》有此方，但行文細節有所不同。

③ 　麵：《醫心方・札記》校作“麴”，原行間夾注引《小品抄義》：“造酒之心也。”故從改。

治卒得蟲鼠諸瘻方第四十一

（後有瘰癧①）

○《姚》云：凡有腫，皆有相主，患者宜檢本方，多發頭②兩邊，累累有核。

《姚方》鼠瘻③腫核痛，未成膿方：

以柏葉傅著腫上，熬鹽著葉上，熨令熱氣下，即消。

《葛氏》卒得鼠瘻，有瘰癧未發瘡而速熱者，速療方：

搗烏雞足④若車前草，傅之。

若已有核，膿血出者。

以熱牛屎塗之，日三。

又方：取白鮮皮，煮服一升，當吐鼠子。

又方：取猫狸一物，料理作羹如食法。空心進之，鼠子死出。又當生吞，其功彌效。

又方：取鼠中者一枚，亂髮如雞子大，以三歲臘月豬脂煎之，令鼠骨肉及髮消盡。半塗之，半酒服，鼠從瘡中出。《姚》云：秘不傳之法。

---

① 後有瘰癧：四字底本原接標題行下。道藏本、呂顒本、四庫本並爲小字注，據改爲另起。

② 頭：似當作“頸”。瘰癧常發頸部。

③ 鼠瘻：即瘰癧。類似現代淋巴結核病。古人或以爲是蟲、鼠所致。

④ 雞足：此藥可疑。藍川慎謂或是旱蓮草別名。按：《醫心方》卷十六《治諸瘻方第十六》引有《小品方》用練石薄。《醫心方·札記》引有：“《葛氏方》治鼠瘻有搗車前草以薄之方。”應指本條。但只有車前草，沒有烏雞足。

《劉涓子》鼠瘻方：

以龜殼①、甘草（炙）、桂心、雄黄、乾薑、狸骨（炙）六物，分等，搗，下蜜和，内瘡中，無不差。先灸作瘡，後與藥，良。

又方：柞木皮五升，以酒一斗，合煎，熟出皮。煎汁令得二升，服之盡，有宿肉出，愈。

又，瘻瘡坐②肉膏：

棟樹白皮　鼠肉　當歸各二兩　薤白三兩　生地黄五兩

臘月豬脂三升煎，膏成，傅之孔上，令生肉。

《葛氏》若瘡多而孔小，是蟻瘻。方：

燒鱣鯉甲，豬膏和傅。

又方：燒蜘蛛二七枚，傅，良。

又，瘻方：

煎桃葉、枝作煎，净洗瘡了，内孔中，大驗方。

《葛氏》若著③口裏：

東行棟根，細剉，水煮，取清汁④含之。數吐⑤，勿嚥。

肉瘻⑥方：

槐白皮，搗丸，綿裹，内下部中，傅，效。

鼠瘻方：

石南　生地黄　雌黄　茯苓　黄連各二兩

---

① 以龜殼：《外臺秘要方》卷六十九《九漏》引作“山龜殼”，義長。

② 坐：四庫本作“生”，與方末“令生肉”義合，可從。

③ 若著：若，《外臺秘要方》卷二十三《諸瘻方》作“苦”。著，同“着”，附着。

④ 清汁：《外臺秘要方》卷二十三《諸瘻方》、《證類本草·棟實》並作“濃汁”。

⑤ 數吐：《證類本草·棟實》作“數口，吐”，分屬上下句。

⑥ 肉瘻：《證類本草·槐實》條引作“内瘻”，《諸病源候論》卷三十四有“内瘻候”，當從。

爲散，傅瘡上，日再。

又方：礬石三分（燒）　斑猫一分（炙，去頭足）

搗下，用醋和，服半匕。須臾，瘻蟲從小便中出[①]。《删繁方》。

附方

《肘後方》治風瘻[②]：

露蜂房一枚（炙令黃赤色，爲末）

每用一錢，臘月豬脂勻調，傅瘡上。

《千金方》治鼠瘻：

以雞子一枚，米下熬半日，取出黃，熬令黑，先拭瘡上汁令乾，以藥内瘡孔中，三度，卽差。

《千金翼》治蟻瘻：

取鯪鯉[③]甲二七枚，末，豬膏和，傅之。

《聖惠方》治螻蛄瘻：

用槲葉，燒灰，細研，以泔別浸槲葉。取洗瘡，拭之，内少許灰於瘡中。

又方：治一切瘻：

煉成松脂，末，填瘡孔令滿，日三四度用之。

---

① 出：此字似應重文，一屬上，一連後句作"出《删繁方》"。

② 風瘻：《證類本草·露蜂房》同。疑當作"蜂瘻"。

③ 鯪鯉：穿山甲的別稱。

輯佚［瘰癧］

《外臺秘要方》卷二十三《瘰癧結核方》

《肘後》療頸下生瘡，癧瘰①如梅李，宜使消之，方：

海藻一斤（洗）

右一味，以酒三升，漬數日，稍稍飲之。《文仲》《備急》等同。

又方：人參　甘草（炙）　乾薑　白斂各四分

右四味，搗篩，酒服方寸匕，日三。忌同。《劉涓子》《文仲》《備急》同。（632）

《醫心方》卷十六《治瘰癧方第十三》

《小品方》治卅歲瘰癧瘻方：

海藻一斤，絹囊盛，好清酒二斗漬之，春夏二宿，服二合。酒盡，復以酒二斗漬之，飲如上法。此酒盡，爆②海藻令燥，末，服方寸匕，日三，藥無所禁。一劑不愈，更作不過三劑也。今案：《葛氏方》：治頸下瘰癧累累如梅李，宜使速消。（364）

《證類本草》卷九《海藻》

《肘後方》治頷下瘰癧如梅李，宜速消之：

海藻一斤，酒二升，漬數日，稍稍飲之。

又方：治頸下卒結囊欲成癭：

海藻一斤，洗去鹹，酒浸飲之。（222）

---

① 癧瘰：按常例，當作“瘰癧”。

② 爆：同“曝”，曝曬。

輯佚［瘻瘤］

《備急千金要方》卷二十四《瘻瘤第七》

凡肉瘤勿治，治則殺人，慎之。《肘後方》云：不得針灸。(442)

《外臺秘要方》卷二十三《癭病方》

《肘後》療頸下卒結囊，漸大欲成癭，海藻酒方：

海藻一斤(去鹹)　清酒二升

右二味，以絹袋盛海藻，酒漬，春夏二日，一服二合，稍稍含咽之，日三。酒盡，更以酒二升漬，飲之如前。滓暴乾，末，服方寸匕，日三，盡更作，三劑佳。《崔氏》《文仲》同。

又方：昆布　海藻等分(末之)

蜜丸，含如杏核大，含稍稍咽汁，日四五。(619)

○《小品》……療癭方：

小麥一升，淳苦酒一升，漬小麥令釋，漉出暴燥，復漬使苦酒盡，暴麥燥，搗篩。以海藻三兩別搗，以和麥末令調，酒服方寸匕，日三。禁鹽、生魚、生菜、豬肉。《肘後》《崔氏》《備急》云療三十年癭疾。《集驗》《文仲》《范汪》等同。《肘後》用海藻五兩。(619—620)

○《張文仲》隱居效驗療癭方：

昆布(洗)　松蘿各三分　海藻五分

右三味，搗，蜜丸如杏核大，含咽津，日三夜二，大佳。《備急》《肘後》同。

又療癭，司農楊丞服效。第一方：

昆布六分(洗)　海藻七分　松蘿　乾薑　桂心各四分　通草五分

右六味，搗篩，蜜丸如梧子，一服吞七丸，卽住在頸下癭處，欲至食時，卽先飲少酒，下却丸子後進食。禁酢、蒜、鹽、酪、臭肉、倉米等。若瘰大者，加藥令多，取差。

又第二方：

昆布（洗）　海藻（洗）各一斤

右二味，細切，好酒五升，浸七日，量力取數服；酒盡，以酒更浸兩遍，藥力盡，當以此酒下前丸藥益善。《備急》《肘後》同。

又方：小麥三升

右以三年米酢三升，漬麥暴乾，乾更浸，使酢盡，又暴乾，搗篩爲散，別搗昆布爲散，每服取麥散二匕，昆布散一匕，旦飽食訖，清酒和服之；若不能飲酒者，以水和服亦得，服盡即差。多服彌善，無所禁，但不用舉重，及悲啼煩惱等事。《肘後》《備急》《集驗》同。

○又含丸方：

檳榔三兩　馬尾海藻三兩（洗）　昆布三兩（洗）

右三味，末之，蜜丸如雞子黃大，每日空腹含一丸，徐徐令津液取汁咽之。忌鹽。並楊丞方服驗。《肘後》《備急》同。

○《古今錄驗》……又療瘰，海藻散方：

海藻十分（洗）　昆布一兩（洗）　海蛤一兩（研）　通草一兩
菘蘿（洗）　乾薑　桂心各二兩

右七味，下篩，酒服一錢匕，日三。《肘後》無乾薑，有白斂。（620—621）

《外臺秘要方》卷二十三《瘤方》

《肘後》云：皮肉中忽腫起，初如梅李，漸長大，不癢不痛，又不堅強，按之柔軟，此血瘤也。不療乃至如盤大，則不可復消，而非殺人病爾，亦慎不可破。方乃有大療，今如覺，但依瘰家療。療若不消，更引別大方。出中卷。（624）

《醫心方》卷十六《治癭方第十四》

《葛氏方》治頸下卒結裹，漸大欲成癭方：

海藻一斤

酒二斗，漬一宿，稍稍含一二合咽之。酒盡，取滓末服方寸匕，日三。

○《玉葙方》治卅年癭及瘰癧方：

海藻八兩　貝母二兩　土瓜根二兩　麥麵二分

四味，作散，酒服方寸匕，日三。《經心方》同之。(365)

《醫心方》卷十六《治瘤方第十五》

《玉葙方》楊樹酒，治瘤癭方：

河邊水所注楊樹根卅斤，熟洗細挫①[剉]，以水一石，煮取五斗，用米三斗，麵三斤，釀之酒成。服一升。《集驗方》同之。(366)

《證類本草》卷十五《人精》

《肘後方》治瘤：

人精一合，半合亦得，青竹筒盛，火上燒炮之，以器承取汁，密置器中。數傅瘤上，良。(365)

輯佚［諸瘻］

《外臺秘要方》卷二十三《九瘻方》

《肘後》療苦鼻內肉、外查瘤，膿並出者，是蜂瘻②。方：

取蜂房火炙焦，末，酒服方寸匕，日一。(636)

---

① 挫："剉"俗字。

② 是蜂瘻：《證類本草·露蜂房》無此三字，則本條當歸屬鼻病。

《外臺秘要方》卷二十三《諸瘻方》

《肘後》論：此本在諸方瘡條中，病類既多，今狀出爲別一篇。

凡瘻病有鼠、蛇、蜂、蛙、蚓，類似而小異，皆從飲食中得其精氣，入人肌體，變化成形。瘡既穿潰，浸諸經脉，則亦殺人。而鼠、蟻最多，以其間近人故也。

通治諸瘻方：

以八月中多取斑貓蟲，即內苦酒中半日許，出暴乾，使十取六七枚，著銅器中，微火上遙熬令熟，搗作屑；巴豆一粒，去皮熬之；又拔取黄犬背上毛二七枚，亦熬作屑；好朱①以錢五分匕，都合和，以苦酒頓服之，蟲當盡出。若一服未效，先時可預作三兩劑後，日服，遠不過三兩劑。

又方：虎薊根　杜蘅　枳根　酸棗根各一把　斑貓一枚（一方云三分，去頭足翅，熬）　貓薊根各一把

右六味，搗，蜜丸，日一服如棗一枚，以小丸著瘡中。

又方：若先著下部邊，或上出耳後頸項諸處者，苦參切五升，以苦酒一斗漬，三四日，宜服一升，亦加之。但多作，以知爲度，不過三四度，必差。

又療瘻方：

槲木皮長一尺，闊六寸，去黑皮細切。以水一斗，煮取五升，去滓，内白糖十挺，煎取一升，分三服。以銅器接吐出看視之。

又方：新生兒矢一百日以來，皆收置蜜②器中，五十、六十

---

① 朱：《外臺秘要方》程敬通按語：“朱一作末。”可參。
② 蜜：當作“密”。

日,取塗瘡孔中。

又方:鯉魚腸切作五段,火上脱之,洗瘡拭乾,以腸封之,冷即易。自暮至旦,乾,止覺癢,開看蟲出,差。

○《備急》療瘻,生肉膏方:

楝白皮二兩　鼠肉二兩　薤白三兩　當歸二兩　生地黄五兩

右五味,以臘月豬膏三升煎,薤白黄色膏成,傅瘡孔上,令生肉。《肘後》《文仲》同。

又葛氏云:苦著口裏方:

楝木東引根(切)

右一味,水煮取濃汁含之,數吐,勿咽。《肘後》同。(642)

《醫心方》卷十六《治諸瘻方第十六》

《葛氏方》通治諸瘻方:

取地中潛行奚[鼷]鼠一頭,破腹去腸,乾之,火炙令令①可成屑末,以臘月豬脂和傅[敷]瘡上。

又方:燒螻蛄作屑,豬膏和傅[敷]之。

又方:白犬骨燒末,以豬膏和傅[敷]之。

又云,治諸瘻著口裏齒頰間者方:

東行母練根(細剉)三四升

以水濃煮,取汁含之,數吐易,勿咽之。(368)

《醫心方》卷十六《治鼠瘻方第十八》

《葛氏方》治鼠瘻方:

取榭白皮濃煮取二升,服一升,當吐鼠子。

又方:搗車前草以薄[敷]之。

又方:巴豆去心皮,以和艾作炷,灸瘡上。

---

①　令令:《醫心方》原書如此(分别在上行尾和下行首),當衍其一。

又方：取小鼠子剝去皮，炙令燥，搗末，以臘月豬膏和傅[敷]之。

又云，若已有口，膿血出者：以熱牛矢[屎]塗之，日三。(370)

《醫心方》卷十六《治蜂瘻方第廿》

《葛氏方》云：若著鼻內外，查[髗]瘤膿血出者，是蜂瘻。

取觚瓟[栝樓]　蜂房，火炙焦，末，溫酒服方寸匕，日一。(371)

《醫心方》卷十六《治蟻瘻方第廿八》

《葛氏方》：若瘡多而孔少者，是蟻瘻。

燒陵鯉鰓甲，豬膏和傅[敷]，佳。(373)

《證類本草》卷十四《楸木皮》

《肘後方》治瘻：

煎楸枝作煎，淨洗瘡子孔中。(348)

治卒陰腫痛癩①卵方第四十二

《葛氏》男子陰卒腫痛方：

灸足大指第二節下橫文理正中央，五壯，佳。《姚》云：足大指本，三壯。

又方：桃核中仁，熬，末，酒服如彈丸。《姚》云：不過三。

又方：竈中黃土，末，以雞子黃和傅之。蛇牀子，末，和雞子黃傅之，亦良。

————————————

①　癩：陰部病。多指男子陰囊腫大偏墜，亦指婦女子宮脫垂及其他陰部疾病。原作俗字“𤵜”，據常例與下文例改。又此字後世分化作“㿗”。

又方：搗蕪菁根若馬鞭草傅，並良。《姚》同。

又方：雞翮①六枚（燒）　并蛇牀子（末）分等

合服少②，隨卵③左右傅卵，佳④。《姚方》無蛇牀子⑤。

小兒陰疝，發時腫痛：

依仙翁前灸法，隨左右灸，差。

隨⑥痛如刺方：

但服生夜干汁取下，亦可服丸藥下之。云作走馬湯，亦在尸注中有⑦。

陰丸卒縮入腹，急痛欲死，名陰疝：

狼毒四兩　防風二兩　附子三兩⑧（燒）

蜜丸，服三丸，如桐子大，日夜三度。

陰莖中卒痛不可忍：

雄黃　礬石各二兩　甘草一尺

水五升，煮取二升，漬。《姚》云：療大如斗者。

《葛氏》男子陰瘡損爛：

煮黃檗洗之，又白蜜塗之。

又方：黃連　黃檗分等（末之）

---

①　雞翮（hé）：雞翅羽。

②　少：《外臺秘要方》卷二十六《陰卒腫痛方》引《千金》作“少許”。可從。

③　卵：陰囊。

④　傅卵，佳：《外臺秘要方》卷二十六《陰卒腫痛方》作“取雞羽”，《備急千金要方》卷五第九作“取翮”。

⑤　姚方無蛇牀子：《備急千金要方》卷五第九同方亦無“蛇牀子”。

⑥　隨：當作“腫”。《證類本草·射干》引本方謂“治小兒疝發時腫痛如刺”，可證。

⑦　亦在尸注中有：走馬湯現載於《救卒客忤死方第三》中。

⑧　防風……三兩：《外臺秘要方》卷二十六《陰疝腫縮方》、《醫心方》卷七《治陰卵入腹急痛方》並作“防葵一兩，附子二兩”。

煮取肥豬肉汁,漬瘡訖,粉之。《姚方》蜜煎甘草,末,塗之。比者①見有陰頭腫,項下瘡欲斷者,豬肉汁漬,依《姚方》,即神效。

陰蝕欲盡者:

蝦蟇、兔矢分等,末,敷②瘡上。

陰瘡汁出:

嚼生大豆黃,塗之。亦療尿灰瘡。

《姚》療陰瘡生瘡:

嚼胡麻,塗之。

《葛》療陰囊下濕瘡,皮剝:

烏梅十四枚　　錢四十文

三指撮鹽,苦酒一升,於銅器內總漬九日,日洗之。又,煮槐皮若黃檗汁及香葉③汁,並良。

療人陰生瘡,濃④出臼⑤,方:

高昌白礬一小兩(搗細)　麻人等分(研)⑥

煉豬脂一合於瓷器中,和攪如膏。然後取槐白皮,切,作湯以洗瘡上,拭令乾。即取膏塗上,然後以楸葉帖⑦上,不過三。

---

① 比者:近來。

② 敷:"勃"的異體字,在此用同"傅",後世作"敷"。四庫本即作"傅"。

③ 香葉:《外臺秘要方》卷二十六《陰下瘡濕方》作"香薷",且注"《肘後》同",當從改。

④ 濃:四庫本、六醴齋本、《醫方類聚》卷一九〇《諸傷門二》作"膿",是。

⑤ 臼:《醫方類聚》卷一九〇《諸傷門二》、《外臺秘要方》卷二十六《陰瘡方》、《普濟方》卷三〇一《陰妒蝕瘡方》並作"作臼",可從。《證治準繩》卷一百十一《陰瘡》作"成坎",義近。"濃出臼"三字,《證類本草·礬石》作"膿出作臼"。並指瘡中膿出盡後的空穴。

⑥ 麻人等分研:《證類本草·礬石》引本方無此五字。前藥已有分量,則"等分"二字無著,故此五字當爲衍文。

⑦ 帖:用同"貼"。粘貼。《證類本草·礬石》正作"貼"。

又,陰瘡有二種:一者作臼①膿出,曰陰蝕瘡;二者但亦②作瘡,名爲熱瘡。

若是熱③:卽取黃檗一兩,黃芩一兩,切,作湯洗之。仍取黃連、黃檗,作末傅之。

女子陰瘡:

末硫黃傅上。《姚》同。

又,燒杏仁,搗,塗之。

又方:末雄黃　礬石各二分　麝香半分

搗,傅。《姚》同。

若陰中痛:

礬石二分(熬)　大黃一分　甘草半分

末,綿裹如棗,以導之,取差。

若有息肉突出:

以苦酒三升,漬烏喙五枚,三日,以洗之。日夜三四度。

若④苦癢,搔之痛悶:

取豬肝,炙熱内陰中,當有蟲著肝⑤。

小兒禿⑥方:

取白頭翁根,搗,傅一宿,或作瘡,二十日愈。

① 臼:《外臺秘要方》卷二十六《陰邊粟瘡》作"白"。

② 亦:《外臺秘要方》卷二十六《陰邊粟瘡》引《必效》作"赤",較是。

③ 熱:《外臺秘要方》卷二十六《陰邊粟瘡》引《必效》作"熱瘡",較是。

④ 若:《證類本草·豚卵》此下有"女子陰中"四字,義足。

⑤ 肝:《證類本草·豚卵》此下有"出"字,義足。

⑥ 小兒禿:《證類本草·白頭翁》條同。據上下文,當作"小兒頹(癩)"。《外臺秘要方》卷三十六《小兒疝氣陰㿉方》引《小品》作"小兒陰㿉"。

灸穨：

但灸其上，又灸莖上，又灸白小腹脉上，及灸脚大指三中，灸一壯①。

又，灸小指頭，隨穨左右著灸。

《姚氏方》：

楊柳枝如足大指大，長三尺，二十枚

水煮令極熱，以故紙及氈掩腫處。取熱柳枝，更取②拄之，如此取得差，止。

又，卵穨

熟搗桃仁，傅之。亦療婦人陰腫，燥即易之。

《小品》牡丹散，療穨偏大氣脹③，方：

牡丹　防風　桂心　豉（熬）　鐵精分等

合搗下，服方寸匕。小兒一刀圭，二十日愈，大良；嬰兒以乳汁和如大豆與之。

不用藥法，療穨必差方：

令病人自把糯米餅子一枚，并皂莢刺一百個，就百姓間坐社處④。先將皂莢刺分合社人、社官，三老⑤已下各付一針，即出餅子示人。從頭至尾，皆言從社官已下乞針捶⑥。社人問

---

①　又灸……一壯：據文意，"白"字衍；"三"當作"三毛"；"灸一壯"，當作"各一壯"。

②　更取：《外臺秘要方》卷二十六《疝氣及癩方》作"更互"，謂輪替。可從。

③　穨偏大氣脹：《幼幼新書》卷三十一《偏癩第六》引《千金》附注連及本方，作"癩疝卵偏大，氣上（一作脹）不能動"。

④　坐社處：謂鄉里聚集之處。社，古代的基層行政系統，與今"村"相似。

⑤　三老：此指鄉里主事的官員。

⑥　捶：諸本同，《普濟方》卷三二六《下部諸疾》引作"搖"，義皆不合。據文意當作"插"，下文正有"針並插盡"之語。下兩句"捶"同此。

云：捶何物？病人云：捶人魁。周匝①總遍訖，針並插盡。卽時餅②却到家，收掌於一處，餅乾，頹不覺自散，永差，極神效。

附方

○《千金方》有人陰冷，漸漸冷氣入陰囊，腫滿恐死，日夜疼悶不得眠：

取生椒，擇之令净，以布帛裹著丸囊③，令厚半寸。須臾熱氣大通，日再易之，取消，差。

又，《外臺秘要方》方：

煮大薊根汁服之，立差。

《梅師方》治卒外腎偏腫疼痛：

大黃，末，和醋塗之，乾卽易之。

又方：桂心，末，和水調方寸匕，塗之。

又方：治卒外腎偏疼：

皂莢和皮爲末，水調，傅之，良。

《初虞世方》治水癩④偏大，上下不定疼痛：

牡蠣（不限多少，鹽泥固濟，炭三斤，煅⑤令火盡，冷，取二兩）　乾薑一兩（炮）

右爲細末，用冷水調。稀稠得所，塗病處，小便利，卽愈。

《經驗方》治丈夫本藏氣⑥傷膀胱連小腸等氣：

---

① 周匝：環周。此指所有人。
② 卽時餅：四庫本作“卽持餅”。可從。
③ 丸囊：此指陰囊。
④ 癩：“頹”的後起分化字。
⑤ 煅：當作“煅”。高溫煅製。
⑥ 丈夫本藏氣：指疝氣之類陰囊偏墜之病。

金鈴子一百個（溫湯浸過，去皮）　巴豆二百個（槌微破）　麩二升

同於銅鍋內炒，金鈴子赤熟爲度，放冷，取出，去核爲末，每服三錢，非時熱酒、醋湯調並得。其麩、巴豆不用也。

《外臺秘要方》治膀胱氣急，宜下氣：

蕳茿，搗，和食鹽末，二物等分。以綿裹如棗大，內下部，或下水惡汁，并下氣，佳。

又，治陰下濕①：

吳茱萸一升

水三升，煮三沸，去滓，洗，癢差。

又，治陰頭生瘡：

以蜜煎甘草，塗之，差。

《千金方》治丈夫陰頭癰，師所不能治：

烏賊魚骨末，粉傅之，良。

又，《千金翼方》：

鼈甲一枚，燒令末，以雞子白和，傅之，良。

輯佚 [陰瘡]

《外臺秘要方》卷二十六《陰瘡方》

《葛氏》療男子陰瘡方：

爛煮黃檗洗之，又用白蜜塗之。

又方：黃連　黃檗各等分（末之）

先煮肥豬肉湯洗之，然後以藥粉之。

又方：以蜜煎甘草末，塗之大良。比見有人患，塗頭腫坎下瘡欲斷者，以豬肉湯漬洗之，並用前粉粉之，及依陶方即差，

①　濕：《醫方類聚》卷一九〇《諸傷門二》作“濕癢”，義足。

神驗。(716)

《醫心方》卷七《治陰瘡方第一》

《葛氏方》治男子陰瘡爛方：

削黃檗，煮以洗之，日十過。

又方：狼牙草根，煮以洗漬之，日五六過。今案：《拯要方》：狼牙二把，水四升。

又方：連黃[黃連]　黃檗分等

搗，以肥豬宍[肉]汁煮之，去滓，以漬之。復搗此二物，絹篩[篩]下，以粉瘡，日五六。又治陰蝕瘡。

又方：煮地榆以洗漬之，合甘草尤佳。(166)

《醫心方》卷七《治陰蝕瘡欲盡方第二》

《葛氏方》治陰蝕瘡欲盡方：

取蝦蟆　菟矢[屎]分等

搗勃①[傅—敷]瘡上。(167)

《醫心方》卷七《治陰莖腫痛方第四》

《葛氏方》治陰莖頭急腫生瘡汁出方：

濃煮黃檗汁，管中漬之。

又方：濃煮水楊葉，管中溫漬之。

又方：當歸三分　黃連三分　小豆一分

凡三物，搗篩[篩]以粉上。

又方：杏人、雞子白和塗之。

又方：燒豉三粒，末傅[敷]之。

又方：以白蜜塗之。

又方：燒牛矢[屎]末，和苦酒塗之。

---

① 勃：通"傅"，後世作"敷"，敷藥。

又云,陰莖忽腫痛不可忍方:

雄黃　礬石各二兩　甘草三尺

水二斗,煮取二升,以漬之。

又云,治卒陰痛如刺汗出如雨,方:

小蒜一升　韭[韭]根一斤　楊柳根一斤

右三物,合燒,以酒灌之,及熱以氣蒸陰。《千金方》同之。
(168)

輯佚[癩疝]

《備急千金要方》卷二十四《陰癩第八》

治癩疝卵偏大,氣上(上一作胑)不能動,方:

牡丹皮　防風各二兩

右二味,治下篩,酒服方寸匕,日三。《肘後方》云:《小品方》用桂心、豉、鐵精等分,爲五味①,小兒一刀圭,二十日愈;嬰兒以乳汁和大豆許與之。(442)

○陰癩,灸足大指下理中十壯,隨腫邊灸之。《肘後方》云:灸足大指第二節下橫文正中央,五壯。《姚氏》云:灸大指本三壯。(443)

○治陰惡瘡方:

蜜煎甘草末塗之。《葛氏》云:比見有人患莖頭腫坎下瘡欲斷者,以豬肉湯漬洗之,并用黃檗、黃連末塗之。(444)

《外臺秘要方》卷七《卒疝方》

《文仲》療卒得諸疝,少腹及陰中相引絞痛,白汗出,欲死方:

搗沙參下篩,酒服方寸匕,立愈。《肘後》《備急》同。(210)

---

① 本方:底本第四十二篇亦引爲《小品方》之方,名"牡丹散"。《外臺秘要方》卷二十六《癩卵偏大方》稱"《肘後》同"。參見下引該條輯方。

《外臺秘要方》卷二十六《卒病癩方》

《肘後》療超躍舉重，卒得陰癩，方：

白术五分　地膚子十分　桂心一分

右三味搗末，以飲服一刀圭，日三。《古今錄驗》同。

又方：狐陰一具（炙）　海藻　牡丹皮各三分　桂心二分

右四味，搗篩爲散，蜜和爲丸如梧子大，小兒服五丸，大人增之。（711—712）

《外臺秘要方》卷二十六《癩卵偏大方》

《張文仲》：《小品》牡丹散，療癩偏大氣脹方：

牡丹　桂心　防風　鐵精　豉（熬）各等分

右五味搗篩，酒和方寸匕服之，小兒一刀圭，二十日愈。嬰兒以乳汁和大豆與之，大效。忌如前。《肘後》同。（712）

《外臺秘要方》卷二十六《陰卒腫方》

《文仲》葛氏療男子陰卒腫痛方：

灸足大指第二節下橫理文正中央五壯。《姚》云：足大指本三炷。亦治小兒陰疝，發時腫痛，隨痛左右灸之。出第七卷中。

《備急》療男子陰卒腫痛……又若有息肉突出方：

以苦酒三升，漬烏喙五枚，三日，以洗。一日夜三四度差。《肘後》同。（714）

《外臺秘要方》卷二十六《陰囊腫痛方》

《千金》……又方：

釜月下土，以雞子白和傅之，效。《肘後》同。（714）

《醫心方》卷七《治陰囊腫痛方第五》

《葛氏方》治男子陰卵卒腫痛，方：

燒牛矢［屎］末，以苦酒和傅［敷］之。

又方：蛇牀子末，雞子黃和傅［敷］之。

又方:搗蕪菁塗之。

又方:灸足大指第二節橫文[紋]理正中央五壯,佳。(168)

《幼幼新書》卷三十一《陰腫第七》

《肘後》陰疝發,時腫痛:

隨左右灸足大指第二節下橫紋正中五壯。姚云:足大指本三壯。(537)

《醫心方》卷七《治陰卵入腹急痛方第六》

《葛氏方》治陰丸卒縮入腹急痛欲死,名曰陰疝,方:

狼毒四兩　防葵一兩　附子二兩

右三物,蜜丸,服如梧子三丸,日夜三過。(169)

《醫心方》卷七《治陰㿉方第八》

《葛氏方》治人超躍舉重卒得陰㿉方:

灸兩足大指外白宍[肉]際陷中,令艾丸半在爪上,半在宍[肉]上,七壯。《范汪方》同之。

又方:以蒲度口廣,倍之,申度以約小腹中大橫理,令中央正對臍,乃灸兩頭及中央三處,隨年壯。善自養,勿言笑勞動。《千金方》同之。

又方:白术五分　地膚子十分　桂心三分

右三物,搗末,服一刀圭,日三。(170)

《醫心方》卷十《治諸疝方第二》

《葛氏方》治卒得諸疝,少腹及陰中相引痛如絞,白汗出欲死,方:

搗沙參(一名白參),下篩,以酒服方寸匕,立愈。

又方:椒二合　乾薑四兩

水四升,煮取二升,去滓,內[納]飴一斤,又煎取半升,分再服。

又方：可服諸利丸下之，作走馬湯亦佳。

又方：灸心鳩尾下一寸，名巨闕，及左右各一寸，並百壯。
（216—217）

《醫心方》卷十《治寒疝方第四》

《葛氏方》治寒疝去來，每發絞痛，方：

吳茱萸三兩　生薑四兩　豉二合

酒四升，煮取二升，二服。（218）

輯佚［陰下癢濕］

《外臺秘要方》卷二十六《陰下癢濕方》

《文仲》療陰癢生瘡方：

嚼胡麻塗之，驗。《肘後》《千金》同。

《葛氏》療陰囊下濕癢皮剝方：

烏梅十四枚　錢四十文　鹽三指撮

右三味，以苦酒一升，於銅器中浸九日，洗之效。《肘後》同。

又方：煮槐皮、苦參、檗及香薷汁洗之，並良。《肘後》同。
（715）

《醫心方》卷七《治陰囊濕癢方第七》

《葛氏方》治陰囊下濕癢皮剝方：

酸漿煮地榆根及黃檗汁洗，皆良。

又方：柏葉　鹽各一升

合煎以洗之畢，取蒲黃傅［敷］之。

又方：煮槐枝以洗之。

又方：濃煮香菜［薷］洗之。

又方：嚼大麻子，傅［敷］之。（169）

※治外傷諸病方·新輯佚篇

輯佚［竹木刺方］

《備急千金要方》卷二十五《被打第三》

治刺在人肉中不出方……又方：

嚼白梅以塗之。《肘後方》用烏梅。（457—458）

《外臺秘要方》卷二十九《竹木刺不出方》

《劉涓子》竹木刺不出方：

鹿角燒灰，末，以水和，塗之，立出，久者不過一夕。《集驗》《文仲》《備急》《肘後》《范汪》《古今錄驗》《深師》同。

《肘後》療竹木刺不出方：

取羊糞燥者，燒灰，和脂塗之，刺若未出，重敷之。《删繁》《集驗》《千金》《備急》《深師》同。一云用乾牛糞末。

又方：嚼白梅塗之。《集驗》《千金》同。

又方：王不留行，末，服之，並敷上，即出。《集驗》《文仲》《深師》《千金》同。

又方：搗烏梅，水和，塗之刺上，立出。《千金》用白梅。

○《集驗》療刺藏在肉中不出方：

用牛膝根莖合搗，以敷之，即出。縱瘡合，其刺猶自出。《肘後》《備急》《文仲》《范汪》《深師》《千金》同。

《千金》療刺在人肉中不出……又方：

白茅根燒末，以膏和塗之。亦主諸瘡因風致腫。《肘後》同。

○《文仲》療竹木刺不出方：

刮象牙屑，水和塗刺上，立出。《肘後》《范汪》《備急》《深師》同。

《救急》療竹木刺傷方：

嚼豉封之，立差。《千金》《肘後》同。（790—791）

《外臺秘要方》卷二十九《狐尿刺方》

《肘後》療狐尿棘刺①人，腫痛欲死，方：

以熱桑柴灰汁漬之，冷復易，永差。《備急》《崔氏》同。（791）

《外臺秘要方》卷二十九《狐刺方》

《備急》療狐刺方：

以熱臟灌瘡中，又煙熏之，令汁出，愈。此狐所溺之木，猶如蛇螫也。《肘後》《小品》《文仲》同。（791）

《醫心方》卷十八《治竹木壯②刺不出方第十九》

《葛氏方》諸竹木刺在宍［肉］中不出方：

用牛膝根莖合搗以薄［敷］之，瘡口雖合自出。

又方：燒鹿角末以水和塗之，立出。遠久者，不過一宿。

又方：搗烏梅，水和塗上，立出。今案：《集驗方》用白梅。

又方：嚼豉塗之。（404）

《證類本草》卷八《茅根》

《肘後方③》……諸竹木刺在肉中不出：

取白茅根燒，末，脂膏和塗之。亦治因風致腫。（209）

《證類本草》卷二十一《蠐螬》

《百一方》諸竹木刺在肉中不出：

---

①　狐尿棘刺：古人認爲，有些蟲類會在植物上遺留汁液，日久化毒，人被這些植物刺傷引發之病，稱爲狐尿刺、狐尿棘刺。

②　壯：《方言》：“凡草木刺人，北燕、朝鮮之間謂之茦，或謂之傷。”朱駿聲《說文通訓定聲》謂：“壯，叚借爲戕。”

③　本方：亦見於《證類本草·茅香花》條，第239頁。

蟒蠐碎之,傅刺上,立出。(428)

輯佚[灸瘡湯火傷方]

《備急千金要方》卷二十五《火瘡第四》

治火瘡敗壞方:

柏白皮,切,以臘月豬膏合淹相得,煮四五沸,色變去滓,傅瘡上。《肘後方》云桃白皮。(459)

《外臺秘要方》卷二十九《灸瘡方》

《肘後》論曰:凡灸①不依明堂脉穴,或是惡日神,惡時殺,病人年神、人神所犯,天地昏暗,日月無光,久積陰沉,及灸日食毒物方畢,或灸觸犯房室等,其灸瘡洪腫,發作疼痛,病人加甚,灸者疾本不痊,增其火毒,日夜楚痛,遇其凡愚,取次亂灸,此皆因火毒傷藏,卽死矣。今用方療之:

柏白皮三兩　當歸一兩　薤白一握(切)

右三味,切,以豬脂一升,煎三上三下,以薤白黃,絞去滓,以塗瘡上。亦療風水中瘡、火瘡。

《集驗》療灸瘡痛,腫急方:

搗竈中黃土,末之,以水和煮令熱,以漬之。《深師》《千金》《肘後》同。

又療灸瘡,薤白膏,生肌肉,止痛,方:

薤白　當歸各二兩　白芷一兩　羊髓一斤

右四味,㕮咀,以羊髓煎,白芷色黃藥成,去滓,以敷瘡上,日二。《肘後》《千金》《文仲》同。(792)

---

① 凡灸:以下所論與《肘後方》全書立意"簡便"不相合,疑有誤。

《外臺秘要方》卷二十九《灸膿瘡不差方》

《肘後》療灸瘡膿不差方：

白蜜一兩　烏賊骨一兩（末）

右二味，相和以塗之。《千金》同。

《千金》療灸瘡膿壞不差……又方：

石灰一兩，末，細絹篩，以豬脂和相得，微火上煎數沸，先以暖湯洗瘡訖，以布裹灰熨瘡上，三過，便以藥貼瘡上，炙之，又搗薤敷之。《肘後》同。（792）

《外臺秘要方》卷二十九《湯火所灼未成瘡及已成瘡方》

《肘後》療湯火所灼，未成瘡者，方：

取暖①灰，以水和習習爾②，以敷之，亦以灰汁洗③之。

又方：黍米　女麴等分

右二味，各異熬，令黑如炭④，搗下，以雞子白和塗之，良。

又方：取菰蔣根，洗去土，燒灰，雞子黃和塗之。

又方：取柳白皮，細切，以豬膏煎以塗之，以柏白皮彌佳。凡此以上三方，皆能止痛，疾仍⑤不成瘡也。

又方：以小便漬洗之。

又方：以苦酒和雄黃塗之。

又若已成瘡者方：

以白蜜塗瘡上，取竹幕貼之，日三。出第七卷中。

---

① 暖：《醫心方》卷十八作“冷”。

② 習習爾：《醫心方》卷十八作“沓沓爾”，可從。“沓沓爾”，融合貌。

③ 洗：《醫心方》卷十八作“漬”。

④ 令黑如炭：《證類本草·黍米》作“令焦”。

⑤ 仍：通“乃”。

《范汪》療湯火灼瘡①方：

破雞子取白塗之。《肘後》同。

又方：以豆醬汁塗之。《肘後》《文仲》同。

《備急》療湯火灼瘡方：

柳皮燒灰如粉，敷之②。《肘後》同。

又方：豬膏和米粉，塗之，日五六過，良。此二方既令不痛，又使速愈，又無瘢痕，已試有效。《肘後》同。（793—794）

《外臺秘要方》卷二十九《湯火爛瘡方》

《肘後》療湯火爛瘡方：

取石膏，搗末以敷之，立愈。《古今錄驗》同。（794）

《外臺秘要方》卷二十九《湯煎膏火所燒方》

《肘後》療爲沸湯、煎膏所燒火爛瘡方：

丹參細切，以羊脂煎成膏，敷瘡上。《千金》《備急》《文仲》《集驗》同。

又方：熟搗生胡麻如泥，以厚塗瘡上。（794）

《醫心方》卷十八《治湯火燒灼方第一》

《葛氏方》治湯火所灼，未成瘡者方：

取冷灰，以水和，沓沓爾③以漬之。

又方：破雞子白塗之。

又方：以豆醬塗之。

此三藥皆能不痛、不成瘡。

又方：末石膏塗之，立愈。

---

①　湯火灼瘡：此下豆醬汁方，《證類本草・醬》與下引《醫心方》卷十八同方皆謂“未成瘡”。

②　如粉敷之：《證類本草・柳華》作“以粉塗之”。

③　沓沓爾：融合貌。

若已成瘡者方：

以白蜜塗之，竹中幕[膜]怗[貼]上，日三。

又方：煮大豆，煎其汁以傅[敷]之。

又方：豬膏和米粉塗，日五六。

又方：以好酒洗漬之。(396)

《醫心方》卷十八《治灸創[瘡]不差[瘥]方第二》

《葛氏方》治火瘡、灸瘡終不肯燥方：

細末烏賊魚骨，粉之。

又方：桑薪灰水和傅[敷]之。(397)

《醫心方》卷十八《治灸創[瘡]腫痛方第三》

《葛氏方》治灸創[瘡]及諸小創[瘡]，中水風寒，腫急痛方：

竈中黃土，水和，煮令熱，漬之。

又方：但以火灸之令熱，熱則蚚[癢]止，日六七，大良，差[瘥]。(397)

《證類本草》卷五《石灰》

《肘後方》治湯火灼瘡：

石灰細篩，水和塗之，乾卽易。(123)

《證類本草》卷七《丹參》

《梅師方》治中熱油及火燒，除外痛：

丹參八兩，細剉，以水微調，取羊脂二斤，煎三上三下，以傅瘡上。《肘後方》同。(184)

《證類本草》卷十五《人精》

《肘後方》……治湯火灼，令不痛，又速愈瑕痕：

以人精和鷹屎白，日傅上，痕自落。(365)

《證類本草》卷十七《兔頭骨》

《百一方》火燒已破方：

取兔腹下白毛，燒膠以塗毛上貼瘡，立差。等毛落卽差。
(365)

《證類本草》卷二十《石蜜》

《葛氏方》……湯火灼已成瘡：

白蜜塗之，以竹中白膜貼上，日三度。(411)

輯佚[金瘡刀箭傷方]

《備急千金要方》卷二十五《火瘡第四·金瘡附》

論曰：治金瘡者，無大小冬夏，及始初傷血出，便以石灰厚傅裹之，既止痛，又速愈。無石灰，灰亦可用。若瘡甚深，未宜速合者，內少滑石令瘡不時合也。凡金瘡出血，其人必渴，當忍之，啖燥食并肥脂之物以止渴，慎勿鹹食若多飲粥及漿，犯卽血動溢出殺人。又忌嗔怒大言笑，思想陰陽，行動作勞，多食酸鹹飲酒熱羹臛輩，瘡差後猶爾，出百日半年，乃可復常也。

治金瘡大散方：

五月五日平旦，使四人出四方，各於五里內採一方草木莖葉，每種各半把，勿令漏脱一事；日正午時細切，碓搗并石灰極令爛熟，一石草斷①一斗石灰。先鑿大實中桑樹令可受藥，取藥內孔中，實築令堅，仍以桑樹皮蔽之，以麻搗石灰極密泥之，令不泄氣，又以桑皮纏之使牢。至九月九日午時取出，陰乾百日，藥成，搗之，日暴令乾，更搗，絹篩貯之。凡一切金瘡傷折出血，登時②以藥封裹治使牢，勿令動轉，不過十日卽差，不腫不膿不畏風。若傷後數日始得藥，須暖水洗之令血出，卽傅

---

① 斷：原文如此，費解。後世引用多有改動，疑爲"料"(俗字作"斴")之誤。
② 登時：立刻，馬上。

之。此藥大驗，平生無事，宜多合之，以備倉卒。金瘡之要，無出於此，雖突厥質汗①黃末未能及之。《肘後方》云：用百草心，五月五日作，七月七日出。(460)

○治被傷腸出不斷者方：《肘後方》云：治腸出欲燥而草土著腸者。

作大麥粥取汁洗腸，推内之，常研米粥飲之，二十日稍稍作強糜，百日後乃可差耳。

○治箭鏃及諸刀刃在咽喉胸膈諸隱處不出者，方：

牡丹皮一分　　白鹽二分（《肘後》作白斂）。

右二味，治下篩，以酒服方寸匕，日三，出。(462)

《外臺秘要方》卷二十九《金瘡禁忌序》

《肘後》凡金瘡去血，其人若渴，當忍之，常用乾食並肥脂之物以止渴，慎勿鹹食。若多飲粥輩，則血溢出，殺人，不可救也。

又忌嗔怒、大言笑、思想陰陽、行動作勞；勿多食酸、鹹，飲酒，熱羹臛輩，皆使瘡痛腫發，甚者即死。瘡差後猶爾，出百日、半年，乃稍復常耳。

凡金瘡傷天窗、眉角、腦户、臂裏跳脉、髀内陰股、兩乳上下、心鳩尾、小腸及五臟六腑輸，此皆是死處，不可療也。

又破腦出血而不能言語，戴眼直視，咽中沸聲，口急唾出，兩手妄舉，亦皆死候，不可療；若腦出而無諸候者，可療。

又療②卒無汗者，中風也。瘡邊自出黃汁者，中水也。並欲作痓候，可急療之。又痛不在瘡處者，傷經也，亦死之兆。

---

① 質汗：一種西域傳來的成藥，主要用於金瘡傷損，有消瘀止痛等功效。
② 療：此引明本。宋本作“瘡”，可從。

又血出不可止，前赤後黑，或白，肌肉腐臭，寒冷堅急者，其瘡難愈，亦死也。(784—785)

《外臺秘要方》卷二十九《金瘡預備膏散方》

《肘後》療金瘡膏散三種，宜預備合，以防急疾之要。續斷膏方：

蜀續斷　蛇銜　防風各三兩

右三味，切，以豬脂三斤，於東向露竈煎之，三下三上膏成，去滓。若深大瘡者，但敷四邊，未可使合；若淺小瘡者，但通敷，便相連，令止血住痛。亦可以酒服如杏子大。

又冶葛蛇銜膏方：

蛇銜　薔薇根　續斷　冶葛各二兩　當歸　附子各一兩半（去皮）　防風　黃芩　澤蘭各一兩　松脂　柏脂各三兩

右十一味，㕮咀，以豬脂二斤煎之，別以白芷一枚內中，候色黃即膏成，去滓，濾，以密器收貯之，以塗瘡。無問大小皆差，不生膿汁也。

《深師》預備金瘡散方：

乾薑　甘草（炙）　桂心各一兩　當歸三兩　芎藭四兩　蜀椒三兩（汗）

右六味，搗散，以酒服方寸匕，日三。《肘後》同。(685)

《外臺秘要方》卷二十九《金瘡方》

《肘後》療金瘡方：

割氈方一寸，燒灰，研，以敷之，差。

又方：杏人去皮尖，搗如泥，石灰分等，以豬脂和之，淹足合煎，令杏人黃，絞去滓，以塗瘡上，日五六遍，愈。

又方：燒故青布作灰，敷瘡上，裹縛之，數日差，可解去。

又方：以蛇銜草搗敷之，差。

又方：狼牙草莖葉，熟搗，敷貼之，兼止血。（一方爐草挼敷之。）

又方：五月五日掘葛根，暴乾，搗末，敷瘡上，止血止痛。

又方：釣樟根，出江南，刮取屑，傅瘡上。有神驗。

又方：紫檀末，以敷金瘡，止痛、止血、生肌。

又方：燒牡蠣末敷之，佳。凡裹縛瘡，用故布帛，不寬不急，如繫衣帶即好。（785—786）

《外臺秘要方》卷二十九《金瘡中風方》

《肘後》療金瘡中風方：

蜀椒，量瘡大小，用麵作餛飩，煻灰中炮令熟，及熱開一小口，當瘡上掩之，即引風出。可多作，取差。《備急》《小品》同。（788）

《外臺秘要方》卷二十九《諸瘡中風寒水露方》

《文仲》云：凡以八、九月刺手足，金瘡及諸瘡中寒露水冷毒，皆殺人，不可輕也。療之方：

生竹若桑枝兩條，著煻火中令極熱，斫斷，炷①瘡口中，熱氣盡，更易一枚。盡二枚，則瘡當爛，乃取薤白，搗，以綿裹，著熱灰中，使極熱，去綿，以薤白薄瘡上，布帛急裹之。《肘後》《千金》同。

又療若已中水及惡露風寒腫痛方：

以鹽數合，著瘡上，以火炙之，令熱達瘡中。畢，以蠟內竹管，插熱灰中令烊，以滴入瘡中，即便愈。若無鹽用薤白，但單用蠟亦良。《肘後》同。

《備急》療諸瘡中風寒水露，腫痛，云因瘡而腫者，皆中水

---

① 炷：當作"拄"。支拄。

及中風寒所作也，其腫氣入腹則殺人也。方：

燒黍穰或牛馬乾糞、桑條輩多煙之物，掘地作坎，於中燒之，以版掩坎上，穿版作小孔，以瘡口當孔上熏之，令瘡汁出盡乃止。又滴熱蠟瘡中，佳。《集驗》《肘後》《文仲》同。

又方：以桑灰汁溫之，以漬瘡，大良。《姚》云神驗。《肘後》《千金》同。（788—789）

《外臺秘要方》卷二十九《被刀箭傷方》

《劉涓子》療金瘡，箭在肉中不出，方：

半夏三兩（洗）　白歛三兩

右二味，下篩，以酒服方寸匕，日三。淺者十日出，深者二十日出，終不住肉中。《肘後》《千金》《文仲》《小品》同。

《肘後》療卒①被毒箭方：

搗藍青，絞取汁飲之，並薄瘡上。若無藍，取青布漬之，絞取汁飲之，亦以汁淋灌瘡中。《肘後②》《范汪》《文仲》《備急》《千金》同。

又方：煮藕取汁飲之，多多益善。《肘後》《文仲》《備急》同。

又方：但多食生葛根自愈。或搗生葛絞取汁飲之，乾者煮飲之。《小品》《千金》《集驗》《備急》《文仲》同。

又方：乾薑　鹽等分

搗末，敷瘡上，毒皆自出。《范汪》《肘後》《備急》同。一作乾葛。

又凡毒箭有三種：交、廣夷俚用焦銅作鏃；次嶺北，用諸蛇蟲毒螫物汁著管中，漬箭鏃。此二種纔傷皮，便洪腫沸爛而死；唯射豬犬，雖困猶得活，以其唉人糞故也。人若有中之，便

---

① 卒：《證類本草·藍實》引《葛氏方》作“新”。

② 肘後：本條及以下幾條各有此注，與引文出處重複，疑衍。

卽湌糞，或絞濾取汁飲之，並以塗瘡上，須臾卽定；不爾，不可救也。又一種，是今之獵師射麞鹿，用射罔以塗箭鏃，人中之，當時亦困頓，著寬處①者不死，若近胸腹，亦宜急療之。今《葛氏方》：是射罔者耳。

又療箭鏑及諸刃刀在咽喉、胸膈諸隱處不出者方：

牡丹一分　白歛二分

右二味，搗末，以溫酒服方寸匕，日三服，刃自出。《肘後》《備急》《千金》同。

《小品》療被毒箭傷方：

雄黃末敷之愈。《肘後》《千金》《集驗》同。此方亦療蛇毒。

又方：食麻子數升，愈。搗飲其汁，亦佳。《肘後》《范汪》《千金》同。

《集驗》療毒箭方：

以鹽滿瘡中，灸鹽上三十壯。《肘後》同。（689—690）

《醫心方》卷十七《治諸瘡②中風水腫方第十七》

《葛氏方》治因創［瘡］而腫，皆坐中水及中風寒所作也。其腫入腹則殺人，治之方：

桑灰汁，溫以漬之，大良。

又方：燒白茅爲灰，以溫湯和之，以厚封瘡口，乾輒易之，不過四五。《千金方》同之。

《范汪方》治諸創［瘡］因風致腫方：

取櫟木根，但剝取皮卅斤，剉，煮令熟，内［納］藍一把（一

① 寬處：指肢體肌肉肥厚處。

② 瘡：此瘡未明確何種瘡。類似條文見於上引《外臺秘要方》卷二十九《諸瘡中風寒水露方》，其篇首條指爲“金瘡”，則本篇條文亦當歸於“金瘡”。參見以上《外臺秘要方》輯文。

方,鹽一升),令溫溫熱以漬創[瘡],膿血當出,日日爲之則愈。
今案:《葛氏方》無藍有鹽。《千金方》以水三石煮。

○《集驗方》治因瘡腫劇者,數日死,或中風寒,或中水,或中狐屎①[尿]棘刺,方:

燒穰草及牛馬屎、生桑條,趣[取]得多煙者勳[熏]之,令汁出則愈。今案:《葛氏方》黍稻穰云云。(393—394)

《醫心方》卷十八《治金創[瘡]方第五》

《葛氏方》治金創[瘡]方:

急且斫桑,取白汁,以厚塗之。

又方:燒馬矢[屎]傅[敷]創[瘡]上。

又方:以石灰厚壅裹之,止血速愈。無石灰,莏[篩]凡灰可用。

又方:山行傷刺血出,卒無藥,挼葛根葉薄[敷]之。

又方:紫檀屑傅[敷]之。

又方:卽溺中良。(398)

《醫心方》卷十八《治金創[瘡]腸出方第六》

《葛氏方》腸出欲燥,而草土著腸者方:

作薄大麥粥,使裁[才]暖以沃之,以新汲冷水潠之,腸則還入,草土輩當跰②[跗—附]在皮外也。《玉》③:從的反④,又子陸反,畏敬也。《禮記》:蹴然避席是也。(400)

---

①　屎:當作"尿",參見本書第五十五篇。
②　跰:《醫心方》原書似此。原書旁注識作"跰"字加注,但義不切。疑原書實作"跗",通"附"字。
③　玉:指古代字書《玉篇》。
④　從的反:原文正行作"從聖"二字,"聖"字旁改作"的反"。按:今傳《玉篇》作"達的切"。《廣韻》此音注爲"徒歷切",《集韻》作"亭歷切",則原注當作"徒的反"。

《醫心方》卷十八《治金創[瘡]腸斷方第七》

《葛氏方》若腸已斷者方：

以桑皮細綖[綫]縫合，雞熱血塗之，乃令入。(400)

《醫心方》卷十八《治金創[瘡]血出不止方第九》

《葛氏方》金創[瘡]中筋交脉血出，不可止爾，則血盡殺人，方：

急熬鹽三指撮，酒服之。(400)

《醫心方》卷十八《治金創[瘡]血內漏方第十》

《葛氏方》若血內漏者方：

服蒲黃二方寸匕，血立下。

又方：煮小豆，服汁五升。

又方：以器盛湯，令熱熨腹，達內則消。

又方：堀[掘]地作坎，以水沃坎中攪之，取濁汁，飲二升許。(401)

《醫心方》卷十八《治金創[瘡]交接血驚出方第十一》

《葛氏方》云：金創[瘡]未愈以交接，血漏驚出，則殺人，方：

急以蒲黃粉之。

又方：取所交婦人中裳[裙]帶三寸，燒末服之。(401)

《醫心方》卷十八《治金創[瘡]禁忌方第十三》

《葛氏方》云：金創[瘡]，忌瞋怒，大言，大笑，思想陰陽，行動作力，多食飲鹹酸、飲酒、熱羹臛，皆使創[瘡]痛。創[瘡]差[瘥]後百日、半年，乃稍稍復常耳。

又云，若多飲粥輩[輩]，則血溢出殺人。(401)

《醫心方》卷十八《治毒箭所傷方第十四》

《葛氏方》云，治卒毒箭方：

搗藍青,絞飲汁,并薄[敷]創[瘡]。無藍,可漬青布及紺
輩[輩],絞飲汁,亦以汁灌創[瘡]中。

又方:服竹瀝數合至一二升。

又方:煮藕飲汁,多多益善。

又方:以鹽滿創[瘡]中,灸鹽上。(402)

《醫心方》卷十八《治箭鏃不出方第十六》

《葛氏方》治箭鏑及諸刀刃在喉咽胸鬲[膈]諸隱處不
出,方:

搗杏人塗之。

又方:以螻蛄腦塗之。(403)

《醫心方》卷十八《治鐵錐刀不出方第十七》

《葛氏方》治鐵入骨不出方:

取鹿角燒作灰,豬膏和傅[敷]之。(403)

《藝文類聚》卷八十一《薔薇》

《葛洪》治金創方曰:

用薔薇炭末一方寸匕,日三服之。(1397)[①]

《證類本草》卷四《雄黃》

《肘後方》若血內漏者:

以雄黃末如大豆,内瘡中。又服五錢匕,血皆化爲水,卒
以小便服之。(101)

《證類本草》卷四《食鹽》

《肘後方》……治金瘡中風:

煎鹽令熱,以匙抄瀝,取水,熱瀉瘡上。冷更著,一日許勿

---

① 本條引自:歐陽詢等編《藝文類聚》,汪紹楹校本,上海:上海古籍出版
社,1982年新1版,第1397頁。

住,取差,大效。(107)

《證類本草》卷八《葛根》

《肘後方》……治金瘡中風痓欲死:

搗生葛根一斤,咬咀,以水一斗,煮取五升,去滓,取一升服。若乾者,搗末,溫酒調三指撮。若口噤不開,但多服竹瀝;又多服生葛根,自愈。食亦妙。(197)

《證類本草》卷十《草蒿》

《肘後方》……治金刃初傷:

取生青蒿傅上,以帛裹創,血止卽愈。(250)

《證類本草》卷十《蛇全[含]》

《肘後方》治金瘡:

亦搗傅之,佳。(253)

《證類本草》卷十六《象牙》

《肘後方》治箭並金折在肉中:

細刮象牙屑,以水和傅上,卽出。(371)

《證類本草》卷二十二《牡鼠》

《肘後方》箭鏑及針、刀刃在咽喉、胸膈諸隱處不出,方:

杵鼠肝及腦傅之。(403)

《證類本草》卷二十四《蟹》

《百一方》金瘡方,續筋:

多取蟹黃及腦并足中肉熬末,内瘡中。(426)

《證類本草》卷二十四《麻黃》

《肘後方》卒被毒箭:

麻人數升,杵飲汁,差。(483)

《證類本草》卷二十八《薤》

若已中水及惡露風寒,腫痛,方:

杵薤以傅上，炙熱搨瘡上，便愈。(512)

輯佚［跌打損傷病方］

《備急千金要方》卷二十五《被打第三》

治被打擊頭眼青腫方：

炙肥豬肉令熱搨①上。《肘後方》云：治血聚皮膚間不消散者。

○治從高墮下傷折，疾痛煩躁，啼叫不得臥，方：

取鼠屎燒末，以豬膏和塗痛上，卽急裹之。《肘後方》云又裹骨破碎。(454)

○治腕②折四肢骨碎，及筋傷蹉跌方：

生地黃不限多少，熟搗，用薄所損傷處。《肘後方》云：《小品方》爛搗熬之，以裹傷處，以竹編夾裹令遍，縛令急，勿令轉動。一日可十易，三日差。若血聚在折處，以刀子破去血。

○又方：酒服鹿角散方寸匕，日三。《肘後方》治從高墮下，若爲重物所頓迮③，得瘀血者。

○又方：大豆二升

水五升，煮取二升，以淳酒六七升合和豆汁服之，一日盡，如湯沃雪。《肘後方》云：治墮迮瘀血。無大豆用小豆佳。(455)

○治被打傷破腹中有瘀血方……又方：

生地黃汁三升

酒一升半，煮取二升七合，分三服。《肘後方》治從高墮下，瘀

---

①　搨：同"搨"，貼傅（敷），蒙覆。

②　腕：通"踠(wō)"，筋骨挫傷、扭傷。《説文·足部》："踒，足跌也。"段玉裁注："跌當爲胅，字之誤也。肉部曰：'胅，骨差也。'踒者，骨委屈失其常。故曰胅。亦曰差跌。"但後世普遍作"蹉跌"。"踠"亦作"踒"。今音變作"崴"。下同。

③　頓迮：壓榨。迮，同"榨"。

血脹①心，面青，短氣欲死者。（456）

○治腕折瘀血方：

大黃如指節大一枚　桃人四十枚　亂髮一握

右三味，以布方廣四寸，以繞亂髮燒之；㕮咀大黃、桃人，以酒三升，煮取一升盡服之，血盡出。《肘後》云：《仲景方》用大黃三兩，緋帛子如手大，灰；亂髮如雞子大，灰；久用炊單布方一尺，灰；桃人四十九枚，敗蒲蓆一握，長三寸切；甘草一枚如指大。以童子小便量多少，煎湯成，内酒一大盞，次下大黃，分溫爲三服。別剉敗蒲蓆半領煎湯以浴，衣被密覆。服藥須通利數行，痛楚立差。利及浴水赤，勿恠，卽瘀血也。（457）

《外臺秘要方》卷二十九《從高墮下瘀血及折傷内損方》

《肘後》療卒從高墮下，瘀血脹②心，面青，短氣欲死方：

取胡粉一錢匕，以水服之。《備急》《文仲》同。

又方：煮大豆或小豆令熟，飲汁數升，和酒服之彌佳。《千金》《備急》《文仲》同。一云大豆二升，煮令熟，取汁二升，去豆，以淳酒六七升和飲之，一日飲盡。小豆亦佳。

又方：生乾地黃二兩

熬末，以酒服之。

又方：生地黃搗取汁，服一升或二升，尤佳。

又方：烏鴉翅羽二七枚

燒末，酒和服之，卽當吐血也。如得左羽尤佳。

---

① 脹：《證類本草》卷十九《雄鵲》引作“根”（方引下文烏鴉翅羽條），當是。根（chéng），支拄，觸動。《醫心方》卷十八《治從高落重物所芋方第廿二》同條作“振”，根、振音同義近。參見本篇輯佚後文。

② 脹：《證類本草》卷十九《雄鵲》引作“根”（方引下文烏鴉翅羽條），當是。根（chéng），支拄，觸動。《醫心方》卷十八《治從高落重物所芋方第廿二》同條作“振”，根、振音同義近。參見本篇輯佚後文。

又療從高墮下，若爲重物所頓笮①得瘀血，方：

豆豉三升

沸湯二升，漬之食頃，絞去滓，内蒲黄三合，攪調，頓服之，不過三四服，神良。《删繁》《小品》《文仲》《備急》《集驗》《千金》同。

又方：烏梅五升（去核）

以飴糖五升煮，稍稍食之，自消。《文仲》《備急》《千金》同。

又方：取茅連根葉，搗絞取汁一二升服之，不過三四服愈。冬用根。

又方：刮琥珀屑，酒服方寸匕，取蒲黄二三匕，日四五服，良。

又方：末鹿角，酒服三方寸匕，日三。《千金》同。

又方：取敗蒲薦②，燒灰，以酒服方寸匕。（777—778）

《外臺秘要方》卷二十九《墜落車馬方》

《肘後》療忽落馬墮車，及墜屋坑崖腕傷，身體、頭面、四肢内外切痛，煩躁叫唤不得臥，方：

急覓鼠矢，無問多少，燒，搗末，以豬膏和，塗封痛處，急裹之。仍取好大黄如雞子大，以亂髮裹上如鴨子大，以人所裁白越布衫領巾間餘布以裹髮外，乃令火燒，煙斷，搗末屑薄③，以酒服，日再三。無越布，餘布可强用，常當預備此物爲要。《備急》《集驗》《古今錄驗》同。（779）

《外臺秘要方》卷二十九《折骨方》

《肘後》療凡脱折折骨，諸瘡腫者，慎不可當風、臥濕，及多

---

① 頓笮：壓榨。笮，同“榨”。

② 薦：《説文・廌部》：“薦，薦席也。”卽草席、草墊。

③ 薄：通“傅”，後作“敷”字。敷藥。

自扇,若中風則發痓①口噤,殺人。若已中此,覺頸項強,身中急束者,急服此方:

竹瀝,飲三二升,若口已噤者,可以物拗開内之令下。禁冷飲食及飲酒。竹瀝,卒燒難得多,可合束十許枚,並燒中央,兩頭承其汁,投之可活。《小品》《備急》《文仲》《古今錄驗》同。(780)

《外臺秘要方》卷二十九《筋骨俱傷方》

《肘後》療腕折②,四肢骨破碎,及筋傷蹉跌,方:

爛搗生地黃熬之,以裹折傷處,以竹片夾裹之,令遍病上,急縛,勿令轉動,一日可十易,三日卽差。《千金》《删繁》《備急》《文仲》《古今錄驗》同。

又方:取生栝樓根搗之,以塗損上,以重布裹之,熱除痛止。《備急》同。

又方:搗大豆末,合豬膏和塗之,乾卽易之。(781)

《外臺秘要方》卷二十九《被打有瘀血方》

《肘後》療若爲人所打,舉身盡有瘀血,方:

刮青竹皮二升　　亂髮如雞子大四枚(燒灰)　　延胡索二兩

右三味,搗散,以一合,酒一升,煎三沸,頓服,日三四。《備急》《范汪》同。

又療被打擊,有瘀血在腹内久不消,時時發動③方:

大黄二兩　　乾地黄四兩

右二味,搗散,爲丸,以酒服三十丸,日再,爲散服亦妙。《備急》《文仲》《小品》《范汪》等同。

《范汪》療被打有瘀血,方:

---

①　痓:當作"痙"。
②　腕折:《證類本草·地黃》作"跪折",是。參本篇前注。
③　發動:猶今語"發作",指舊病復發。

大黃二兩　桃人（去尖皮，熬）　蛋蟲各二十一枚（去足、翅、熬）

右三味，搗，蜜丸四丸，卽内酒一升，煎取七合，服之。《備急》《肘後》同。

○《備急》若久血不除，變成膿者，宜此方：

大黃三兩　桃人三十枚（去皮尖）

右二味，切，以水五升，煮取三升，分三服，當下膿血，不盡更作。《文仲》《肘後》同。

又，若久宿血在諸骨節及脅肋外不去者方：

牡丹　蛋蟲（去足，熬）等分

右二味，搗末，以酒服方寸匕，血化成水。《小品》《文仲》《千金》並《翼》《古今錄驗》同。

○又方：鐵一斤，酒三升，煮取一升，服之。又燒令赤，投酒，服之。《小品》《文仲》《肘後》同。

○《張文仲》《劉涓子》療被打，腹中瘀血，白馬蹄散方：

白馬蹄，燒令煙斷，搗末，以酒服方寸匕，日三夜一。亦療婦人瘀血，消化爲水。《肘後》《備急》《千金》同。（782—783）

《醫心方》卷十八《治被打傷方第廿》

《葛氏方》治捥［踠］蹴倒踤①，有損痛處，氣急面青者方：

乾地黃半斤

酒一斗漬，火溫，稍稍飲汁，一日令盡之。

又方：搗生地黃汁二升，酒二升，合煮三沸，分四五服。

又方：乾地黃六兩　當歸五兩

水七升，煮取三升，分三服。若煩悶，用生地黃一斤，代乾者。

---

① 捥蹴倒踤（dài）：扭傷和跌倒等各種傷損。捥，同"踠（wō）"，筋骨挫傷、扭傷。踤，跌倒。《方言》："跌，踤也。"注："江東言踤。"

又云,治爲人所擺攦①,舉身頓仆垂死者方:

取鼠李皮削去上黑,切,酒漬半日,絞去滓,飲一二升。

又云,若爲人所打,舉身盡有瘀血者方:

刮青竹皮二升,亂髮如雞子大四枚,火炙令焦,與竹皮合搗末,以一合内[納]酒一升中,煮三沸,頓服之,日四五過。又,内[納]蒲黄三兩。

又云,血聚皮膚間不消散者方:

取豬肥宍[肉],炙令熱,以擒[揚]上。

又方:馬矢[屎]水,煮,薄[敷]上。

又方:被擊打瘀血在腹内,久不消,時時發動者方:

大黄　乾地黄（末）

爲丸散,以酒服。

又方:蒲黄一升　當歸二兩

末,酒服方寸匕,日三。

又云,若久血不除,變成膿者方:

大黄三兩　桃人卅枚　杏人卅枚

酒水各五升,煮取三升,分三服,當下膿血。（404—405）

《醫心方》卷十八《治捥[踠]折破骨傷筋方第廿一》

《葛氏方》:凡捥[踠]折折骨諸瘡腫者,慎不可當風臥濕及自扇,中風則發痓口噤殺人。若已中此,覺頸項強,身中急者方:

急作竹瀝飲二三升。若口已噤者,以物強開發内也。禁

---

① 擺攦(fèi):《醫心方》原書旁注:(擺)"《玉》捭字。補買反,兩手擊也。""玉"指《玉篇》。"攦",擊打。《集韻》:"楚謂搏擊曰攦。或省。""攦",省寫作"拂"。

冷飲食及飲酒。

又云,捥[踠]折四支[肢]破,骨碎及筋傷跌方:

熟搗生地黃以薄[敷]折上,破竹簡編之,令竟病上,急縛之,一日一夕,十易地黃,三日後則差[瘥]。

又方:活鼠破其背,取血,及熱以薄[敷]之,立愈。今案:《拯要方》神方云云。(405)

《醫心方》卷十八《治從高落重物所苲方第廿二》

《葛氏方》治人從高墮下若爲人重物所填[鎮]苲①[榨]得瘀血方:

豉三升,以沸湯二升漬之,食項[頃],絞去滓,以蒲黃三合投中,盡服,不過三四服,神良。

又方:取茅、薊、蓮根葉搗絞,服汁一二升,不過三四服,愈。

又方:末鹿角,酒服三方寸匕,日三。

又云,卒從高落下,瘀血振②心,面青短氣欲死方:

地黃乾生無在③,隨宜用服,取消。

又方:煮大豆若小豆令熟,飲汁數升,酒和彌佳。

又云,爲重物所填[鎮]苲[榨]欲死方:

末半夏如大豆者,以內[納]其兩鼻孔中,此卽五絕法。(406)

《醫心方》卷十八《治從車馬落方第廿三》

《葛氏方》:治忽落馬墮車及墜屋坑岸,捥[踠]傷身躰[體],頭面四支[肢],內外切痛,煩燥[躁]叫喚者方:

---

① 填苲:壓榨。“填”通“鎮”,“苲”通“榨”,合指“壓榨”。

② 振(chéng):衝撞。亦作“㨃”。《證類本草·粉錫》作“搶”,義近。

③ 無在:無異,都可以。

急多覓鼠矢［屎］，燒搗，以豬膏和塗痛處，急裹之。（406）

《證類本草》卷四《生鐵》

《肘後方》……若被打，瘀血在骨節及脅外不去：

以鐵一斤，酒三升，煮取一升，服之。（115）

《證類本草》卷五《泉水》

《百一方》又主人忽被墜損腸出：

以冷水噴之，令身噤，腸自入也。（131）

《證類本草》卷五《粉錫》

《肘後方》……治卒從高落下，瘀血搶心，面青短氣欲死，方：

胡粉一錢匕，和水服之，即差。

○《張文仲》治乾濕癬等，及陰下常濕且臭，或作瘡：

但以胡粉一分粉之，除即差止。常用大驗。《肘後方》同。（127）

《證類本草》卷十《桔梗》

《百一方》若被打擊，瘀血在腸①內，久不消，時發動②方：

取桔梗末，熟水下刀圭。（249）

《證類本草》卷十九《雞子》

《葛氏方》……被壓榨墮墜、舟船車轢③、馬踏牛觸，胸腹破陷，四肢摧折，氣悶欲死：

以烏雞一隻，合毛杵一千二百杵，好苦酒一升，相和得所。以新布拓病上，取藥塗布，以乾易。覺寒振欲吐，不可輒去藥，

---

① 腸：本篇輯佚前引《外臺秘要方》《醫心方》相同主治皆作"腹"，當從改。

② 發動：猶今語"發作"，指舊病復發。

③ 轢（lì）：碾壓。

須臾，復上。一雞少，則再作。(399)

《證類本草》卷十九《雄鵲》

《圖經》：葛洪《肘後方》療從高墮下，瘀血根心，面青短氣者：

以烏翅羽七枚，得右翅最良。燒末酒服之，當吐血便愈。

近世方家多用烏鴉之全者，以治急風。其法：臘月捕取翅羽、嘴、足全者，泥缶固濟①，大火燒鍛入藥，烏犀丸中用之。(404)

《證類本草》卷二十二《牡鼠》

《肘後方》……治項強身中急者②：

取活鼠破其腹，去五藏，就熱傅之，卽差。(404)

《證類本草》卷二十三《梅實》

《葛氏》……治折傷：

以五斤③去核，飴五升，合煮，稍稍食之，漸漸自消。(467)

《證類本草》卷二十五《小麥》

《肘後方》一切傷折：

寒食蒸餅，不限多少，末，酒服之，驗。(490)

《證類本草》卷二十八《葱實》

《肘後方》腦骨破及骨折：

葱白細研，和蜜厚封損處，立差。(511)

---

① 固濟：謂缶身通體用泥塗抹封固。

② 治項強身中急者：本方似本篇前輯《醫心方》卷十八《治捥[踠]折破骨傷筋方第廿一》第三方同源，但具體做法不同。

③ 五斤：指五斤烏梅。此承前省。

※治手足諸病方・類聚佚篇

《醫方類聚》卷八三《四肢門一》

作手脂法①

豬胰一具　白芷　桃仁(碎)各一兩　辛夷各二分　冬瓜仁二分　細辛半分　黃瓜　栝蔞人各三分

以油一大升，煮白芷等二三沸，去滓。捼豬胰取盡，乃内冬瓜、桃人，末，合和之，膏成，以塗手掌，卽光。

療手指忽腫痛，名爲代指：

以指刺炮②上熱飰二七度。

手足忽生疣目方：

蒴藋赤子按使壞疣目上令赤，以塗之，卽出。

又方：以鹽塗疣上，令牛舐之，不過三度。

步行足及膝痛方：

以熱水沃之竟日，明旦便愈。

足大指角忽爲甲所入肉，便刺作瘡，不可著履靴。近效方：

取礬石一物燒汁盡，末著瘡中，食惡肉，生好肉，細細割去甲角，旬日卽差。此方用之大神驗。

若涉水凍面，手足瘃壞，方：

以麥若蜀椒濃煮，及熱以浸洗，並佳。又煮蔥、茱萸亦佳。

---

① 作手脂法：本條已載於本書第五十二篇，參見彼篇校語。

② 炮：《外臺秘要方》卷二十九《代指方》、《醫心方》卷八《治代指方》並作“炊”，可從。

治疣目：

以蜘蛛網絲遶纏之，自落。（第四册，611）

《醫方類聚》卷八四《四肢門二》

《葛氏》卒五指筋攣急不得屈伸，方：

灸手踝骨上數十壯。

肩臂急痛手不上頭方：

灸肩外頭近後，以手按之宛宛凹處，七壯便愈。此是勞家病。

人脚無冬夏裂，名曰尸脚：

灸指頭七壯，立愈。

指忽掣痛不可忍及轉上入：

灸指頭七壯，立愈。（第四册，618）

附方

《初虞世》治陷甲生入肉，常有血，疼痛：

黄蓍［耆］　當歸等分

分爲末，貼瘡上。若有惡肉，更研少硫黄末同點。

又方：蛇皮一條（燒存性）　雄黄一彈子

同研，以溫漿水洗瘡，針破，貼藥。

又，治陷甲割甲成瘡，連年不差：

川烏頭尖　黄檗等分

爲末，洗了，貼藥。（第四册，611）

輯佚［凍傷皸裂方］

《醫心方》卷八《治手足凍腫創方第十九》

《葛氏方》治手足中寒雪凍腫創爛方：

車膏,溫令熱以灌之,洋膈[臘]雜蜜亦佳。

又方:溫鹹菹汁漬之。

又方:熱煮小便以漬之。

又方:燒黍粟若麥藁作灰,以水和煮令熱,穿器,盛於箭[筒]中,滴創上,半日中爲之。(193)

《醫心方》卷八《治手足皴裂方第廿》

《葛氏方》治冬天手足皴裂血出及瘃凍方:

取麥苗煮令濃熱的的爾,以洗漬之。(194)

《醫心方》卷八《治尸脚方第十七》

《葛氏方》治脚無冬夏恒圻裂者,名尸脚,踏死尸所致。方:

取雞矢[屎]一升

水二升,煮數沸,漬洗之,半日乃出,數作,差[瘥]。《千金方》同之。(193)

《證類本草》卷十八《豚卵》

《肘後方》……療手足皴裂面出血痛方:

以酒挼豬胰洗,並服。(389)

《醫方類聚》卷八三《四肢門一》

治手足皴裂,血出疼痛方:《肘後方》療手足皴裂面出血痛方。

右,以酒挼豬胰洗之,立止①。(第四册,604)

○治手足皴裂方:

右,取川椒四合,以水煮之,去滓,漬之半食頃,出令燥,須臾復浸,乾卽塗羊豬髓,腦尤妙。《肘後方》同。

---

①　治手足……立止:《醫方類聚》本方屬《聖惠方》附載。

〇又方：右，以兔腦《肘後方》兔腦髓。生塗之，良①。（第四册，604）

輯佚［代指疣目等方］

《外臺秘要方》卷二十九《代指方》

《肘後》療代指方：

以豬膏和白善敷之，數易，差止。《深師》《千金翼》同。白善，一作麴螓土。

又方：以指刺炊上熱飯中七遍。《文仲》《集驗》《深師》《千金》《范汪》同。

又方：取梅核中人熟搗，以淳苦酒和敷之，須臾差止。《文仲》同。

又，指忽掣痛不可忍方：

灸指頭痛處七壯，愈。《千金》同。

又，指端忽發瘡方：

燒鐵令熱，勿令赤，以灼之。上二方俱主代指。（798）

《醫心方》卷八《治代指方第廿三》

《葛氏方》代指方：

煮地榆根作湯，漬之半日，甚良。

又方：以指刺炊飯中二七遍，良。以上《千金方》同之。

又方：以泥泥指令通匝，厚一寸許，以内［納］熱灰中炮之，泥燥，候視指皮縐者即愈也；不縐者更爲之。（195）

---

① 治手足……塗之良：《醫方類聚》此二方屬《聖惠方》附載。

《證類本草》卷二十三《梅實》

《肘後方》……治手指忽腫痛，名爲伐指①：

以烏梅仁杵，苦酒和，以指漬之，須臾差。（467）

《醫方類聚》卷八三《四肢門一》

《聖惠方》治代指方：

右，單煮川芒消湯漬之。《外科精要》《肘後方》同。

〇又方：右，燒鐵令熱，匀令赤，以烙之，良。《肘後方》：指端忽發瘡，燒鐵令赤炮之②。（第四册，603）

〇《肘後方》療手指忽腫痛，名爲代指：

取梅核中人熟搗，苦酒和，以指漬之，須臾差，乃止之③。（第四册，604）

《外臺秘要方》卷二十九《疣目方》

《肘後》療疣目方：

月晦日夜，於廁前取故草二七莖，莖研二七過，粉疣目上訖，咒曰：今日月晦疣驚，或明日朝乃棄。勿反顧之。

又方：取亡人枕若席物，以二七拭之。亡人近，彌易去也。

《集驗》療去疣目方：

七月七日，以大豆一合，拭疣目上三過訖，使病疣目人種豆，著南向屋東頭第二霤中，豆生四葉，以熱湯沃殺，疣目便去矣。《千金》《肘後》《范汪》同。（801）

---

① 伐指：《永樂大典》卷二八一〇《梅實》同。常例作“代指”。《諸病源候論》卷三十《代指候》：“代指者，其指先腫，焮焮然痛。其色不黯，然後方緣爪甲邊結膿，極者爪甲脱也。亦名代甲，亦名糟指，亦名土竈。”

② 治代指……炮之：此二條，《醫方類聚》爲《聖惠方·治代指諸方》之附收條文。

③ 肘後方……乃止之：本條《醫方類聚》爲《聖惠方·治代指諸方》之附收條文。

《醫心方》卷四《治疣目方第廿二》

《葛氏方》：以鹽塗肒［疣］上，令牛舐之，不過三。

又方：作艾主［炷］如肒［疣］大，灸上三壯。

又方：以流［硫］黄［磺］揩其上，二七過，佳。

又方：蒴藋赤子挼壞，刮目上令赤以塗之，卽去。(114)

《醫心方》卷八《治手足發肒方第廿一》

《葛氏方》手足忽發肒①方：

取粱米粉，鐵鎗②熬令赤，以衆人唾和之以塗上，厚一寸，卽消。《范汪方》同之。

《玉葙方》：

以鹽塗肒上，令牛舐之，不過三。

又方：作艾炷，灸其上三壯。(194)

《醫心方》卷八《治手足逆臚方第廿二》

《千金方》手足逆臚③方：

青珠一分　乾薑二分

搗，以粉瘡上，日三。今案④：《葛氏方》：是名琅玕者，非真珠，亦以豬脂和塗之。(194)

---

① 肒(zhī)：手足掌上的硬繭。按：肒一般不爲病，亦不應"忽發"，此"肒"疑爲"肒(疣)"之誤。《證類本草·白粱米》正作"疣"；且下條引《玉葙方》"鹽塗肒"與上引《葛氏方》"鹽塗肒"、《醫方類聚》本篇"鹽塗疣"表述相同，應爲同條。

② 鎗(chēng)：亦作"鐺"，三足淺鍋，可煎煮藥物或加工食品。

③ 逆臚：《諸病源候論·手足逆臚候》："手足爪甲際皮剝起，謂之逆臚。風邪入於腠理血氣不和故也。"卽指手足指甲後側表皮起翹開裂。

④ 今案：《醫心方》原書旁注：二字"本無"。

《證類本草》卷二十五《白粱米》

《肘後方》手足忽發疣：

取粱粉，鐵鎗熬令赤塗之，以衆人唾和塗上，厚一寸，即消。(490)

《證類本草》卷二十八《薤》

《肘後方》手指赤，隨月生死。以生薤一把，苦酒中煮沸，熟出以傅之，即愈。(512)

輯佚[手足腫痛灸方]

《醫心方》卷八《治足尰①方第十六》

《葛氏方》治足忽得痹病，腓脛暴大如吹，頭痛寒熱，筋急。不即治之，至老不愈，方：

隨病痛所在左右足，對内踝直下白宍[肉]際，灸三壯即愈。後發更灸故處。

又陶氏：初覺此病之始，股内間微有腫處；或大脉脹起；或脛中拘急。煎寒不決者，當檢案其病處有赤脉血路[絡]，仍灸絕其經兩三處，處廿一壯，末巴豆、䗋[虻]蟲，少少雜艾爲灸主[炷]。

若以[已]下至踝間，可依葛氏法，加其壯至五十，亦用藥艾丸也。如此應差[瘥]。(192)

《醫心方》卷八《治指掣痛方第廿四》

《葛氏方》指忽掣痛不可堪，轉上入方：

灸病指頭七壯，立差[瘥]。《千金方》同之。

又云，指端忽發瘡方：

---

①　足尰：《醫心方》原書卷首目錄作“脚瘇”。尰、瘇，並同“腫”。

燒鐵令赤,以灼之。

又云,卒五指筋攣急不得屈伸,方:

灸手踝骨上數壯[①]。(195)

---

① 數壯:《醫方類聚》卷八四《四肢門二》作"數十壯",義長。

肘後備急方　卷六

治目赤痛暗昧刺諸病方第四十三

華他①禁方：

令病人自用手兩指，擘②所患眼，垂空咒之曰："疋疋③，屋舍狹窄，不容宿客。"卽出也。

傷寒方末，亦有眼方④。

《姚方》，目中冷淚出，眥赤癢，乳汁煎方：

黃連三分　蕪仁二分　乾薑四分

以乳汁一升，漬一宿，微火煎取三合，去滓。取米大，傅眥。

----

① 華他：卽"華佗"。四庫本、六醴齋本並作"華佗"。

② 擘：同"掰"。分開。

③ 疋疋：同"呸呸"、"啡啡"，唾聲。念咒語前常附有的語氣詞。疋，"匹"的異體字。

④ 傷寒方末亦有眼方：似指前文第十四篇"差復虛煩不得眠，眼中痛疼懊憹"所用方。

睛爲所傷損破方：

牛旋①，日二點，避風。黑睛破，亦差。

附方

《范注方②》主目中淚出，不得開，卽刺痛方：

以鹽如大豆許內目中，習習③，去鹽，以冷水數洗目，差。

《博濟方》治風毒上攻，眼腫癢澀，痛不可忍者，或上下臉④皆赤爛，浮臀⑤瘀肉侵睛，神效驅風散：

五倍子一兩　　蔓荆子一兩半

同杵，末，每服二錢，水二盞，銅石器內煎及一盞，澄滓。熱淋洗，留滓二服，又依前煎淋洗。大能明眼目，去澀癢。

《簡要濟衆》治肝虛，目睛疼，冷淚不止，筋脉痛，及眼羞明怕日，補肝散：

夏枯草半兩　　香附子一兩

共爲末，每服一錢，臘茶⑥調下，無時。

《聖惠方》治眼癢急，赤澀：

用犬膽汁注目中。

又方：治風赤眼：

以地龍十條，炙乾爲末，夜臥，以冷茶調下二錢匕。

---

①　旋：尿。《本草綱目・牛》、《普濟方》卷八二《外物傷目》並作“涎”。

②　范注方：諸本同。《醫方類聚》卷六八作“范汪方”，當從，“注”字誤。

③　習習：痛癢貌。另疑此上當重“目中”二字。

④　臉：當作“瞼”。形近之誤。

⑤　臀：同“翳”，特指眼中障翳。

⑥　臘茶：茶的一種。“臘”同“臘”。臘，此指早春。以其汁泛乳色，與溶蠟相似，故“臘茶”也稱臘茶。

又方：治傷寒熱毒氣攻眼，生白醫①：

用烏賊魚骨二兩，不用大皮②，杵末，入龍腦少許，更研令細，日三四度，取少許點之。

又方：治久患内障眼：

車前子　乾地黄　麥門冬等分

爲末，蜜丸，如梧桐子大，服屢效。

治目方用黄連多矣，而羊肝丸尤奇異：

取黄連(末)一大兩　白羊子肝一具(去膜)

同於砂盆内研，令極細，衆手撚③爲丸，如梧桐子。每食以暖漿水吞二七枚，連作五劑，差。但是諸眼目疾及障翳、青盲，皆主之。禁食豬肉及冷水。劉禹錫云：有崔承元者，因官治一死罪囚出活之。因後數年，以病自致死。一旦，崔爲内障所苦，喪明，逾年後，半夜歎息。獨坐時，聞階除④間悉窣⑤之聲。崔問爲誰，曰：是昔所蒙活者囚，今故報恩至此。遂以此方告訖而没。崔依此合服，不數月眼復明，因傳此方於世。

又方：今醫家洗眼湯：

以當歸、芍藥、黄連等分停⑥，細⑦，以雪水，或甜水，煎濃汁，乘熱洗，冷卽再溫洗，甚益眼目。但是風毒赤目、花翳等，皆可用之。其説云：凡眼目之病，皆以血脉凝滯使然，故以行

----

① 醫：通“翳”。吕顒本、《醫方類聚》卷五七《傷寒門三十一》作“瞖”，四庫本、六醴齋本作“翳”，並同。

② 大皮：六醴齋本作“肉皮”，義長。

③ 撚：同“捻”，亦同“捏”。搓捏藥丸。

④ 階除：臺階。

⑤ 悉窣：卽“窸窣(xī sū)”。形容輕微細碎之聲。

⑥ 等分停：猶言“等分”，各量分量均等。

⑦ 細：《證類本草・黄連》引《圖經》作“細切”，可據補。

血藥,合黃連治之。血得熱即行,故乘熱洗之。用者無不神效。

又方:治雀目不計時月:

用蒼术二兩,搗羅爲散,每服一錢,不計時候。以好羊子肝一個,用竹刀子批破,糝①藥在内,麻繩纏定,以粟米泔一大盞,煮熟爲度。患人先薰眼,藥氣絶,即喫之。《簡要濟衆》治小兒雀目。

《梅師方》治目暗,黃昏不見物者:

以青羊肝,切,淡醋食之,煮亦佳。

又方:治眼睛無故突一二寸者:

以新汲水灌漬睛②中,數易水,睛自入。

崔元亮《海上方》著此三名,一名西國草,一名畢楞伽,一名覆盆子。治眼暗不見物,冷涙浸淫不止,及青盲、天行目暗等:

取西國草,日暴乾,搗令極爛,薄綿裹之。以飲男乳汁③中浸如人行八九里久,用點目中,即仰臥。不過三四日,視物如少年。禁酒、油、麵。

《千金方》點小兒黑花眼瞖澀痛:

用具齒④一兩,燒作灰,研如麵,入少龍腦點之,妙。

又方:常服明目洞視:

胡麻一石,蒸之三十遍,末,酒服,每日一升。

---

①　糝:雜和。引申指布撒。
②　睛:六醴齋本作"眼",義勝。目珠爲睛,目眶之内爲眼。
③　男乳汁:指餵養男兒的母乳。
④　具齒:四庫本、六醴齋本、《永樂大典》卷一一四一二《目生膚瞖》引《肘後方》同方俱作"貝齒"。是。

又方：古方明目黑髮：

槐子，於牛膽中漬，陰乾，百日。食後吞一枚，十日身輕，三十日白髮黑，百日内通神。

《孫真人食忌》主眼有醫：

取芒消一大兩，置銅器中，急火上煉之。放冷後，以生絹細羅①，點眼角中，每夜欲臥時一度點，妙。

《經驗方》退醫明目白龍散：

馬牙消光净者，用厚紙裏，令按實。安在懷内著肉處，養一百二十日，取出，研如粉，入少龍腦，同研細。不計年歲深遠，眼内生醫膜，漸漸昏暗，遠視不明，但瞳人②不破散，並醫得。每點用藥末兩米許，點目中。

又方：治内外障眼：

蒼术四兩（米泔浸七日，逐日換水後，刮去黑皮，細切，入青鹽一兩，同炒。黃色爲度，去鹽不用）　木賊二兩（以童子小便浸一宿，水淘，焙乾）

同搗爲末，每日不計時候，但飲食蔬菜内調下一錢匕，服甚驗。

《經驗後方》治虛勞眼暗：

採三月蔓菁花，陰乾，爲末。以井花水，每空心調下二錢匕。久服長生，可讀夜書。

《外臺秘要方》主目醫及努肉③：

用礬石最白者，内一黍米大於醫上及努肉上，即冷淚出，綿拭之。令惡汁盡，其疾日日減，醫自消薄，便差。礬石須真

---

① 羅：細篩的一種。此指用羅篩東西。

② 瞳人：後世作“瞳仁”。眼珠。

③ 努肉：當作“胬肉”，眼病名，即翼狀胬肉。亦稱“胬肉攀睛”，指赤肉由眥角漸向白睛乃至黑睛生長的病證。

白好者,方可使用。

又,補肝散,治三十年失明:

蒺藜子,七月七日收,陰乾,搗散,食後水服方寸匕。

又,療盲:

豬膽一枚,微火上煎之。可丸如黍米大,内眼中食頃,良。

又方:治瞖如重者:

取豬膽白皮,曝乾,合作小繩子如麁①釵股大小,燒作灰,待冷,便以灰點瞖上,不過三五度,卽差。

又方:輕身,益氣,明目:

蕪菁子一升,水九升,煮令汁盡,日乾。如此三度,搗末,水服方寸匕,日三。

《斗門方》治火眼:

用艾燒令煙起,以椀蓋之,候煙上椀成煤,取下,用溫水調化,洗火眼,卽差。更入黄連,甚妙。

《廣利方》治眼築損,努肉出:

生杏仁七枚,去皮,細嚼,吐於掌中,及熱,以綿裹筋頭②,將點努肉上,不過四五度,差。

《藥性論》云:

空心用鹽揩齒,少時吐水③中,洗眼,夜見小字,良。

顧含養嫂失明:

含嘗藥視膳,不冠不食。嫂目疾,須用蚺蛇膽,含計盡求

---

① 麁:"粗"的異體。

② 裹筋頭:《醫心方》卷五《治耳聾方》作"纏筯頭","筯"同"箸",今稱"筷子",當從。

③ 水:六醴齋本作"手",可參。

不得。有一童子以一合①授含，含開，乃蚺蛇膽也。童子出門，化爲青鳥而去，嫂目遂差。

輯佚［目赤目痛爛眥淚出］

《外臺秘要方》卷二十一《目赤痛方》

《張文仲》療兩眼熱赤方：

東壁上土，帛細羅，内如豆大兩眥中，令淚出，三五度卽差。常用大效。《肘後》同。

又《傳效》療眼赤無新久皆差，神驗方：

石鹽棗核大　人乳一棗許

置故銅枕中，以古錢十文研之，使青稠著枕底，取熟艾急搏②一雞子許，掘地作小坑子，坐艾於坑中燒，使煙出，以銅枕覆上，以土擁四邊，勿令煙出，量艾燃盡卽止。刮取著椀青藥，每以半豆許，於蛤蟆中和棗核大人乳汁，研細，以綿纏杖頭，注入兩眥，夜卽仰臥著之，至五六度必差，無石鹽以白鹽，無古錢以青錢替之，亦得。《肘後》同。（565—566）

《外臺秘要方》卷二十一《目暴卒赤方》

《肘後》葛氏療目卒赤痛方：

以鹽湯洗之。

又方：燒荆木出黃汁傅之。

又方：竹葉　黃連各一兩　錢二七枚

右三味，以水三升，煎取二合，綿染傅眥，日五六度。忌豬肉。（568）

---

① 合：同“盒”。
② 急搏：捏緊。搏，“團”的動詞形，揉捏成團。

《醫心方》卷五《治目赤痛方第廿二》

《葛氏方》治目卒赤痛方：

搗薺菜根，以汁洗之。

又方：當灸耳輪上七壯。

又方：雞舌二七枚　黃連一兩　大棗一枚

右三物，切，以水一升，煮取三合，先以冷水洗，染綿拭目，日三，大良。(129)

《醫心方》卷五《治目赤爛眥方第廿五》

《葛氏方》治數十歲鐵①眼爛眥方：

摘［摘］胡［葫］葉中心一把，著鎗②中，以五升水煮之，小桦③［盤］覆上，穿桦［盤］作孔，目④臨孔上，癢痛，當⑤飯頃，淚出一二升，便差［瘥］。(130)

《醫心方》卷五《治目淚出方第廿六》

《葛氏方》治目淚出不止方：

黃連四兩

以水二升，煮取一升，綿半兩內［納］中曝，復內［納］盡汁，恒以拭目。

又云，風目常苦癢淚出方：

以鹽注眥中。

---

①　鐵：《外臺秘要方》卷二十一《眼雜療方》引《文仲》作“臁”，當是“瞙”字之訛。《釋名·釋疾病》：“目眥傷赤曰瞙。瞙，末也，創在目兩末也。”

②　鎗：一種三足鼎，古代用以溫酒。《外臺秘要方》卷二十一《眼雜療方》引《文仲》作“鐺”，義同。

③　桦：《外臺秘要方》卷二十一《眼雜療方》引《文仲》作“板”。

④　目：《外臺秘要方》卷二十一《眼雜療方》引《文仲》作“以目”，義長。

⑤　癢痛當：《外臺秘要方》卷二十一《眼雜療方》引《文仲》作“當痛”，義長。

又方：末黄連和乳汁傅［敷］眥中。

又方：虎杖根煮汁，以洗目。（131）

《證類本草》卷二十二《海螺》

《百一方》治目痛累年，或三四十年，方：

取生螺一枚，洗之，内燥抹螺口開，以黄連一枚，内螺口中，令其螺飲黄連汁，以綿注取汁，著眥中。（456）

輯佚［雀目眼暗青盲失明］

《備急千金要方》卷六《目病第一》

治雀目術：

令雀盲人至黄昏時看雀宿處，打令驚起，雀飛乃咒曰：紫公紫公，我還汝盲，汝還我明。如此日日暝三過作之，眼卽明。曾試有驗。《肘後》云：《删繁》載支太醫法。

○明目，令髮不落，方：

十月上巳日收槐子，内新淨甕中，以盆密封口，三七日發封，洗去皮取子，從月一日服一枚，二日二枚，日别加計，十日服五十五枚，一月日①服一百六十五枚，一年服一千九百八十枚，小月減六十枚。此藥主補腦，早服之，髮不白，好顔色，長生益壽。先病冷人勿服之。《肘後》云扁鵲方。（108）

《外臺秘要方》卷二十一《眼闇令明方》

《集驗》明目，令髮不落，方：

十月上巳日，取槐子内新甖②中，封口三十日，洗去皮。初服一枚，再服二枚，至十日服十枚，滿十日却從一起。《千金》云：

---

① 　一月日：卽一個月、三十日。“月日”指月數，爲古熟語。

② 　甖（yīng）：古代一種小口大腹容器。

從月一日一枚,二日二枚,每日加一枚計,十日服五十五枚,一月日服一百六十五枚,一年服一千九百八十枚,小月減六十枚。此療主明目,令髮不白,好顏色,長生。舊病冷人勿服。《肘後》云扁鵲方。（570）

《醫心方》卷五《治雀盲方第十五》

《葛氏方》治雀盲方:

以生雀頭血傅［敷］目,可比夕①作之。

又方:鼠膽傅［敷］之,最良。

《新錄單方》治雀盲方:

鯉魚、鮒魚膽付［傅—敷］如粟,并良。今案:《葛氏方》鯉膽若傅腦②。（126）

《證類本草》卷二十《鯉魚膽》

《肘後方》療雀目:

鯉魚膽及腦傅之,燥痛即明。（420）

《證類本草》卷十七《羖羊角》

《肘後方》……治眼暗,熱病後失明:

以羊膽傅之,旦、暮時各一傅之。（380）

《外臺秘要方》卷二十一《青盲及盲方》

《深師》……又療眼盲腦痛方:

鯉魚腦並膽等分,調以注目眥,日三,良。《肘後》療雀目。（573）

《外臺秘要方》卷二十一《失明方》

《肘後》療積年失明不識人方:

七月七日取蒺藜子,陰乾搗篩,食後服方寸匕。（572）

---

① 比夕:接近黃昏。

② 傅腦:據文義,當乙轉作"腦傅"。

《醫心方》卷五《治目不明方第十三》

《葛氏方》治目失明卅年不識人，鐘乳雲母散方：

鐘乳四分　　伏苓四分　　遠志四分　　細辛四分　　雲母四分

右五物，搗下篩［篩］爲散，服半錢上［匕］，稍增至一錢。

又云，治目瞙瞙①不明方：

決明子一分　　蕤核人一分　　黃連二分　　秦皮二分

右四物，切，以水八合，煎取三合，沾綿洗目中。

又方：三歲雄雞冠血，數數傅［敷］之自差［瘥］。

○《小品方》治目卒不所見方：

刿梓木，煮以洗目，日三。《葛氏方》同之。(124)

輯佚［目癢腫痛］

《外臺秘要方》卷二十一《目癢方》

《肘後》療目卒癢且痛方：

削乾薑令圓滑，内眥中，有汁，拭薑復内之。未盡易之。《姚》同。

又風目常癢淚出方：

以鹽注眥中，差止。

《文仲》……又療風癢赤方：

黃連半兩　　丁香二七枚（碎）　　蘗皮半兩　　蕤人二七枚　　錢七文（古者）

右五味，以水二升，煎取一升，去滓，綿纏杖點取著眼角，差止。《肘後》同。(568—569)

---

①　瞙瞙：同“漠漠”，亦通“茫茫”“眻眻”。原注：“目不明貌。”

《外臺秘要方》卷二十一《目中風腫方》

《肘後》療目中風腫弄①眼方：

礬石二錢（熬，末）

右一味，以棗膏和如彈丸，以磨②目上下，食頃止，日三。磨一作揉。《姚》同。

又方：取頭垢著眥中亦得。

又方：枸杞根白皮　伏雞子殼

右二味，等分，搗爲末，著目上。

○《集驗》療目中腫痛方：

搗枸杞汁洗之，日六七度。《深師》療眼有熱生翳。《肘後》同。（569）

《醫心方》卷五《治目癢痛方第廿四》

《葛氏方》治風目常苦癢淚出方：

以鹽注眥中。（130）

輯佚［目膚翳珠管］

《外臺秘要方》卷二十一《目膚翳方》

《千金》……又療目翳障白膜落方：

雄雀屎，人乳和研以傅上，當漸漸消爛，良妙。《肘後》並《翼》同。（574）

《外臺秘要方》卷二十一《生膚息肉方》

《肘後》療目中生肉，稍長欲滿目，及生珠管③方：

---

① 弄：《證類本草·礬石》引作“赤”，當從改。

② 磨：《證類本草·礬石》引作“摩”，合常例，可從。

③ 珠管：同“燭睆”，目中生翳之病。唐釋玄應《一切經音義》卷第二十《陁羅尼雜集經》第七卷：“白睆：許慎注《淮南子》云：燭睆，目內白翳病也。”

貝齒　真珠分等

右二味,並研如粉,拌令和,以注肉上,日三四度良。(576)

《醫心方》卷五《治目膚翳方第十六》

《葛氏方》治卒生翳方:

灸手大指節上橫理三壯,左目灸右,右目灸左。

又方:燒貝齒,細筱[篩],仰臥令人以著翳上,日二三,一時拭去。(127)

《醫心方》卷五《治目赤白膜方第十七》

《葛氏方》治目熱生淫膚赤白膜方:

取生瓜牛①一枚,去其厴②,内[納]朱③於中,著火上,令沸,綿注取,以傅[敷]眥中。

又方:搗枸杞汁洗之,日五六。《集驗方》同之。

又方:取雀矢[屎]細直者,以人乳和,傅[敷]膜上,自消爛盡也。(127—128)

《醫心方》卷五《治目息宍[肉]方第十八》

《葛氏方》治目中生宍[肉],稍長欲滿目及生珠管方:

搗貝齒絹筱[篩]　真丹④分等

攪令和,以注宍[肉]上,日三四。(128)

《醫心方》卷五《治目珠管方第十九》

《葛氏方》治目卒生珠管方:

搗牛膝根葉,取汁以洗目,亦入目中佳。(128)

———————————

①　瓜牛:即蝸牛。蝸舊音"瓜"。古代蝸、螺通稱,此實指螺螄。參下注。

②　厴:通"靨",螺類介殼口處的圓片狀蓋板。按蝸牛通常無厴蓋,此當指螺。古有用螺治目病之方。

③　朱:朱砂。

④　真丹:真朱砂。此指硃砂粉末。

《證類本草》卷十二《枸杞》

《肘後方》……療目熱生膚赤白眼：

搗枸杞汁洗目，五七度。(294)

《證類本草》卷二十《石蜜》

《葛氏方》目生珠管：

以蜜塗目中，仰臥半日，乃可洗之。生蜜佳。(411)

《永樂大典》卷一一四一二《目生膚翳》

葛洪《肘後備急方》治毒病後生翳：

用豉二七枚燒爲灰，點翳上。

治赤暗翳膜等：

用訶梨勒鷹觜者一枚，好石子上白蜜一兩點磨之令稠，避風點也。

點小兒黑花眼瞖澀痛①：

用貝齒一兩，燒作灰，研如麵，入少龍腦點之，妙。

《食忌》主眼有翳：

取芒消一大兩，置銅器中，急火上煉之。放冷後，以生絹細羅②，點眼角中，每夜欲臥時一度點，妙。

主療目翳及胬肉：

用礬石最白者，内［納］一黍米大於翳上及努肉上，卽冷淚出，綿拭之。令惡汁盡，其疾日日減，翳自消薄，便差。礬石須真白好者，方可使用。(《永樂大典醫藥集》676)

---

① 點小兒黑花眼瞖澀痛：以下三方，《肘後方》本篇附方分別出於《千金方》《孫真人食忌》《外臺秘要》，當爲《永樂大典》引自附方。

② 羅：細篩的一種。此指用羅篩東西。

《外臺秘要方》卷二十一《眼雜療方》

《肘後》療目卒痛，珠子脫出，及有青翳，方：

越鷰矢　真丹　乾薑各等分

右三味，末如粉，以少許著目中瞖上，良妙。(579)

《永樂大典》卷一一四一三《眼卒生翳膜》

葛洪《肘後備急方》療因熱生膚赤白膜方：

搗枸杞汁洗目五六度。(《永樂大典醫藥集》695)

輯佚[眯目中外物]

《外臺秘要方》卷二十一《眯目方》

《廣濟》療眯①目甋帶灰方：

取少許甋帶燒作灰，水服方寸匕，立出。《肘後》同。

○《肘後》療目萃②芒草、沙石輩眯不出方：

磨好書墨，以新筆點注目中瞳子上。

又方：鹽、豉各少許著水中，臨目視之即出。(578)

《醫心方》卷五《治目爲物所中方第廿七》

《葛氏方》治目爲物所中傷，有熱痛而闇[暗]，方：

斷生地膚草汁注之。冬日煮乾，取汁注也。《小品方》同之。

又方：以水和雀矢[屎]，以筆注之。

又方：乳汁和胡粉注，日五。以上《范汪方》同之。

《小品方》治目爲物所中方：

羊膽、雞膽、魚膽，皆可用注之。《葛氏方》同之。(131—132)

---

①　眯(mǐ)：雜物入目之疾。

②　萃：當作"卒"。《醫心方》卷五《治芒草沙石入目方第卅》正作"卒"，見後文輯佚。

《醫心方》卷五《治竹木刺目方第廿八》

《葛氏方》治竹木刺目不出方：

取鮑魚頭二枚，合繩貫，以人溺煮令爛，取汁灌目中，卽出。（132）

《醫心方》卷五《治芒草沙石入目方第卅》

《葛氏方》目卒芒草沙石輩眯不出方：

磨好書墨，以新筆染注瞳子上。

又方：鹽豉各少少著水中，臨視①之，卽出。（132）

《證類本草》卷十一《甑帶灰②》

《肘後方》治草芒沙石類不出，方：

甑帶灰調飲之，卽出。（278）

※治鼻諸病方・新輯佚篇

《外臺秘要方》卷二十二《鼻中息肉方》

《肘後》療鼻中塞肉不通利方：

礬石一兩（燒）　通草半兩　真珠一兩

右三味，末，以綿裹如棗核，内［納］鼻中，日三易之。有加桂心、細辛各一兩，同前搗末，和使用之。

又方：陳瓜蒂搗末，以傅［敷］塞肉上，取差。

又方：礬石（燒）　胡粉（熬）各等分

---

① 臨視：俯看。

② 甑帶灰：甑爲古代蒸製炊具，甑帶卽其耳上提繩，理應歸於器物。而所在的卷十一爲草部下品藥。該條原附“今按：別本注云：江南以蒲爲甑帶，取久用者燒灰入藥。”因而，此甑帶實際是敗蒲草。

右二味，末之，以青羊脂和塗塞肉上，以差。

又方：細辛　瓜蒂各等分

末，以吹鼻中，須臾涕出，頻吹之即差。《千金方》以絮裹如棗大，塞鼻中，須臾通。《張文仲》亦治鼻齆不聞香臭。（595）

《外臺秘要方》卷二十二《鼻塞常清涕方》

《肘後》療老小鼻塞，常有清涕出，方：

杏人二分　附子二分　細辛一分

右三味，切，以苦酒拌，用豬脂五兩煎，成膏，去滓，以點鼻中，即通。又以摩顖上佳。（597）

《醫心方》卷五《治鼻中息宍［肉］方第卅二》

《范汪方》治鼻中息宍［肉］通草散方：

通草半兩　礬石一兩（熬）　真朱一銖

凡三物，合冶下篩，展綿如棗核，取藥如小豆，著綿頭，內［納］鼻中，日再。今案：《集驗方》加細辛三分；《錄驗方》通草一兩，真朱六銖；《葛氏方》真珠一兩。（133）

○《葛氏方》治鼻中生息宍［肉］不通利方：

樊［礬］石　胡粉分等

末，以青羊脂和塗宍［肉］上，數佳。

又方：末陳瓜蒂，注息宍［肉］。（133）

《醫心方》卷五《治鼻衄方第卅六》

《葛氏方》治鼻卒衄方：

苦酒漬綿，塞鼻孔。

又方：釜底黑末，以吹內［納］鼻中。

又方：水和粉如粥狀，以書墨和服之，多少在意，立愈。

又方：以綿裹白馬矢[屎]塞鼻。雜文①[紋]馬矢[屎]悉可用，若大甚者絞馬矢[屎]汁，飲一二升。無新矢[屎]可以②水漬乾者絞取汁用之。

又云，大衂口耳皆血出不止方：

蒲黃五合，以水一升和，一頓服。

又方：鏵鏵③以柱[拄]鼻下。

又方：熬鹽三指撮，以酒服之，不止，更服也。(134)

※治唇吻諸病方·新輯佚篇

《外臺秘要方》卷二十二《瀋唇瘡爛方》

《肘後》療瀋唇④，常瘡爛，方：

以五月五日鯉魚血、墨和塗。(611)

《醫心方》卷五《治緊唇生瘡方第卅八》

《葛氏方》治審[瀋]唇⑤常瘡爛方：

燒葵根傅[敷]之。

又方：頭垢傅[敷]之。

又方：東壁土傅[敷]之。(135)

---

① 雜文：謂白馬以外其他毛色的馬。《醫心方》原書旁批改作“新又”，不通。

② 無新矢可以：原作“可用”二字，據旁批改。

③ 鏵鏵：犁刃。鏵，犁鏵。鏵，當作“鈂”，又同“鈚”，犁的刃口。按：本方取鐵犁之寒涼以止血。

④ 瀋唇：唇部瘡爛之證。《說文·水部》：“瀋，汁也。”

⑤ 審唇：當作“瀋唇”，唇部瘡爛之證。

《外臺秘要方》卷二十二《唇瘡方》

《肘後》療唇瘡方：

以頭垢傅[敷]之，日三。《千金》同。

又方：以東壁土傅[敷]之。(611)

《外臺秘要方》卷二十二《口唇舌鼻雜療方》

《肘後》療唇裏忽生丸核稍大方：

以刀鋒決之，令血出差。(616)

《醫心方》卷五《治唇生核方卅九》

《葛氏方》治唇裏忽生丸核稍大方：

以刀鋒決去其膿血，即愈。(135—136)

《醫心方》卷五《治唇炘[坼]破方第卅一》

《葛氏方》冬月唇乾炘[坼]血出者方：

熬桃人，搗豬脂，和塗之。《千金方》同之。

又云，唇卒有傷缺破敗處者方：

刀鋒細割開，取新殺麞鹿宍[肉]，以剉①補之。患兔缺又然，禁大語咲[笑]百日。(136)

《醫心方》卷五《治口吻瘡方第五十》

《葛氏方》治吻瘡方：

燒栗扶②傅[敷]之。(139)

---

① 以剉：《醫心方·札記》：延慶本作"剉以"。義長。剉，細切。

② 栗扶：栗果外的薄殼。《證類本草·栗》引唐本注："栗……其皮名扶。"字亦作"荴""萩"。

※治口舌諸病方·新輯佚篇

《外臺秘要方》卷二十二《口瘡方》

《必效》口瘡方：

黃芩　芍藥　羚羊角（屑）　黃櫱　大青　苦竹葉各二兩
升麻三兩

右七味，切，以水七升，煎取二升，去滓，内蜜二合，攪含，冷吐，以差止。《肘後》同。〔612〕

《醫心方》卷五《治口舌生瘡方第卌二》

《葛氏方》治喉口中及舌生瘡爛方：

含好醇苦酒卽愈。

又方：剉黃櫱，恒含之。

又云，若口表裏皆有瘡者方：

搗白蘘荷根，酒漬含汁。〔136〕

《醫心方》卷五《治口舌乾燋方第五十一》

《葛氏方》治口中熱乾燥方：

烏梅　棗膏分等

以蜜和丸如棗，含之。

又方：生薑汁一合　甘草二分　杏人（末）二分　棗卅枚　蜜五合

微火上煎，丸如李核，含一枚，日四。〔139〕

《醫心方》卷五《治口臭方第五十二》

《葛氏方》治口臭方：

蜀椒一升　桂心一尺

末,三指撮,以酒服之。

又方:煎柏子含之。(140)

《醫心方》卷五《治張口不合方五十三》

《葛氏方》治卒失欠①,頷車蹉②,張口不得還,方:

令人兩手牽其頤已,暫③推之,急出大指,或咋④傷也。
(140)

《醫心方》卷五《治舌腫強方第五十四》

《葛氏方》治舌卒腫起如吹豬胞狀,滿口塞喉,氣息欲不復通,須臾不治則殺人,方:

直以指撞決舌皮。若不爾,亦可以小鈹刀決之,當近舌兩邊,又莫深傷之。令裁足以開其皮,出血而已,不可當舌下中央。舌下中央有大脉,中此脉則血出不可止,殺人也。若決皮而不愈者,視舌下兩邊脉,復判破此脉,血出數升,乃燒鐵令小赤,以灼瘡數過,絶其血。

又方:濃煮甘草湯,含少時,取釜底墨、苦酒和,厚塗舌上下,脱去更塗,須臾便消;若先決出汁竟與,彌佳。(140)

《外臺秘要方》卷二十二《咽喉舌諸疾方》

《肘後》療舌上出血如鑽⑤孔者:

煎香薷汁服一升,日三服盡。(616)

---

① 失欠:打哈欠張口過大,加之韌帶鬆弛,致使下頷關節脱位。

② 頷車蹉:牙車脱位。頷車,又稱牙車,頰車,指下巴骨。蹉,跌倒,引申指脱位、錯位。

③ 暫:突然。

④ 咋:咬嚼。

⑤ 鑽:前文《治卒吐血唾血大小便血方·類聚佚篇》兩見此證,俱作"簪",可從。簪,異體作"簪",訛作"鑽"。

《醫心方》卷五《治口舌出血方第卅四》

《葛氏方》治口中忽出血不止方：

灸頷[額]上入髮際一寸五十壯，便愈。

又云，舌上出血如替①[簪]孔者方：

以戎鹽傅[敷]之。(137)

《證類本草》卷二十五《豉》

《葛氏方》舌上出血如針孔：

取豉三升，水三升，煮之沸，去滓，服一升，日三。(493)

《醫心方》卷五《治重舌方第五十五》

《葛氏方》治卒重舌方：

末赤小豆，以苦酒塗和舌上。

又方：烏賊魚骨　蒲黄分等

末，傅[敷]舌上。

又方：灸兩足外踝各三壯。(141)

《醫心方》卷五《治懸雍卒長方第五十六》

《葛氏方》治懸臍②卒長數寸，隨喉出入，不得食，方：

搗鹽，綿纏箸頭注鹽，就以揩之，日六七。

又方：開口以筯抑舌，乃燒小鐵於管中灼之，若不頓爲者可三爲之。畢，以鹽塗燒灼處。(141)

《證類本草》卷六《牛膝》

《肘後方》口中及舌上生瘡爛：

取牛膝酒漬，含漸之。無酒者，空含亦佳。(153)

---

① 替：前文兩見此證，俱作“簪”，可從。

② 懸臍：一般稱懸雍垂，出《靈樞·憂恚無言》篇又名小舌、蒂丁等。是軟腭中部向下突出的小圓錐體組織。

《證類本草》卷七《營實》

《肘後方》治口瘡：

以根避風打去土，煮濃汁，溫含冷易。《聖惠》同。(182)

※治齒諸病方・新輯佚篇

《外臺秘要方》卷二十二《齾齒方》

《必效》近貴勝①共傳齾齒方：

細辛　當歸　甘草(炙)　蛇牀子各一兩　青葙子三兩

右五味，搗，以綿裹如大豆，著齒上，日三，勿咽汁，差止。
《肘後》同。(602)

《醫心方》卷五《治風齒痛方第五十七》

《葛氏方》治風齒疼痛頰腫方：

酒煮獨活令濃，及熱含之。② (141)

《醫心方》卷五《治齲齒痛方第五十八》

《葛氏方》治齲齒方：

灸足外踝上三寸，隨齒痛左右七壯。

又方：雞舌香置蟲齒上，咋之。

又方：取李枝，削取裏白皮一把，以少水煮十沸。小冷含
之。不過三，當吐蟲長六七分，皆黑頭。

又方：作竹針一枚，東向以釘柱，先咒曰："冬多風寒，夏多

---

①　貴勝：尊貴而有權勢之人。

②　本條：《醫心方・札記》云："札記：延慶本此下有'《葛氏方》治風齒痛
方：燒牛膝根末齒間著愈。又方：菖蒲根嚼汁含漬齒即愈……'六十七字加朱
抹之。"所涉兩條《葛氏方》條文不能確認屬原書所有。

暖暑。某甲病齲，七星北斗。光鼓織女，教我斷汝。"便琢針，琢針時并咒曰："琢之蟲下，不得動作。"三咒琢畢，去勿反顧，可千里遥治人，但得姓名耳。至秘至秘。(142)

《醫心方》卷五《治齒碎壞方第五十九》

《葛氏方》治人病瘑[歷]①齒，稍②碎壞欲盡方：

恒能以綿裹樊[礬]石衔咋之，咽[嚥]③其汁。(142)

《醫心方》卷五《治齒動欲脱方第六十一》

《葛氏方》治齒根動欲脱方：

生地黄根，綿裹著齒上，咋咀④，以汁漬齒根，日四五爲之。能十日爲之，長不復動。今案：《范汪方》：取生地黄根服大者一節，咽其汁，日三，其日卽愈。可數十年不復發。(142—143)

《醫心方》卷五《治齒敗臭方第六十三》

《葛氏方》治風齒齒敗口氣臭方：

莔草　細辛　白芷　當歸　獨活分等

水濃煮含之，吐去汁。今案：《廣濟方》：芎藭二兩、當歸二兩、獨活四兩、細辛四兩、白芷四兩。以水五升，煮取二升，去滓，含之。《錄驗方》無芎藭、莔草。(143)

《醫心方》卷五《治齒齗[齦]間血出方第六十五》

《葛氏方》治齒間津液血出不止，方：

樊[礬]石一兩，以水三升，煮取一升，先拭血，乃含之，漱吐。(143)

---

① 瘑：《證類本草·礬石》作"歷"，似爲"磨"之誤。
② 稍：漸；逐漸。《證類本草·礬石》作"積久"二字。
③ 咽：《醫心方·札記》：仁和寺本"咽"下有"吐"字；《證類本草·礬石》卽作"吐"。
④ 咋咀：咬嚼。

《幼幼新書》卷三十四《齒齗[齦]宣露第十九》

《外臺》:《肘後①》治齒齗[齦]宣露出血②,所以日月蝕未平復時,特忌飲食,小兒亦然。方:

右,用蚯蚓糞,水和作稠泥圓,以火燒之令極赤,末之如粉,以臘月豬脂和傅齒齗[齦]上,日三,卽差。(1390)

《證類本草》卷四《食鹽》

《肘後方》⋯⋯齒疼、齗[齦]間出血,極驗:

以鹽末,每夜厚封齒齗[齦]上,有汁瀝盡乃臥;其汁出時,仍叩齒勿住;不過十夜,疼、血止。更久尤佳。長慎豬肉、油菜等。(107)

《太平御覽》卷八六六《醯、醢》

葛洪《肘後方》曰:

治齒痛,用三年③釅酢。(3842)

《證類本草》卷六《牛膝》

又方:治齒痛:

牛膝末著齒間含之。(153)

《證類本草》卷六《獨活》

《肘後方》治風齒疼,頰腫:

獨活酒煮,熱含之。(258)

《證類本草》卷十七《白馬莖》

---

① 肘後:本條今本《外臺秘要方》載於卷二十二《疳蟲食齒方》,爲《千金》引文之"又方",未提及"肘後"。

② 治齒齗宣露出血:以下語義不接。《外臺秘要方》卷二十二《疳蟲食齒方》本句作:"凡人好患齒病,多由月蝕夜食飲所致,識者特宜慎之。"然後接下句,可從。

③ 三年:四庫本《太平御覽》作"多年"。

《肘後方》治齒痛：

馬夜眼如米大内孔中，或綿裏著蟲孔中，内之卽差，永斷根源。（375）

《證類本草》卷二十四《胡麻》

《肘後方》治齒痛：

胡麻五升，水一斗，煮取五升。含漱吐之。莖、葉皆可用之。《姚》云神良，不過二劑，腫痛卽愈。（482）

《證類本草》卷二十六《醋》

《肘後方》齒痛漱方：

大醋一升，煮枸杞白皮一升，取半升含之，卽差。（495）

※治咽喉諸病方・新輯佚篇

《外臺秘要方》卷二十三《喉痹方》

《肘後》療喉痹者，喉裏腫塞痹痛，水漿不下入，七八日卽殺人，療之方：

巴豆一枚（開其口）

右一味，以綿裹極堅，令有繩出外，以巴豆内鼻中，隨腫左右，時時吸氣，半日許卽差。無巴豆，用杏人以塞耳如之。《文仲》《范汪》同。

又方：熬杏人熟搗，蜜丸如彈子，含咽其汁；亦可搗杏人末，帛裹含之。《小品》《文仲》《備急》《范汪》同。

又方：礬石一兩，水三升漬，洗手足。

又方：生地黃汁二升，蜜二升，合，微火煎之，取二升，稍稍含之。

又方：射干　當歸各三兩

右二味，切，以水三升，煮取一升，稍稍含之，吐去更含。

又方：剝葫塞耳鼻孔，日再易之，有效。

又方：菖蒲根嚼，燒秤鎚令赤，内一杯酒中，沸止飲之。《文仲》《備急》同。

又療喉痹方：

射干一片，含咽汁。

又方：升麻斷①含之，喉塞亦然。

又方：桔梗三兩

右一味，切，以水三升，煮取一升，頓服之。忌豬肉。

又方：取芥子搗碎，以水及蜜和滓，傅喉下，燥輒易。

又傳用神效方：

桔梗　甘草（炙）各一兩

右二味，切，以水一升，煮取服，即消，有膿即出。忌豬肉、海藻、菘菜。《備急》同。

又療垂死者方：

搗馬藺根一握，少以水絞取汁，稍稍咽之。口噤，以物捹灌之，神良。

《古今錄驗》雞子湯，療喉痹方：

半夏（末）方寸匕

右一味，開雞子頭去中黄白，盛淳苦酒令小滿，内半夏末，著中攪令和，雞子著刀子鐶令穩，炭上令沸，藥成，置杯中，及暖稍咽之，但腫即減。忌羊肉、餳。《肘後》《文仲》同。此與仲景苦酒湯同。半夏不可作末，剉之可也。（626—627）

---

① 斷：《證類本草·升麻》作“剉”。

《外臺秘要方》卷二十三《喉舌生瘡爛方》

《肘後》療喉口中及舌生瘡爛方：

含好淳苦酒卽愈。《文仲》《備急》同。

又方：一①酒漬蘘荷根半日，含漱其汁。

又方：杏人二十枚　甘草一寸　黃連一分

右三味，末，綿裹含之。《千金》同。

又方：礬石二兩(燒去汗)　黃連一分(末)

右二味，同研，內口中，令布瘡上。

又方：黃連一兩

右一味，切，以水三升，煮取一升，稍稍含，冷吐。忌豬肉、冷水。

《張文仲》療口中及舌生瘡爛方：

取牛膝根酒漬，含漱之。無酒者，但亦取含之。《肘後》同。

又方：剉黃檗含之。《肘後》同。

《備急》療喉中及舌生瘡爛方：

剉薔薇根濃煮汁，含漱之。冬用根，夏用枝葉。《文仲》《肘後》同。（628）

《外臺秘要方》卷二十三《咽喉腫方》

《肘後》咽喉卒癊腫，食飲不過②，方：

用薤一把③，搗傅腫上，冷復易之。用苦酒和亦佳。《范汪》同。

又方：吞薏苡人子二枚。（629）

---

① 一：此字衍。宋本《外臺秘要方》是一橫線，後代翻刻誤以爲“一”字，當刪。

② 過：《證類本草·檗木》作“通”。

③ 用薤一把：《證類本草·檗木》作“黃檗”。

《外臺秘要方》卷二十三《喉卒塞痛及卒毒攻痛方》

《文仲》療喉中卒毒攻痛方：

章陸根切，炙令熱，隔布熨之，冷轉易，立愈。《姚》云：苦酒熱熬傅喉，亦療喉痹。《肘後》《小品》同。（629）

《外臺秘要方》卷二十三《懸癰[雍]腫方》

《肘後》療懸癰[雍]腫卒長數寸如指，隨喉出入不得食，方：

開口捧頭，以筯抑舌，及燒小鐵於管中灼之令破。灼火畢，以鹽隨烙處塗之。

又方：搗鹽，綿纏箸頭點鹽，傅以揩之，日六七度。《文仲》《備急》同。（629）

《醫心方》卷五《治喉痹方第七十》

《葛氏方》喉痹水漿不得入七八日則殺人，治之方：

隨病所近左右，以刀鋒裁刺手父指爪甲後半分中，令血出卽愈。今案：《龍門方》云：以繩經手大指令淤黑，以針刺蠱文。

又方：隨病左右，刺手小指爪甲下，令出血，立愈。當先將縛，令向聚血，乃刺之。

又方：熬杏人，蜜丸如彈丸，含咽汁。

又方：夜干三兩　當歸三兩

水三升，煮取一升，稍稍含之，吐去，更唅[含]之。

又方：菘子若芥子，搗苦酒和以薄①。（145）

《醫心方》卷五《治喉咽腫痛方第七十二》

《葛氏方》治喉卒癰[癰]腫食飲不通，方：

---

①　薄：通“傅”，即後“敷”字。下同。

用韭①一把，搗熬以薄腫上，冷復換之。苦酒和之亦佳。

又方：吞薏苡子二枚。

又方：燒荊木，取其汁稍咽含之。

又方：燒秤錘令赤，内［納］二升苦酒中，沸止，取飲之。（146）

《證類本草》卷十二《檗木》

《葛氏方》……卒喉痹：

取黄檗片切含之。又黄檗一斤㕮咀，酒一斗，煮三沸，去滓，恣飲便愈。（300）

治卒耳聾諸病方第四十七②

《葛氏》耳卒聾：

取鼠膽，内耳内，不過三，愈。有人云：側臥瀝一膽盡，須臾，膽汁從下邊出，初出益③聾，半日頃，乃差。治三十年老聾。

又方：巴豆十四枚（搗）　　鵝脂半兩

火鎔，内巴豆，和取如小豆，綿裹内耳中，差。日一易。《姚》云：差三十年聾。

若卒得風，覺耳中恱恱④者：

急取鹽七升，甑蒸使熱，以耳枕鹽上，冷復易。亦療耳卒疼痛，蒸熨。

---

① 韭：《外臺秘要方》卷二十三《咽喉腫方》作「䪥」。

② 第四十七：以上闕第四十四至第四十六諸篇標題與正文。

③ 益：更。

④ 恱恱：同「恍恍」，朦朧不清貌。《證類本草·食鹽》即作「恍恍」。

又方：栝蔞根，削令可入耳，以膶①月豬脂煎三沸，出，塞耳，每日作，三七日，卽愈。

《姚氏》耳痛有汁出方：

熬杏仁，令赤黑，搗如膏，以綿裹塞耳，日三易，三日卽愈。

聤耳②，耳中痛，膿血出。方：

月下③灰，吹滿耳，令深入，無苦，卽自出。

耳聾，菖蒲根丸：

菖蒲根一寸　巴豆一粒（去皮、心）

二物合搗篩，分作七丸，綿裹，臥卽塞，夜易之，十日立愈。黃汁立差④。

耳中膿血出方：

細附子末，以葱涕和灌耳中，良。單葱涕亦佳，側耳令入耳。

耳中常鳴方：

生地黃，切，以塞耳，日十數易⑤。

《小品》療聤耳，出膿汁。散方：

礬石二兩（燒）　黃連一兩　烏賊魚骨一兩

---

①　膶：同"膔"。

②　聤耳：中醫病症名。因外感風熱、污水灌耳所致的耳道流膿、聽力障礙之證。

③　月下：卽"釜月下"，也就是鍋底。

④　綿裹……立差：本處語亂，似有誤。《證類本草・菖蒲》作"綿裹塞耳，日著一丸，效"，義明。

⑤　日十數易：《證類本草・地黃》作"數易之，以瘥爲度"。續有"一云以紙裹微灰火中煨之用，良"句。

三物，爲散。卽如棗核大，綿裹塞耳，日再易。更加龍骨①。

耳聾巴豆丸：

巴豆一枚（去心、皮）　斑猫一枚（去翅足）

二物，合搗篩，綿裹塞耳中，再易，甚驗。云：此來②所用，則良。

又方：磁石　菖蒲　通草　薰陸香　杏仁　萆麻　松脂（搗篩爲末）分等

蠍③及鵝脂和，硬和爲丸④，稍長，用釵子穿心爲孔。先去耳塞，然後内於藥，日再。初著癢，及作聲。月餘，總差。殿中侯監效。

耳卒痛：

蒸鹽熨之。

痛不可忍，求死者：

菖蒲　附子各一分

末，和烏麻油，煉，點耳中，則立止。

聤⑤耳，膿血出：

車轄脂⑥，塞耳中，膿血出盡，愈。

---

①　更加龍骨：《醫方類聚》卷七八《耳門》引作“姚更加龍骨”。指姚方之異。

②　此來：疑當作“比來”。比來，近來。

③　蠍：同“蠟”。

④　硬和爲丸：猶言“和爲硬丸”。

⑤　聤：底本原書左側壞字，據道藏本、呂顒本補正。

⑥　車轄脂：車軸卡鍵上的油脂。轄，車軸兩頭的金屬鍵，用以卡住車輪，不使脱落。

附方

《肘後方》療耳卒腫，出膿水。方：

礬石(燒，末)

以筆管吹耳内，日三四度，或以綿裹塞耳中，立差。

《經驗方》治底耳，方：

用桑螵蛸一個，慢火炙，及八分熟，存性，細研，入麝香一字①，爲末，摻在耳内。每用半字，如神效。如有膿，先用綿包子撚②去，次後摻藥末入耳内。

又方：治耳卒聾：

巴豆一粒，蠟裹，針刺令通透，用塞耳中。

《梅師方》治耳久聾：

松脂三兩(煉)　　巴豆一兩

相和，熟搗可丸，通過③，以薄綿裹，内耳孔中塞之，日一度易。

《聖惠方》治腎氣虛損，耳聾：

用鹿腎一對(去脂膜，切)

於豉汁中入粳米二合，和煮粥，入五味之法調和，空腹令④之，作羹及酒並得。

《杜壬方》治耳聾，因腎虛所致，十年内一服愈：

---

①　一字：古人以銅錢抄取散藥，錢面抄滿藥不滑脱爲一錢匕，錢面有四字，估取錢面四分之一卽爲一字。後文之“半字”則是再取半。

②　撚：用同“捻”，謂沾去（膿液）。

③　通過：謂在藥丸上扎透孔。

④　令：六醴齋本作“食”，義長。《壽親養老新書》卷一《食治耳聾耳鳴諸方》、《普濟方》卷五三《耳聾諸疾》並同。

蝎至小者四十九枚　生薑如蝎大四十九片

二物銅器内炒，至生薑乾爲度。爲末，都作一服，初夜溫酒下，至二更盡，盡量飲酒，至醉不妨。次日耳中如笙簧①，卽效。

《勝金方》治耳聾，立效：

以乾地龍，入鹽，貯在葱尾②内，爲水，點之。

《千金方》治耳聾：

以雄黃、硫黃等分，爲末，綿裹，塞耳中。

又方：酒三升，漬牡荆子一升，碎之，浸七日，去滓。任性服盡，三十年聾，差。

又方：以醇酢，微火煎附子，削令尖，塞耳，效。

《外臺秘要方》治聾：

芥子搗碎，以人乳調和，綿裹，塞耳，差。

《楊氏産乳方》療耳鳴，無晝夜：

烏頭(燒作灰)　菖蒲等分

爲末，綿裹，塞耳中，日再用，效。

輯佚[耳聾]

《外臺秘要方》卷二十二《耳聾方》

《備急》療耳聾……又菖蒲散方：

菖蒲二兩　附子二兩(炮)

右二味，搗篩，以苦酒和，丸如棗核許，綿裹，臥卽塞耳中，夜一易之，十日有黃水出便差。《肘後》《千金》《崔氏》。(587)

---

① 笙簧：指笙樂之聲。
② 葱尾：指葱的綠色管狀部分。

《外臺秘要方》卷二十二《久聾方》

《肘後》療二三十年聾方：

取故鐵三十斤，以水七斗，漬之三宿，取其水以釀七斗米，用麴如常法。酒熟，出酒一斗，取引鍼磁石一斤研末，置酒中三宿，乃可飲之，取醉；以綿裹磁石塞兩耳中，好覆衣衾臥，酒醒良久去磁石，即聞人語聲也。飲盡更爲，以差爲度。甚良。《千金》同。

又方：茱萸　巴豆（去皮，熬）　乾薑各等分

右三味，搗末，以葱涕和，以綿裹塞耳，食頃乾，去之，更和塞之。如此五日，當覺病去無苦，八九日便聞人語，取差止。常以髮塞耳，慎避風。

又方：柘根三十斤剉之，以水煮，用釀酒如常法，久而服之，甚良。(589)

《醫心方》卷五《治耳聾方第一》

《葛氏方》云：聾有五種：風聾者，掣痛；勞聾者，黃汁出；乾聾者，耵聹生；虛聾者，蕭蕭作聲；亭[聤]聾者，膿汁出。治之方：

鯉魚腦，以竹箭[筒]盛，蒸之炊下熟，熱氣以灌耳，綿塞莫動，半日乃拔塞。用膽亦良，蒸畢塞耳。今案：《范汪方》：鯉腦竹筒盛，塞頭蒸令烊，冷以灌耳。《小品方》：如小豆，綿裹塞良。

又方：灸手掌後第二橫紋中央，隨聾在[左]右，依年壯。

又方：伏翼血內[納]耳中甚良，腦中血尤妙。

又方：鼠腦綿裹內[納]中良。今案：《博濟安衆方》云：取貓傷了鼠膽一枚，側臥瀝耳中，一兩度即差[瘥]。(120—121)

《證類本草》卷八《栝樓根》

《肘後方》……治二三年聾耳，方：

栝樓根三十斤,細切之,以水煮用釀酒如常法,久久服之。甚良。(197)

輯佚[耳鳴]

《外臺秘要方》卷二十二《耳鳴方》

《肘後》療耳中常鳴方:

生地黃截斷塞耳,日十易之,以差。一云紙裹,微火中煨之用良。(590)

《醫心方》卷五《治耳鳴方第二》

《葛氏方》云①,耳中恒鳴方:

生地黃切斷,仍以塞耳之[也],日夜數十易。亦治聾。

又云,卒得風,耳中吼吼者方:

急取鹽七升,甑中蒸使熱,以耳枕鹽上,冷易之。(121)

輯佚[聤耳]

《備急千金要方》卷六《耳病第八》

治底耳②方:

黃礬燒,綿裹內耳中,不過二三日愈。或以葦管吹耳中。《肘後》以療耳卒腫出膿。

治耳聾,乾耵聹不可出,方:

搗自死白項蚯蚓,安蔥葉中,麵封頭,蒸之令熟,並化為水,以汁滴入耳中,滿即止。不過數度,即挑易出,差後,髮裹鹽塞之。《肘後》以療蚰蜒入耳,效。(129—130)

---

① 云:《醫心方・札記》:仁和寺本"云"作"治"。

② 底耳:同"聤耳"。耳中出膿之病。

《外臺秘要方》卷二十二《聤耳方》

《肘後》療聤耳，耳中痛，膿血出方：

取釜月下灰，吹滿耳令深，日三易之。每換即以篦子去之，然後著藥，取差爲度。《千金》云：竈下灰薄耳中。

又方：附子末，以葱涕和，灌耳中，取差。單葱涕亦佳。側臥令入耳中。

又方：桃人熟搗，以故緋絹裹塞耳中，日三易，以差爲度。《千金》同。

又方：黃連　附子(炮)各等分

右二味，搗末，以少許微微吹入耳中，每著藥，先拭惡物，然後吹之。

又方：釜月下墨末，以豬膏和，綿裹内耳中，日再。(591)

《醫心方》卷五《治聤[聤]耳方第四》

《葛氏方》聤[聤]耳，耳中痛膿血出方：

釜月下灰吹滿耳令深入，無苦，即自丸出。

又方：搗桂，以魚膏和塞耳，不過三四。

又方：桃人熟搗，以赤縠①裹塞耳中。今案：《博濟安衆方》：杏人炒如膏塞之。(122)

《醫心方》卷五《治耳肛[耵]聤[聤]方第五》

《葛氏方》治肛[耵]聤[聤]塞耳而強堅，不可得挑出，方：

搗曲蚯蚓，取汁以灌耳中，不過數灌，擿之皆出。《千金方》同之。(123)

───────────

① 縠(hú)：輕薄的紗。

輯佚［耳腫痛］

《外臺秘要方》卷二十二《耳卒疼痛方》

《肘後》療耳卒疼痛方：

蒸鹽，以軟布裹熨之，取差良。

○《廣濟》療耳卒疼痛求死者方：

菖蒲　附子各一分

右二味，末，以麻油和，以點耳中，立止。《肘後》《崔氏》同。（592）

《外臺秘要方》卷二十二《耳卒腫方》

《肘後》療耳卒腫出膿方：

礬石燒末，以葦管吹耳中，日三四過；或以綿裹塞耳孔內，取差。

《備急》療耳卒腫方：

栝樓根削可入耳，以臘月豬脂煎之三沸，冷以塞耳中，取差，日三作，七日愈。《肘後》治卒得風覺耳中怳怳者。（592）

《醫心方》卷五《治耳卒痛方第三》

《葛氏方》治耳疼痛方：

蒸鹽熨之。

又云，痛有汁出者方：

熬杏人令赤黑，熟搗如膏，赤穀［穀］裹塞耳，日二三易。今案：《拯要方》：杏人三兩，三日愈。

又云，耳卒腫出膿者方：

末樊［礬］石著管中，吹入耳，三四過當愈。（122）

治耳爲百蟲雜物所入方第四十八

《葛氏》百蟲入耳：

以好酒灌之，起行自出。

又方：閟①氣，令人以蘆②吹一耳。

又方：以桃葉塞兩耳，立出。

蜈蚣入耳：

以樹葉③裹鹽灰令熱，以掩耳，冷復易，立出。

蚰蜒入耳：

熬胡麻，以④葛囊貯，枕之。蟲聞香則自出。

蟻入耳：

炙豬脂、香物，安耳孔邊，卽自出。

《神效方⑤》蚰蜒入耳：

以牛酪，灌滿耳，蚰蜒卽出，出當半銷。若入腹中，空腹食好酪一二升，卽化爲黄水而出。不盡，更作服。手用神驗無比，此方是近得。

又方：小雞一隻，去毛足，以油煎令黄，筯穿作孔，枕之。

---

① 閟：“閉”的異體字。

② 蘆：《醫心方》卷五《治百蟲入耳方》作“蘆管”。當據補。

③ 樹葉：《醫心方》卷五《治吳公入耳方》作“椒葉”，《普濟方》卷五四《百蟲入耳》引作“桑葉”，《外臺秘要方》卷二十二《蜈蚣入耳方》作“木葉”。

④ 以：《外臺秘要方》卷二十二《蚰蜒入耳方》作“搗以”。

⑤ 神效方：此三字或許不是書名，本應爲主治後的評價語，被誤移在前作爲書名。見《綜論》。

又方：取蚯蚓，内葱葉中，並化爲水，滴入耳中，蚰蜒亦化爲水矣。

附方

《勝金方》主百蟲入耳不出：

以雞冠血，滴入耳内，卽出。

又，《千金方》搗韭汁，灌耳中，差。

又方，治耳中有物，不可出：

以麻繩剪令頭散，傅好膠，著耳中物上粘之，令相著，徐徐引之，令出。

又，《梅師方》取車釭脂[①]，塗耳孔中，自出。

《續十全方》治蟲入耳：

秦椒末一錢，醋半盞浸良久，少少灌耳，蟲自出。

《外臺秘要方》：《肘後》治蟻入耳：

燒鯪鯉甲，末，以水調，灌之，卽出。

劉禹錫《傳信方》治蚰蜒入耳：

以麻油作煎餅枕臥，須臾，蚰蜒自出而差。李元淳尚書在河陽日，蚰蜒入耳，無計可爲。半月後，腦中洪洪有聲，腦悶不可徹，至以頭自擊門柱，奏疾狀危極。因發御藥以療之，無差者。爲受苦不念生存，忽有人獻此方，乃愈。

《兵部手集》治蚰蜒入耳：

小蒜汁，理一切蟲入耳，皆同。

錢相公《篋中方》治百節蚰蜒并蟻入耳：

---

① 車釭脂：車軸處的油。與前文“車轂中脂”“軒轅脂”爲同物。釭，穿車軸的鋼圈。

以苦醋注之，起行，卽出。

《聖惠方》治飛蛾入耳：

醬汁灌入耳，卽出。又，擊銅器於耳傍。

《經驗方》治水入耳：

以薄荷汁點，立效。

輯佚

《備急千金要方》卷六《耳病第八》

治百蟲入耳方……又方：

車肛脂①傅耳孔，蟲自出。《肘後》以療聤耳膿血。(130)

《外臺秘要方》卷二十二《蟲入耳方》

《肘後》療百蟲入耳方：

苦酒漬椒灌之，卽出。

又方：溫湯灌耳中。

又方：搗藍青汁以灌之。

《千金》療蟲入耳方：

取桃葉，火熨以塞耳，卷之入中。《肘後》同。(592)

《外臺秘要方》卷二十二《蜈蚣入耳方》

《肘後》療蜈蚣入耳②方：

以木葉裹鹽炙令熱，以掩耳上卽出，冷復易之，驗。

又方：閉氣，滿卽吐之；復閉準前，以出爲度。或死耳中，徐徐以鉤針出之。若積久不出者，取新狧肉炙，向耳中搐之，

---

① 車肛脂：當作“車釭脂”，車軸處的油。與前文“車轂中脂”“軒轅脂”爲同物。釭，穿車軸的鋼圈。

② 蜈蚣入耳：本條已見於《肘後方》本篇正文，內容大致相同。

以出爲度。(593)

《外臺秘要方》卷二十二《蚰蜒入耳方》

《肘後》療蚰蜒入耳方……又方：

以水銀大豆許瀉耳中。

欹臥空耳，向下擊銅器，叩齒十下，卽出。

蚰蜒呼爲土蛄①，似蜈蚣黃色細長是也。

《備急》療蚰蜒入耳神效方：

以牛酪滿耳灌之，卽出，當半消。若入腹，空腹食好酪一二升，卽化爲黃水，不盡更服，神效。《肘後》同。(593)

《外臺秘要方》卷二十二《飛蛾入耳方》

《肘後》療飛蛾入耳方：

先大噏氣，仍閉口掩鼻呼氣，其蟲隨氣一口出。

又方：閉氣，以葦管極吹之，卽出。(593)

《外臺秘要方》卷二十二《蟻入耳方》

《肘後》療蟻入耳方：

燒陵鯉甲，末，以水和灌之，卽出。(593)

《醫心方》卷五《治百蟲入耳方第六》

《葛氏方》治百蟲入耳方：

以好苦酒漬椒灌之，以起行，便出。

又方：綿裹豬肪塞耳，須臾蟲死，出著綿。

又方：閉氣，令人以蘆管吹耳。

又方：溫湯令的的爾，以灌之。

又方：搗生薑汁灌之，韭汁亦佳。

---

①　蚰蜒呼爲土蛄：《醫心方》卷五《治蚰蜒入耳方第八》作"世呼爲土蚘"，參見下文當條注釋。

又方：以兩刀於耳前相敲作聲，蟲卽出。

又方：燒乾䱇[鱔]頭屑，綿裹塞耳，立出。

又方：以草[革]帶鉤向耳孔，卽諸蟲皆出。勿令鉤羅耳孔中内，蟲卽死耳中。(123)

《醫心方》卷五《治吴公[蜈蚣]入耳方第七》

《葛氏方》吴公[蜈蚣]入耳方：

取新熟豘[豚]宍[肉]若炙豬宍[肉]以當耳孔中安之，卽出。(123)

《醫心方》卷五《治蚰蜒入耳方第八》

《葛氏方》云：蚰蜒者，世呼爲土蛬[1]，似蜈蚣，黄色而細長，治入耳方：

以水銀如大豆一枚，寫[瀉]耳中。

又方：熬胡麻，以葛囊盛，枕之，蟲聞香覺出，卽差[瘥]。今案：《醫門方》搗碎用之。(123)

《醫心方》卷五《治蟻入耳方第九》

《葛氏方》治蟻入耳方：

炙脂膏香物，安耳孔邊，則自出。

又方：燒陵鯉甲，末，水和灌耳中。(123—124)

《醫心方》卷五《治飛蛾入耳方第十》

《葛氏方》治飛蛾入耳中方：

以葦管吹之，立走出。(124)

---

①　土蛬：同"土蛩(gǒng)"，蚰蜒。俗稱"鼻涕蟲"。"蛬"通"蛩"。《外臺》引《備急》作"土蛄"，卽螻蛄。蓋"蛩"别指蝗蟲，與螻蛄形似。《醫心方》仁和寺本作"土蛞"，"蛞"似爲"蛄"之俗誤。

治卒食噎①不下方第四十九

《葛氏方》取少蜜含之，卽立下

又方：取老牛涎沫，如棗核大，置水中，飲之。終身不復患噎也。

附方

《外臺秘要方》治噎：

羚羊角屑一物，多少自在，末之，飲服方寸匕。亦可以角摩噎上，良。

《食醫心鏡》治卒食噎：

以陳皮一兩，湯浸去穰，焙，爲末。以水一大盞，煎取半盞，熱服。

《聖惠方》治膈氣，咽喉噎塞，飲食不下：

用碓②觜③上細糠，蜜丸，彈子大，非時含一丸，嚥津。

《廣五行記》云：永徽中，絳④州僧病噎不下食，告弟子：吾死之後，便可開吾胸喉，視有何物。言終而卒。弟子依言而開視胸中，得一物，形似魚，而有兩頭，遍體是肉鱗，弟子置器中，

---

① 噎：咽喉堵塞之疾。
② 碓(duì)：古代舂米時在石臼中錘擊稻料以去掉稻殼的錘杵。
③ 觜：同"嘴"。此指碓錘的錘頭部。
④ 絳：當作"絳"。絳州，在今山西省新絳縣。

跳躍不止，戲以諸味，皆隨化盡。時夏中，藍①多作澱②，有一僧以澱置器中，此蟲遂遶③器中走，須臾化爲水。

輯佚

《外臺秘要方》卷八《諸噎方》

《深師》療噎方……又方：

鸕鷀喙

右一物，當噎時以銜之，則下。《肘後》同。（246）

○《集驗》療噎方：

取頭垢如棗大，以粥若漿水和服之。《肘後》《深師》同。（247）

《外臺秘要方》卷八《卒食噎方》

《肘後》療卒食噎方：

橘皮三兩

右一味，切，以水三升，煮取一升，頓服之。

又方：舂杵頭糠置手巾角以拭齒，立下。《集驗》《深師》《千金》同。（247）

○《備急》療卒食噎不下方：

取蜜含之，則下。《千金》《集驗》《肘後》同。

又方：取老牛涎沫如棗核大，置水中飲之，終身不有噎。《必效》《肘後》《深師》《千金》同。（248）

《醫心方》卷廿九《治食噎不下方第廿七》

《葛氏方》治食卒噎方：

---

① 藍：蓼科草本植物。可加工成靛青作染料。《説文》："藍，染青草也。"
② 澱：此指沉澱物。
③ 遶："繞"的異體字。

以針二七過刺水中，東向飲其水，良。

又方：銜鸕鶿喙，卽下。

又方：以零［羚］羊角摩噎上。

又方：生薑五兩　　橘皮三兩

水六升，煮取二升，再服。（677）

治卒諸雜物鯁不下方第五十

食諸魚骨鯁①：

以魚骨於頭上，立卽愈下②。云③：聲欬④卽出。

又方：小嚼薤白令柔，以繩繫⑤中，持繩端，吞薤到鯁處，引之，鯁當隨出。

療骨鯁：

仍⑥取所餘者骨，左右手反覆擲背後，立出。

雜物鯁方：

解衣帶，目窺下部，不下卽出。

又方：好蜜，以匕抄，稍稍咽之，令下。

---

①　鯁：魚骨或雜骨、雜物卡於喉部之疾。

②　以魚……愈下：《外臺秘要方》卷八《諸骨哽方》作“以魚骨插頭上，則立下”。義長。或當二本相合，作“插於”。

③　云：《外臺秘要方》卷八《諸骨哽方》作“陶云”。

④　聲（qīng）欬：欬嗽。《說文》：“聲，欬也。”

⑤　繫：據文義，當作“繫”。道藏本、《證類本草・薤》、《外臺秘要方》卷八《諸骨哽方》引《張文仲》同方並作“繫”。

⑥　仍：再；又。按《外臺秘要方》卷八《諸骨哽方》此上多一條：“白雄雞左右翮大毛各一枚，燒末，水服一刀圭也。”據此“仍”字，本方之上當據補該條。

魚骨鯁在喉中，衆法不能去者，方：

取飴糖，丸如雞子黃大，吞之。不去又吞，以漸大作丸，用得效。

附方

《斗門方》治骨鯁：

用鹿角爲末，含津嚥下，妙。

《外臺秘要方》療鯁：

取虎骨爲末，水服方寸匕。

又方：螻蛄腦一物，吞。亦治刺不出，傅之，刺卽出。

又方：口稱鸕鷀，則下。

又，《古今錄驗》療魚鯁骨橫喉中，六七日不出：

取鯉魚鱗皮，合燒作屑，以水服之則出，未出，更服。

《勝金方》治小兒大人一切骨鯁，或竹木簽刺喉中不下。方：

於臘月中，取鱖魚膽，懸北簷下，令乾。每魚鯁，卽取一皂子許，以酒煎化，溫溫呷。若得逆，便吐，骨卽隨頑涎出。若未吐，更喫溫酒。但以吐爲妙。酒卽隨性量力也。若未出，更煎一塊子，無不出者。此藥但是鯁物在藏腑中，日久痛，黃瘦甚者，服之皆出。若卒求鱖魚不得，蠡魚、鮠魚、鯽魚俱可。臘月收之，甚佳。

孟詵云：人患卒瘂[①]：

取杏仁三分（去皮尖，熬，別杵）　桂一分

———

① 瘂：同"啞"。不能發音之疾。

和如泥,取李核①,用綿裹含,細細嚥之。日五夜三。

輯佚

《備急千金要方》卷十六《噎塞第六》

治諸哽方……又方:

用綿二兩,以蜜煎使熱的的爾,從外薄哽所在處,灼瓠以熨綿上;若故②未出,復煮一段綿以代前,并以皂莢屑少少吹鼻中,使得嚏③,哽出。《肘後方》云:治哽百日不出者。(296)

《外臺秘要方》卷八《諸骨哽方》

《肘後》療食諸魚骨哽、百日哽者,方:

用綿二兩,以火煎蜜,内一段綿,使熱灼灼爾,從外縛④哽所在處,灼瓠以熨綿以上;若故未出,復煮一段綿以代前,並以皂莢屑少少吹鼻中,使得嚏出矣。秘方不傳。禮云:魚去乙。謂其頭間有骨如乙字形者,哽入不肯出故也。

又方:取捕魚竹笱鬚燒末飲之,魚網亦佳。

又,療食諸肉骨哽方:

白雄雞左右翮大毛各一枚燒末,水服一刀圭也。

仍取所食餘者骨,左右手反覆擲背後,則下也。《文仲》《備急》同。

又方:燒雞足末服方寸匕,酒下,立出。《深師》同。

又方:生艾蒿數升,水酒共一斗,煮取三四升,稍稍飲之。《深師》同。

---

① 取李核:《證類本草·杏核人》作"取李核大",義足,當從。
② 故:仍。
③ 嚏:同"嚏"。
④ 縛:當作"傅"。即後世"敷"。上引《備急千金要方》同方作"薄",同此。

　　凡療病皆各以其類，豈宜以鸕鷀療肉骨、狸虎療魚哽耶？至於竹篾、薤白、嚼筋、綿蜜事，乃可通爲諸哽用耳。又有咒術，小小皆須師解，故不備載。(249)

　　○《張文仲》療食諸魚骨哽方……又療食中吞髮哽不去繞喉者，方：

　　取梳頭髮燒灰飲服一錢匕。《肘後》《備急》《集驗》《千金》同。(250—251)

《醫心方》卷廿五《治小兒飲李、梅輩哽方第百五十六》

　　《產經》云：治小兒吞李、梅之輩，塞咽不得出，方：

　　以水灌兒頭上，承取汁與飲之，良。《葛氏方》同之。(584)

《醫心方》卷廿九《治食魚骨哽方第卅》

　　《葛氏方》治諸魚骨哽方：

　　燒魚骨，服少少。

　　又方：以魚骨搖頭卽下。

　　又方：以大刀環摩喉二七過。

　　又方：燒魚網服之。

　　又方：鸕鷀羽燒，末，水服半錢上［匕］。今案：《集驗方》用屎，《如意方》用骨。(681)

《醫心方》卷廿九《治食宍［肉］骨哽方第卅一》

　　《葛氏方》治食諸肉骨哽方：

　　白雄雞左右翮大毛各一枚，燒，末，水服一刀圭。

　　又方：燒鷹、鳶、狸、虎頭諸食宍［肉］者，服方寸匕。(682)

《醫心方》卷廿九《治草芥雜哽方第卅二》

　　《小品方》治諸鯁方：

　　豬膏如雞子大吞之，不差［瘥］復吞，不過再三便去。今案：《葛氏方》治草芥諸噎。

○《葛氏方》治雜哽方：

作竹蔑，刮令弱滑，以綿纏内[納]喉中至哽處，引之，哽當隨出。今案：《小品方》云：進退牽引。

又方：刮東壁土，以酒和服。

又方：螻蛄，炙燥，末爲屑，東流水服之，卽出。

又云，治飲食遇草芥諸物哽方：

隨哽所近邊耳，令人吹。

又方：好蜜匕抄稍咽之，令下。

又方：解衣帶，因闚[窺]下部卽出。

又方：末瞿麥，服方寸匕。

又方：以皂莢屑，少少吹内[納]鼻中，使得嚏，哽出。秘方。（683）

《證類本草》卷五《泉水》

《百一方》又主食魚肉，爲骨所骾：

取一杯水，合口向水，張口取水氣，骾當自下。（131）

《證類本草》卷二十《石蜜》

《葛氏方》……食諸魚骨骾、雜物骾：

以好蜜匕抄，稍稍服之，令下。（411）

治卒誤吞諸物及患①方第五十一

《葛氏》誤吞釵方：

取薤曝令萎，煮使熟，勿切，食一大束，釵卽隨出。生麥菜

---

① 患：文義未足。此下似有脱文。

若節縷①,皆可用。

誤吞釘及箭、金針、錢鐵等物,方:

多食肥羊脂、諸般肥肉等,自裹之,必得出。

吞諸珠瓃②鐵而鯁,方:

燒弩銅③令赤,内水中,飲其汁,立愈。

誤吞錢:

燒火炭末,服方寸匕,卽出。《小品》同。

又方:服蜜三升,卽出。

《姚氏》食中吞髮,繞喉不出方:

取梳頭髮,燒作灰,服一錢匕。

吞鐶④若指彄⑤:

燒鵝羽數枚,末,飲之。

吞錢:

臈月米餳⑥,頓服半升。

又方:濃煎艾汁,服,效。

附方

《聖惠方》治誤吞銀鐶子、釵子:

以水銀半兩服之,再服,卽出。

---

①　節縷:《外臺秘要方》卷八《雜誤吞物方》作"蘽縷",爲一種低矮的草藥,較是。《醫心方》卷二十九《治誤吞鐶釵方》作"蒮薊縷"。古人此類方子意在利用草的纖維牽拉出誤吞之物。

②　瓃:耳飾。多爲玉製。

③　弩銅:《外臺秘要方》卷八《雜誤吞物方》作"弩銅牙"。可從。

④　鐶:"環"的異體字。

⑤　指彄(kōu):指環。

⑥　餳(táng):飴糖。

又方：治小兒誤吞針：

用磁石如棗核大，磨令光，鑽作竅，絲穿，令含，針自出。

又方：治小兒誤吞銅鐵物，在咽喉內不下：

用南燭根，燒，細研，熟水調一錢，下之。

鐵相公《篋中方》療誤吞錢：

以磁石棗許大一塊，含之，立出。

又方：取艾蒿一把，細剉，用水五升，煎取一升，頓服，便下。

又，《外臺秘要方》：

取飴糖一斤，漸漸盡食之，鐶及釵便出。

又，《楊氏産乳》：

菓耳頭一把，以水一升，浸水中十餘度，飲水愈。

《孫用和方》治誤吞金銀或錢，在腹內不下。方：

石灰一杏核大，硫黃一皂子大，同研爲末，酒調下，不計時候。

《姚氏方》治食中誤吞髮，繞喉不出：

取己頭亂髮，燒作灰，服一錢匕，水調。

陳藏器云：

故鋸無毒，主誤吞竹木入喉咽，出入不得者。燒令赤，漬酒中，及熱飲，並得。

輯佚

《外臺秘要方》卷八《雜誤吞物方》

《肘後》療誤吞鈎方：

若繩猶在手中者，莫引之，但益以珠璫若薏子輩就貫之，著繩稍稍①令推至鉤處，小小引之則出。

　　又方：以小羊喉以沓②繩推至鉤處，當退脫，小引則出。

　　又方：但大戾頭，四向顧，小引之則出。

　　又方：常思草頭一把，二升水淘灌之，十餘過而飲之。

　　又療誤吞諸木竹釵輩，方：

　　取布刀故鋸燒，漬酒中，以女人大指甲二枚燒末，内酒中飲之。

　　又方：若是桃枝竹釵，但數數多食白糖，自消去。

　　又療以銀釵簪筋③摘吐，因氣吸誤吞不出方：

　　多食白糖，漸漸至十斤，當裹物自出。此說與《葛氏》小異。
(251)

　　《外臺秘要方》卷三十六《小兒誤吞物方》

　　《肘後》療小兒誤吞梅李方：

　　以少許水灌小兒頭，承其水與飲之，即出，良。(1022)

　　《醫心方》卷廿九《治誤吞竹木叉[釵]導方第卅三》

　　《葛氏方》治誤吞竹木叉④[釵]導⑤輩[輩]者方：

　　吞螻蛄腦即出。

　　又方：但數多食白糖，自消去。(683)

　　《醫心方》卷廿九《治誤吞環釵方第卅四》

　　《葛氏方》治誤吞釵方：

----

①　稍稍：漸漸。

②　沓：義當同"套"，或如上方作"貫"。參見下文引《醫心方》"誤吞鉤方"。

③　筋：當作"筯"，同"箸"，即筷子。

④　叉：女性髮飾，歧頭如叉，後作"釵"。

⑤　導：一種梳櫛類的髮飾。《釋名·釋首飾》："導，所以導櫟鬢髮，使入巾幘之裏也。"《六書故·人八》："篦類也。"即别於髮中約束碎髮的小梳，現代稱碎髮梳。

取韭,曝令萎,煮令熟,勿切,食之入,束釵隨出。

又方:生麥菜,若蕹、薊、蔞皆可食。若是竹釵者,但數數多食白糖,自隨去。

又方:以銀釵簪筋[筋—筯]物摘吐,因氣吸吞不出方:

多食白糖,漸漸至十斤,當裹物自出。(683)

《醫心方》卷廿九《治誤吞針生①鐵物方第卅六》

《葛氏方》誤吞釘針箭鐵物輩方:

但多食肥羊、肥牛宍[肉],諸肥自裹之出。(683)

《醫心方》卷廿九《治誤吞鈎方第卅七》

《葛氏方》誤吞鈎,鈎繩若猶在手中者,莫引之。但益以珠璫若薏苡子輩[輩],就貫著繩稍稍推令至鈎處,小小引之則出。《私迹方》同之。

又方:但大戻②頭四領③[顧],少引之則出。

又方:取螻蛄,摘[摘]去其身,但吞其頭數枚。今案:《私迹方》同之。(684)

《醫心方》卷廿九《治吞諸珠璫銅鐵方第卅八》

《葛氏方》吞珠璫銅鐵方④:

燒弩銅令赤,内[納]水中,飲其汁,立出。(684)

《醫心方》卷廿九《治誤吞錢方第卅九》

《葛氏方》治誤吞錢方:

搗火炭,服方寸匕卽出。

---

① 生:疑當作"矢",箭矢。《醫心方》當篇引《葛氏方》《僧深方》誤吞物中皆有"箭"。

② 戻:通"捩",轉動。

③ 領:當作"顧",謂脖頸向四方低傾。

④ 方:旁注謂或本作"而哽方"。

又方：服蜜二升卽出。

《醫心方》卷廿九《治食中吞髮方第五十》

《小品方》治食中吞髮結喉不出方：

取梳頭髮，燒，服一錢上［匕］。《葛氏方》同之。(684)

《證類本草》卷二十《石蜜》

《葛氏方》……誤吞錢：

煉服二升，卽出矣。(411)

治面皰髮禿身臭心惛鄙醜方第五十二

《葛氏》療年少氣充，面生皰①瘡：

胡粉　水銀

臘月豬脂和，熟研，令水銀消散，向暝②以粉面，曉拭去。勿水洗，至暝又塗之。三度，卽差。《姚方》同。

又方：塗麋脂，卽差。

又方：三歲苦酒，漬雞子三宿，軟，取白，以塗上。

《隱居效方》皰瘡方：

黃連　牡蠣各二兩

二物，搗篩，和水作泥，封瘡上，濃汁粉之，神驗。

冬葵散：

冬葵子　柏子仁　茯苓　瓜瓣③各一兩

---

① 皰：同"疱"，皮膚水泡樣小瘡、小疙瘩。

② 向暝：傍晚。

③ 瓜瓣：《外臺秘要方》卷三十二《面䵟皰方》引《肘後》作"冬瓜子"。

四物，爲散，食後服方寸匕，日三，酒下之。

療面及鼻酒皶①方：

真珠②　胡粉　水銀分等

豬脂和塗。

又：鸕鷀矢和臘月豬脂塗③，亦大驗，神效。

面多䵟䵬④，或似雀卵色者：

苦酒煮⑤术，常以拭面，稍稍自去。

又方：新生雞子一枚，穿去其黃，以朱⑥末一兩內中，漆固

別方云：蠟塞以雞伏⑦著。例⑧出取塗面，立去而白。

又，別方出西王母枕中，陳朝張貴妃常用膏方：

雞子一枚　丹砂二兩（末之）

仍云安白雞腹下伏之，餘同。雞子令面皮急而光滑，丹砂
發紅色。不過五度傅面，面白如玉，光潤照人，大佳。

卒病⑨餘，面如米粉傅者：

熬礬石，酒和塗之。《姚》云：不過三度。

又方：白薟二分　杏人半分　雞矢白一分

搗下，以蜜和之。雜水以拭面，良。

---

① 皶：同“齇”，亦作“齄”“皻”等，鼻子上的小紅皰，俗稱“酒糟鼻”。

② 真珠：蚌珠。按，疑當作“真朱”，即朱砂。

③ 塗：《醫心方》卷四《治鼻皶方》此下有“鶴矢亦佳”四字。

④ 䵟䵬（gǎn zèng）：面部的黑斑、黑氣。“䵟”亦作“皯”。

⑤ 煮：《證類本草·醋》作“漬”。

⑥ 朱：指“朱砂”，即丹砂。

⑦ 伏：同“孵”，孵化。

⑧ 例：四庫本作“倒”。當從。

⑨ 卒病：突發之病，多指外感熱病。又疑當作“雜病”。

療人頭面患瘑瘍①方：

雄黃　硫黃　礜石（末）

豬脂和塗之。

又方：取生樹木孔中蚰②汁拭之。末桂，和傅上，日再三。

又方：蛇蛻皮，熟以磨之數百度，令熱，乃棄草中，勿顧。

療人面體黎黑③，膚色麁④陋，皮厚狀醜：

細搗㲦羊脛骨，雞子白和傅面，乾，以白梁⑤米泔汁洗之。三日如素，神效。

又方：蕪菁子二兩　杏仁一兩（並搗破）　栝蔞（去子囊⑥）　豬胰五具

淳酒和，夜傅之。寒月以爲手面膏。別方云：老者少，黑者白。亦可加土瓜根一兩，大棗七枚，自⑦漸白悅。《姚方》豬胰五具，神驗。

《隱居效驗方》面黑令白去黯方：

烏賊　魚骨　細辛　栝蔞　乾薑　椒各二兩

五物，切，以苦酒漬三日，以成鍊⑧牛髓二斤煎之，苦酒氣盡藥成，以粉面，醜人特異鮮好，神妙方。

―――――――――

① 瘑瘍：亦稱"瘑瘍風"。汗斑一類皮膚病。

② 蚰汁：《醫心方》卷四《治瘑瘍方第十八》作"汁"，"蚰"似衍。《外臺秘要方》卷十五《白駁方》作"水"，義同。

③ 黎黑：黑色。"黎"通"黧"。又"面體黎黑"四字，《備急千金要方》卷六《面藥》作"面黖黯黑"。

④ 麁：當作"麁"，卽"麤"，同"粗"。四庫本、《備急千金要方》卷六《面藥》並作"麤"。

⑤ 梁：《備急千金要方》卷六下《面藥第九》作"粱"，當從改。

⑥ 囊：疑當作"瓤"。

⑦ 自：諸本同。道藏本作"日"。義長。

⑧ 成鍊：旣煉，已煉。"成＋動詞＋賓語"，表示動賓短語已完成，古方書與道家文獻中常見。

又,令面白如玉色方:

羊脂　狗脂各一升　白芷半升　甘草一尺　半夏半兩　烏喙十四枚

合煎,以白器成①,塗面,二十日卽變。兄弟不相識,何況餘人乎?

《傳效方》療化面②方:

真珠屑　光明砂(並別熟研)　冬瓜陳人③各二兩(亦研)　水銀四兩

以四五重帛練袋子貯之。銅鐺中醋漿微火煮之一宿一日,堪用。取水銀和面脂,熟研使消,乃合珠屑、砂,并瓜子末,更合調,然後傅面。

又,療人面無光潤,黑䵟及皺,常傅面脂,方:

細辛　萎蕤　黃耆　薯蕷　白附子　辛夷　芎藭　白芷各一兩　栝蔞　木蘭皮各一分　成鍊豬脂二升

十一物,切之,以綿裹,用少酒漬之一宿,内豬脂煎之,七上七下。別出一片白芷,内煎,候白芷黃色成,去滓,絞,用汁以傅面。千金不傳。此膏亦療金瘡,并吐血。

療人䵟,令人面皮薄如蕣華④,方:

鹿角尖(取實白處,於平石上以⑤磨之,稍濃取一大合)　乾薑一大兩

---

① 成:似當作"盛"。

② 療化面:"療"字衍,"化面"指消除面上瑕疵。

③ 冬瓜陳人:四庫本作"冬瓜杏仁"。《外臺秘要方》卷三十二《化面方》作"冬瓜仁"。

④ 蕣華:卽木槿花。古人以之喻貌美。《詩·鄭風·有女同車》:"顏如舜華。"

⑤ 以:《外臺秘要方》卷三十二《面䵟方》引《文仲》作"以水"。

搗，密絹篩，和鹿角汁，攪使調匀。每夜先以暖漿水洗面，軟帛拭之，以白蜜塗面，以手拍，使蜜盡，手指不粘爲盡，然後塗藥，平旦還以暖漿水洗。二三七日，顔色驚人。塗藥不見風日，慎之。

又，面上暴生皯方：

生杏仁（去皮，搗）

以雞子白和如煎餅麵，入夜洗面，乾，塗之，旦以水洗之，立愈。《姚方》云：經宿拭去。

面上皻皰子①、化面並療②，仍③得光潤皮急。方：

土瓜根，搗篩，以漿水和，令調匀，入夜漿水以洗面，塗藥。旦復洗之，百日光華射人，夫妻不相識④。

《葛氏》服藥取白。方：

取三樹桃花，陰乾，末之。食前服方寸匕，日三。《姚》云：并細腰身。

又方：白瓜子中仁五分　白楊皮二分　桃花四分

搗，末，食後服方寸匕，日三。欲白，加瓜子；欲赤，加桃花。三十日面白，五十日手足俱白。又一方有橘皮三分，無楊皮。

又方：女苑三分　鉛丹一分

末，以醋漿服一刀圭，日三服。十日大便黑，十八十九日

---

① 皻皰子：猶言“蓓蕾”，卽花苞，借指面部所生疙瘩。亦作“痤痡”“痤瘟”。《證類本草·王瓜》引作“痱瘰子”，亦同。

② 化面並療：“並療”二字衍，或“療”字當在前句之前，作“療面上皻皰子”。參見前注。

③ 仍：通“乃”。

④ 夫妻不相識：《證類本草·王瓜》無此語。另附述：“小兒四歲發黃，生搗絞汁三合與飲，不過三飲已。”不知是否連屬前文。

如漆,二十一日全白,便止,過此太白。其年過三十,難復療。服藥忌五辛。

又方:朱丹五兩　桃花三兩(末)

井朝水①服方寸匕,日三服。十日知,二十日太白,小便當出黑汁。

又方:白松脂十分　乾地黃九分　乾漆五分(熬)　附子一分(炮)　桂心二分

搗下篩,蜜丸,服十丸,日三。諸蟲悉出,便肥白。

又方:乾薑　桂　甘草分等

末之,且以生雞子一枚,内一升酒中攪,溫,以服方寸匕。十日知,一月白光潤。

又方:去黑:

羊膽　豬胰②　細辛等分

煎三沸,塗面咽③,旦醋漿洗之。

又方:茯苓　白石脂分等

蜜和,塗之,日三度。

服一種藥,一月即得肥白。方:

大豆黃,炒,舂如作醬滓。取純黃一大升,搗篩,煉豬脂和令熟,丸。酒服二十丸,日再,漸加至三四十丸。服盡五升,不出一月,即大能食,肥白,試用之。

---

①　井朝水:同"井花水",清晨水井中打出的第一桶水。

②　豬胰:《外臺秘要方》卷三十二《面黶方》引《肘後》作"豬頭",《面奸方》引《古今錄驗》作"豬脂"。

③　咽:四庫本無此字。六醴齋本改作"靨"。似當作"𪒟"。面𪒟,面部黑子。

療人鬚鬢禿落不生長。方：

麻子人三升　秦椒二合

置泔汁中一宿，去滓，日一沐，一月長二尺也。

又方：蔓荊子三分　附子二枚(碎)

酒七升，合和器中。封二七日，澤沐，十日長一尺。勿近面上，恐有毛生。

又方：桑白皮(剉)三二升

以水淹，煮五六沸，去滓。以洗鬚鬢，數數爲之，卽自不落。

又方：麻子人三升　白桐葉一把

米泔煮五六沸，去滓以洗之。數之則長。

又方：東行桑根長三尺，中央當甑餰①上蒸之，承取兩頭汁，以塗鬚鬢，則立愈。

療鬚鬢黄方：

燒梧桐灰，乳汁和，以塗膚及鬚鬢，佳。

染髮鬚，白令黑方：

醋漿煮豆漆②之，黑如漆色。

又方：先洗鬚髮令净，取石灰、胡粉分等，漿和溫，夕臥塗訖。用油衣包裹，明日洗去，便黑，大佳。

又，拔白毛，令黑毛生方：

拔去白毛，以好白蜜任③孔中，卽生黑毛。眉中無毛，亦針

---

① 餰：同“飯”。

② 漆：疑當作“染”。“漆”古俗作“柒”，與“染”形近。

③ 任：當爲“付”字之誤。“付”同“傅”。四庫本、《醫心方》卷四《治白髮令黑方》並作“傅”，《外臺秘要方》卷三十二《拔白髮良日並方》作“敷”。下句亦云“傅蜜”。六醴齋本改作“紝”，非是。

挑傷傅蜜，亦毛生。比見諸人水取石子①，研丁香汁，拔訖，急手傅孔中，亦卽生黑毛，此法大神驗。

若頭風白屑，撿風條中方、脂澤等方，在此篇末。

《姚方》療黚：

白蜜和茯苓，塗上。滿七日，卽愈。

又，療面胡②粉刺方：

搗生菟絲，絞取汁，塗之。不過三五上。

又，黑面方：

牡羊膽　牛膽

淳酒三升，合煮三沸，以塗面，良。

面上惡瘡方：

黃連　黃檗　胡粉各五兩

下篩，以粉面上瘡。瘡方並出本條中，患③宜檢用之。

《葛氏》療身體及腋下狐臭。方：

正旦以小便洗腋下，卽不臭。《姚》云：大神驗。

又方：燒好礬石，作末，絹囊貯。常以粉腋下。又④，用馬齒礬石，燒令汁盡，粉之，卽差。

又方：青木香二兩　附子一兩　石灰一兩⑤

---

① 水取石子：“水”字似衍。《外臺秘要方》卷三十二《拔白髮良日並方》作“以石子”。

② 胡：《證類本草·菟絲子》作“上”，較是。

③ 患：似當作“患人”或“患者”。

④ 又：《醫方類聚》卷一六九《諸臭門》作“姚云”。

⑤ 石灰一兩：《外臺秘要方》卷二十三《腋臭方》作“白灰一兩半、礬石半兩”，《備急千金要方》卷二十四《胡臭漏腋》作“白灰一兩”。

細末,著粉腋中。汁①出,卽粉之。《姚方》有礬石半兩,燒。

又方:炊飯,及熱丸,以拭腋下臭。仍與犬食之,七日一②如此,卽差。

又方:煮兩雞子熟,去殼皮。各內腋下,冷,棄三路口,勿反顧,三爲之,良。

《姚方》:

取牛脂、胡粉,合椒以塗腋下,一宿卽愈。可三兩度作之,則永差。

又,兩腋下及手足掌、陰下股裏,常汗濕致臰③,方:

乾枸杞根　　干畜根④　　甘草半兩⑤　　干章陸　　胡粉　　滑石各一兩

六物,以苦酒和塗腋下,當汁出,易衣更塗,不過三傅,便愈。或更發,復塗之。不可多傅,傷人腋,餘處亦塗之。

若股內陰下常濕且臰,或作瘡者,方:

但以胡粉一分粉之,卽差。常用驗方。

---

①　汁:似當作"汗"。《外臺秘要方》卷二十三《腋臭方》本條作"汗出因以粉之"。下文"汁出",《外臺秘要方》卷二十三《漏腋方》亦作"汗出"。

②　日一:《醫心方》卷四《治胡臭方》作"旦",義長。

③　臰:同"臭"。

④　干畜根:似指草類藥羊蹄。《名醫別錄》:羊蹄"一名畜"。《備急千金要方》卷二十四《胡臭漏腋》作"乾薔薇根"(《外臺秘要方》卷二十三《漏腋方》同),注云:"《肘後》作畜根。"《醫心方》卷四《治胡臭方》引《小品》同名"六物胡粉膏",作"乾薑"。"干",原文如此,同"乾",下文"干"字同此。

⑤　半兩:《外臺秘要方》卷二十三《漏腋方》、《醫心方》卷四《治胡臭方》乾枸杞根、乾畜根、甘草半兩三物各爲"半兩",是。

《隱居效方》療胡臭

雞舌①　藿香　青木香　胡粉各二兩

爲散，内腋下，綿裹之，常作，差。

令人香方：

白芷　薰草　杜若　杜蘅　藁本分等

蜜②丸爲丸，但旦服三丸，暮服四丸。二十日足下悉香，云③大神驗。

又方：瓜子　芎藭　藁本　當歸　杜蘅　細辛各二分　白芷　桂各五分④

搗下，食後服方寸匕，日三服。五日口香，一十日肉中皆香。神良。

《小品》又方：

甘草　松樹根及皮　大棗　甜瓜子

四物，分等，末，服方寸匕，日三。二十日覺效，五十日身體並香，百日衣服牀幬皆香。《姚》同。

療人心孔惛塞，多忘喜誤：

七月七日，取蜘蛛網着領中，勿令人知，則永不忘也。《姚方》同。

又方：丁酉日，密自至市買遠志，著巾角中還，末服之，勿令人知。《姚》同。

又方：丙午日，取龞甲著衣帶上，良。

---

　　①　雞舌：指"雞舌香"，香藥名。一般認爲卽是丁香。

　　②　蜜：《外臺秘要方》卷二十三《令人體香方》此上有"末之"二字，義足。

　　③　云：似當作"×云"。本書較多見者有"姚云"。

　　④　分：《外臺秘要方》卷二十三《令人體香方》此下有"甘草二分"，共九味。

又方：取牛、馬、豬、雞心，乾之，末，向日酒服方寸匕，日三。問一知十。

孔子大聖智枕中方，已出在第九卷①。《姚》同。

又方：茯苓　茯神　人參五分　遠志七分　菖蒲二分

末，服方寸匕，日三夜一服。

又方：章陸花，陰乾一百日，搗末，暮水服方寸匕。暮臥思念所欲知事，卽於眠中醒悟。

又方：上黨人參半斤　七月七日麻教②一升

合搗，蒸使氣盡遍，服一刀圭，暮臥，逆知③未然之事。

療人嗜眠④喜睡方：

馬頭骨，燒作灰，末，服方寸匕，日三夜一。

又方：父鼠目一枚，燒作屑，魚膏和，注目外眥，則不肯眠。兼取兩目絳囊裏帶。

又方：麻黃　术各五分　甘草三分

日中南搗，末，服一方寸匕，日三。《姚方》：人不忘⑤。

菖蒲三分　茯苓五分⑥　伏神　人參各五分　遠志七分

末，服方寸匕，日三夜一，五日則知，神良。

《傳用方》頭不光澤，臘澤飾髮。方：

青木香　白芷　零陵香　甘松香　澤蘭各一分

用綿裹，酒漬再宿，內油裏煎再宿，加臘澤斟量硬軟，卽火

---

① 　第九卷：可能指《肘後方》全本爲九卷或十卷的舊本第九卷。

② 　麻教：卽麻勃。又名"麻花"，植物大麻的花。

③ 　逆知：預知。逆，預先。

④ 　嗜眠：《證類本草·牡鼠》作"目澀"。

⑤ 　姚方人不忘：五字似應爲下方的述證語，卽應另起一行，與下方相連。

⑥ 　五分：下文云"各五分"，此"五分"似衍。

急煎。著少許胡粉、煙脂訖,又緩火煎令粘極,去滓,作梃①,以飾髮,神良。

作香澤塗髮方:

依臘澤藥,内漬油裏煎。即用塗髮,亦綿裏煎之。

作手脂法②:

豬胰一具　白芷　桃人(碎)各一兩　辛夷各③二分　冬瓜人二分　細辛半分　黃瓜　栝蔞人各三分

以油一大升,煮白芷等二三沸,去滓。挼豬胰取盡,乃内冬瓜④、桃人,末,合和之,膏成,以塗手掌,即光。

蘴豆香藻⑤法

蘴豆一升　白附　芎藭　白芍藥　水⑥栝蔞　當陸　桃人　冬瓜人各二兩

搗篩,和合。先用水洗手面,然後傅藥粉飾之也。

六味薰衣香方:

沉香一片⑦　麝香一兩　蘇合香⑧(蜜塗微火炙,少令變色)白膠香一兩(搗)

---

①　梃:棍棒。此指將臘澤加工成棒狀。

②　本方:《外臺秘要方》卷三十二《手膏方》用:豬胰一具,白芷、桃人、細辛各一兩,辛夷、冬瓜人、黃瓜樓人各二兩。分量頗有不同。用黃瓜蔞人,非黃瓜、栝蔞人兩物。按:栝樓果實名黃瓜,疑本書原作"黃瓜",後人旁批"栝蔞",再後混入正文。

③　各:此上只有辛夷一物,"各"字當衍。參上注。

④　冬瓜:參上文,當作"冬瓜人"。

⑤　香藻:《外臺秘要方》卷三十二《澡豆方》引《備急》作"香藻豆",可從。

⑥　水:《外臺秘要方》卷三十二《澡豆方》作"白术",當從改。

⑦　片:《醫方類聚》卷一九八《諸香門》作"斤"。《外臺秘要方》卷三十二《薰衣濕香方》同"沉香"下脫分量。

⑧　蘇合香:此下似應有"一兩"二字。以下"沉香"處同此。

沉香令破如大豆粒,丁香一兩亦別搗令作三兩段,搗餘香訖,蜜和爲炷燒之。若薰衣,著半兩許;又,藿香一兩,佳①。

《葛氏》旣有膏傅面染髮等方,故疏脂澤等法,亦粉飾之所要云。

髮生方:

蔓荆子三分　附子二枚(生用,並碎之)

二物,以酒七升和内瓷器中,封閉經二七日,藥成。先以灰汁净洗鬚髮,痛拭乾。取烏雞脂揩,一日三遍,凡經七日。然後以藥塗,日三四遍。四十日長一尺,餘處則勿塗。

附方

《肘後方》:《姚氏》療䵟:

茯苓,末,白蜜和,塗上。滿七日,卽愈。

又方:療面多皯䵟②,如雀卵色:

以殺羊膽一枚,酒二升,合煮三沸,以塗拭之,日三度,差。

《千金方》治血䵟面皺:

取蔓菁子,爛研,入常用面脂中,良。

崔元亮《海上方》滅瘢膏:

以黃礬石(燒令汁出)　胡粉(炒令黃)各八分

---

①　六味……佳:本方未足"六味"之數,頗有脱失錯亂。《外臺秘要方》卷三十二"薰衣濕香方"有此方,作:"備急六味薰衣香方:沉香　麝香一兩　蘇合香一兩半　丁香二兩　甲香一兩酒洗蜜塗微炙　白膠香一兩。右六味藥,搗沉香令碎如大豆粒,丁香亦搗,餘香訖,蜜丸燒之。若熏衣,加艾納香半兩佳。"據此,方中脱甲香,丁香混併於節度語中;蘇合香下的節度語當在丁香之下;"著半兩許"係指要加艾納香。

②　皯䵟(gǎn zèng):《集韻·隥韻》:"䵟,皯䵟,面黑氣。"亦作"皯䵟""皯皰"。卽雀斑一類面部黑斑。

惟須細研，以臘月豬脂和，更研如涅，先取生布揩令痛，則用藥塗，五度。又取鷹屎白、鸎窠中草，燒作灰，等分，和人乳塗之，其瘢自滅，肉平如故。

又方：治面䵟黑子：

取李核中人，去皮細研，以雞子白和如稀餳，塗。至晚每以淡漿洗之，後塗胡粉，不過五六日，有神。慎風。

《孫真人食忌》去靨子：

取石灰，炭上熬令熱，插糯米於灰上，候米化，即取米點之。

《外臺秘要方》救急去黑子。方：

夜以暖漿水洗面，以布揩黑子令赤痛，水研白檀香，取濃汁以塗之。旦又復以漿水洗面，仍①以鷹糞粉黑子。

又，令面生光方：

以蜜陀僧用乳煎塗面，佳。兼治皻②鼻皰。

《聖惠方》治䵟𪒟斑點方：

用蜜陀僧二兩，細研，以人乳汁調，塗面，每夜用之。

又方：治黑痣生於身面上：

用藜蘆灰五兩，水一大椀，淋灰汁於銅器中貯。以重湯煮，令如黑膏，以針微撥破痣處，點之，良。不過三遍，神驗。

又方：生眉毛：

用七月烏麻花，陰乾爲末，生烏麻油浸，每夜傅之。

《千金翼》老人令面光澤方：

大豬蹄一具，洗净，理如食法。煮漿如膠，夜以塗面，曉以

---

① 仍：再。

② 皻：同上文"皵"字。酒糟鼻一類疾患。

漿水洗面,皮急矣。

《譚氏小兒方》療豆瘡瘢面騷:

以蜜陀僧細研,水調,夜塗之。明旦洗去,平復矣。

有治瘢瘍三方,具風條中。

《千金方》治諸腋臭:

伏龍肝,澆作泥,傅之,立差。

《外臺秘要方》治狐臭若股内陰下恒濕臭,或作瘡:

青木香,好醋浸,致腋下夾之,卽愈。

又,生狐臭:

以三年釅醋[①]和石灰,傅之。

《經驗方》善治狐臭:

用生薑塗腋下,絶根本。

又方:烏髭鬢,駐顔色,壯筋骨,明耳目,除風氣,潤肌膚,久服令人輕健:

蒼术(不計多少),用米泔水浸三兩日,逐日換水,候滿日卽出,刮去黑皮,切作片子,暴乾。用慢火炒令黄色,細搗末,每一斤末,用蒸過茯苓半斤,煉蜜爲丸,如梧桐子大。空心,臥時溫熟水下十五丸。別用术(末)六兩,甘草(末)一兩,拌和匀,作湯點之,下术丸,妙。忌桃、李、雀、蛤及三白。

《千金方》治髮落不生,令長:

麻子一升,熬黑壓油,以傅頭,長髮,妙。

又,治髮不生:

以羊屎灰,淋取汁洗之,三日一洗,不過十度卽生。

又,治眉髮髭落:

---

① 釅(yàn)醋:醇濃的醋。

石灰三升,以水拌匀,熔火炒令焦。以絹袋貯,使好酒一斗漬之,密封,冬十四日,春秋七日,取服一合,常令酒氣相接。嚴云:百日卽新髭髮生不落。

《孫真人食忌》生髮方:

取側柏葉,陰乾作末,和油塗之。

又方:令髮鬢烏黑:

醋煮大豆(黑者),去豆,煎令稠,傅髮。

又方:治頭禿:

蕪菁子,末,酢和,傅之,日三。

《梅師方》治年少髮白:

拔去白髮,以白蜜塗毛孔中,卽生黑者。髮不生,取梧桐子搗汁,塗上,必生黑者。

《千金翼》療髮黃:

熊脂塗髮,梳之散。頭入牀底,伏地一食頃,卽出,便盡黑,不過一升脂,驗。

《楊氏産乳》療白禿瘡及髮中生癬:

取熊白,傅之。

又,療禿瘡:

取虎膏,塗之。

《聖惠方》治白禿:

以白鴿糞,搗,細羅爲散。先以醋米泔①洗了,傅之,立差。

又,治頭赤禿:

用白馬蹄燒灰,末,以臘月豬脂和,傅之。

《簡要濟衆》治頭瘡:

————————

① 醋米泔:酸泔水。醋,酸。

大笋殼葉,燒爲灰,量瘡大小,用灰調生油,傅。入少膩粉,佳。

輯佚[頭面病]

《外臺秘要方》卷十五《風熱頭面瘭癧方》

《肘後》枳實丸,療熱風頭面癢,風瘭如癩方:

枳實六分(炙)　天門冬(去心)　獨活　蒺藜人　防風　桔梗各五分　黃連　薏苡人各四分　菌桂一分半

右九味,搗篩,蜜和丸如梧子,飲服十五丸,日再。如能以酒和飲之益佳,不限食之前後,以意加減。忌鯉魚、生葱、豬肉、冷水。出第四卷中。一方有人參五分。(423)

《外臺秘要方》卷三十二《面皯黯①方》

《肘後》療面多皯黯,如雀卵色者方……又方:

以羚羊膽、酒二升,合煮三沸,以塗拭之,日三,差。(876)

《外臺秘要方》卷三十二《面皯皰方》

《肘後》療年少氣盛,面生皯皰②,方:

冬瓜子　冬葵子　柏子人　茯苓各等分

右四味,爲散,食後服方寸匕,日三服。

又方:黃連一斤　木蘭皮十兩　豬肚一具(治如食法)

右三味,咬咀二味,內肚中,蒸於二斗米下,以熟切,暴乾,搗散,食前以水服方寸匕,日再。

又方:麻黃三兩　甘草二兩(炙)　杏人二兩(去尖皮)

————————

①　黯:似當作"黶"。參本篇正文和附方之注。

②　皯皰:《證類本草》卷十八《麋脂》作"皰皯",《醫心方》卷四《治面皰瘡方第十四》作"皰瘡","皰"同"皰"。

右三味,搗篩,酒下一錢匕,日三服。

又方:黃連二兩　蛇牀子四合

右二味,搗末,以面脂和塗面,日再,差。(879)

《外臺秘要方》卷三十二《面皶皰①方》

《肘後》療面及鼻病酒皶方:

木蘭皮一斤(漬酒,用三年者,百日出,暴乾)　梔子仁一斤

右二味,合搗爲散,食前以漿水服方寸匕,日三,良。《千金翼》木蘭皮五兩、梔子人六兩。

○又方:馬藺子花,搗,封之,佳。(880)

《外臺秘要方》卷三十二《雜療面方》

《肘後》療面生痝瘰②如麻子,中有粟核,方:

石灰,以水漬之才淹,以米一把置上,令米釋③,陶④取,一一置痝瘰上,當漸拭之軟,乃爪出粟,以膏藥傅之,卽差。(882)

《醫心方》卷四《治面皰瘡方第十四》

《葛氏方》治年少氣盛,面生皰瘡,方:

鷹矢[屎]白二分　胡粉一分

蜜和塗上,日二。

又方:以三歲苦酒,漬雞子三宿,當軟破,取以塗。良。(109)

《醫心方》卷四《治面皯䵟⑤方第十五》

《葛氏方》治面多皯䵟或如雀卵色,方:

---

① 皶皰:"皶"亦作"齇""齄""皻",指酒齇鼻;"皰"亦作"皰""皰""疱",指面部皰疹。
② 痝瘰:小疙瘩。此指痤瘡、粉刺。因類似花的蓓蕾,故名。
③ 釋:鬆散。
④ 陶:同"淘",淘洗。
⑤ 䵟(zèng;又音 yìng):同"䵟",面部黑點、黑斑。

苦酒漬术，恒以拭面，稍稍自去。

又方：桃花、瓜子分等，搗以傅［敷］面。(110)

《醫心方》卷四《治鼻皶方第十六》

《葛氏方》面①及鼻宿酒皶方：

鸕鷀矢［屎］末，以臘月豬膏和塗之，鶴矢［屎］亦佳。(110)

《醫心方》卷四《治飼面②方第十七》

《葛氏方》治卒病飼面如米粞③［粉］傅［敷］者方：

十月霜初下，取以洗拭面，乃傅［敷］諸藥爲佳。

又方：白薟二分　生礜石一分　白石脂一分　杏人半分

搗末。雞子白和，暮臥塗面，明旦井花水洗之。

一方無礜石、白脂，有雞子白、蜜，和新水以拭之。(111)

《醫心方》卷廿六《美色方第二》

《葛氏方》治人面體［體］梨［黧］黑，膚色麄［粗］陋，面血濁皮厚，容狀醜惡，方：

末蘖［蘖］米，酒和塗面厚粉上，勿令見風，三日卽白。今案：《范汪方》云：搗篩，食後服方寸匕。

又方：白松脂十分　乾地黃九分　乾漆五分　附子一分　桂心二分

搗末，蜜和如梧子，未食服十枚，日三，諸蟲悉出，漸舉肥白。(599)

---

① 面：《醫心方·札記》云：舊鈔零本"面"上有"治"字。
② 飼面：本書傳世本（見本篇正文）作"餘面"。《諸病源候論》卷二十七又有"嗣面"，謂"面皮上有滓如米粒者也"，似卽今之"粉刺"。
③ 粞：傳世本作"粉"，是。

輯佚［毛髮病］

《備急千金要方》卷十四《頭面風①第八》

治肺勞熱，不問冬夏老少，頭生白屑，搔癢不堪。然肺爲五藏之蓋，其勞損傷肺，氣衝頭頂，致使頭癢，多生白屑，搔之隨手起，人多患此，皆從肺來，世呼爲頭風也。沐頭湯方：

大麻子　秦椒各三升　皂莢屑五合

右三味，熟研，内泔中一宿漬，去滓，木匕攪百遍，取勞②乃用沐頭髮際，更別作皂莢湯濯之，然後傅膏。《肘後》無皂莢。（247）

○鬢髮墮落令生長方：

附子　蔓荆子　柏子人各三分

右三味，以烏雞膏和，搗三千杵，貯新瓷器中封，百日出，以馬鬐膏和以傅頭訖，巾裹之，勿令見風，日三，卽生。《肘後》不用柏子人，以酒漬澤沐。（249）

○治禿頂方……又方：

東行棗根長三尺，以中央安甑中心蒸之，以器承兩頭汁，塗頭髮卽生。《肘後》作桑根。（249）

《外臺秘要方》卷三十二《髮黃方》

《肘後》髮黃方：

臘月豬脂膏和羊矢灰、蒲灰等分，傅，黑也。《千金》並翼同。（889）

---

①　頭面風：以下所引條文屬頭屑、落髮内容。此方面内容傳世本楊用道附方置於第十九篇之下，但附於本篇下更爲適宜。

②　取勞：費解。《普濟方》卷四八《頭門》作"取撈"，似是。

《醫心方》卷四《治髮令生長方第一》

《葛氏方》治髮令長方：

术一升，剉之，水五升，煮以沐①，不過三，卽長。(104)

《醫心方》卷四《治白髮令黑方第四》

《葛氏方》治白髮方：

先沐頭髮令淨，取白灰、胡粉分等，漿和溫之，夕臥塗傅 [敷]訖，油衣抱②裏。明旦洗去，便黑。《錄驗方》同之。

又方：拔白毛，仍③以好蜜傅[敷]孔處，卽生黑。(105)

《醫心方》卷四《治鬢髮④黃方第五》

《葛氏方》治鬢髮黃，方：

燒梧桐作灰，乳汁和，以塗其膚及鬢髮，卽黑。(106)

《醫心方》卷四《治鬢髮禿落方第六》

《葛氏方》治鬢髮禿落不生長，方：

麻子三升　秦椒二升

合研置潘汁⑤中一宿，去滓，日一沐，一月長二尺。

又方：生柏葉一斗　附子四枚

搗末，以腊[豬]肪三斤合和爲卅丸。布裹一丸，著沐汁中，間日一沐，髮長不落。

○《千金方》治鬢髮隨[墮]落，方：

麻子三升(碎)　白桐葉(切)一把

二味，米泔汁二升，煮五六沸，去滓以洗沐頭，鬢髮不落，

---

① 沐：洗頭髮。

② 抱："包"的俗字。參本篇原文同條。

③ 仍：再，又。

④ 鬢髮：似通指頭髮。下同。

⑤ 潘汁：淘米水。《説文·水部》："潘，淅米汁也。"

廿日驗。《葛氏方》同之。（106）

輯佚［體膚病］

《備急千金要方》卷二十四《胡臭漏腋第五》

治胡臭方⋯⋯又方：

青木香　附子　白灰各一兩　礬石半兩

右四味，爲散，著粉中，常粉之。《肘後》無礬石。（439）

〇又方：牛脂　胡粉各等分

右二味，煎令可丸，塗腋下，一宿即愈，不過三劑。《肘後方》
云：合椒以塗。

〇治漏腋，腋下及足心、手掌、陰下、股裏常如汗濕臭者，
六物傅方：

乾枸杞根　乾薔薇根（《肘後》作畜根）　甘草各半兩　商陸根
　胡粉　滑石各一兩

右件藥，治下篩，以苦酒少少和塗①，當微汁出，易衣，復更
塗之②，不過三著便愈。或一歲復發，發復塗之。（440）

《外臺秘要方》卷二十三《腋臭方》

《肘後》療人體及腋下狀如狐犰③氣，世謂之胡臭⋯⋯
又方：

青木香一斤　石灰半斤（熬）

右二味，常以粉身亦差，並搗末傅之。

---

①　塗：《醫方類聚》卷一六九《諸臭門》引《千金方》本方注謂“《肘後方》塗
腋下”。按：上引傳世本正文無前之“少少”二字。

②　之：《醫方類聚》卷一六九《諸臭門》引《千金方》本方作“上”。

③　犰（xìn）：《廣韻·二十一震》：“小獸，有臭，居澤，色黄，食鼠。”《正字
通·犬部》：“貍屬，似貓而小。”

又方:乾薑　胡粉　白灰等分

右三味,合作末粉之。《范汪》同。(643)

《肘後》令人體香方⋯⋯又方:

甘草(炙)　瓜子　大棗　松根皮等分

右四味,搗下篩,食後服方寸匕,日三,二十日覺效,五十日身體並香,百日衣服牀幬悉香。《文仲》《備急》《范汪》《千金》同。(647)

《醫心方》卷四《治狐臭方第廿四》

《葛氏方》云:人身躰[體]及腋下狀如狐狖[犰]氣,世謂之狐臭,治之方:

正旦以小便洗掖[腋]下。

又方:炊甑飯,及熱丸之,以拭腋下,仍與犬食之,七旦如此,即愈。

又方:青木香一斤　石灰半斤

合末,恒以粉身。(115—116)

《醫心方》卷廿六《芳氣方第三》

《葛氏方》云:令人身體香方:

白芷　熏草　杜若　薇衡　藁本

凡分等,末[末],蜜和,旦服如梧子三丸,暮四丸。廿日身香。今案:《如意方》云:昔侯昭公服此藥,坐人上,一座悉香。

又方:甘草　瓜子　大棗　松皮

分等,末,食後服方寸匕,日三。今案:《范汪方》云:廿日知,百日衣被牀帷悉香。(599)

《外臺秘要方》卷十五《瘑瘍風方》

《集驗》療瘑瘍方⋯⋯又方:

硫黄(研)　礬石(研)　水銀(別研入)　竈墨

右四味,等分,搗下篩,内碗子中以葱葉中渧和研之,臨臥以傅病上。《肘後》同。(425)

《醫心方》卷四《治瘑瘍方第十八》

《葛氏方》云:面頸忽生白駮[駁]、狀如癬、世名爲瘑瘍,方:

以新布揩令赤,苦酒摩巴豆塗之,勿廣。

又方:取生樹木孔中汁拭之,末桂且唾和傅[敷]之,日二三。(111)

《醫心方》卷四《治白癜方第十九》

《葛氏方》云:白癜風,一名白癩,或謂龍舐。此大難療。

取苦瓠經冬乾者,穿頭員[圓]如錢許,以物刺穰使遍,灌好酢滿中,麵封七日。先以皂莢、葛揩,使微傷,以瓠中汁塗之。(113)

《醫心方》卷四《治黑子方第廿一》

《葛氏方》去黶①黚[痣]方:

桑灰　艾灰各三斗

水三石,淋取汁,重復淋三過止。以五色帛内[納]中,合煎令可丸以傅[敷]上,則爛脱,乃以豬膏塗之。(114)

輯佚[昏塞病]

《醫心方》卷十三《治昏塞不眠方第八》

《葛氏方》治嗜眠喜②睡方:

父鼠目一枚燒作屑,魚膏和注目外眥,則不肯眠。兼又取

---

① 黶(dǎn):面部黑斑。
② 喜:《醫心方》半井本(彩色本)此字似已點删。

兩目絳帛裏帶之。

又方:麻黄　朮各五分　甘草三分

日中向南搗末,食後服方寸匕,日三。

又方:孔公孽(末)五兩　通草三兩　茗葉一斤

水一斗,煮取五升,向暮服之,卽一夕不睡①眠。(287)

《醫心方》卷廿六《益智方第四》

《葛氏方》云:孔子枕中神效方:

龜甲　龍骨　遠志　石上昌[菖]蒲(分等)

末,食後服方寸匕,日三。今案:《靈奇方》以伏苓代龜甲。《集驗方》:酒服令人大聖。

治人心孔惛塞,多忘善誤方:

七月七日取蜘蛛網,著衣領中,勿令人知,則不忘。

又方:丙午日取鼈爪著衣領帶中。

又方:常陸花多採陰乾百日,搗末,暮,水服方寸匕。暮臥思念所欲知事,卽於眠中自悟。(601)

---

① 睡:《醫心方》半井本(彩色本)此字似已點删。

肘後備急方　婦人病卷

※治婦人月水不通帶下崩漏方・新輯佚篇

《備急千金要方》卷四《月水不通第二》

桃人湯，治月經不通方：

桃人一升　當歸　土瓜根　大黃　水蛭　䗪蟲　芒消各二兩　牛膝　麻子人　桂心各三兩

右十味，㕮咀，以水九升，煮取三升半，去滓，內消令烊，分爲三服。《肘後》無當歸、麻子人，用牡丹、射干、黃芩、芍藥、柴胡各三兩，爲十三味。《千金翼》無䗪蟲。(59)

《醫心方》卷廿一《治婦人月水不通方第廿》

《葛氏方》治婦人月水不利，結積無子方：

大黃　桃人　桂心各三兩

搗末，未食，服方寸匕，日三。

又云，或至兩三月、半年、一年不通者：

桃人二升　麻子人二升

合搗，酒一斗，漬一宿，取一升，日三夜一。(479)

《備急千金要方》卷四《赤白帶下崩中漏下第三》

治女人漏下，或瘥或劇，常漏不止，身體羸瘦，飲食減少，或赤或白或黃，使人無子者，方：

牡蠣　伏龍肝　赤石脂　白龍骨　桂心　烏賊骨　禹餘糧各等分

右七味，治下篩，空心酒服方寸匕，日二。白多者加牡蠣、龍骨、烏賊骨，赤多者加赤石脂、禹餘糧，黃多者加伏龍肝、桂心，隨病加之。《張文仲》亦療崩中，《肘後》無白龍骨，以粥飲服。(69)

《醫心方》卷廿一《治婦人崩中漏下方第廿三》

《葛氏方》治婦人崩中漏下及月，去青黃赤白，使無子方：

鹿茸二兩　當歸二兩　蒲黃二兩

搗篩，酒服五分匕①，日三，加至方寸匕。《錄驗方》同之。

又方：赤石脂蜜丸，服如梧子三丸，日三。

又方：露蜂房燒末，三指撮，酒服之，良。(481)

《幼幼新書》卷一《求子方論第一》

《葛氏肘後》婦人崩中漏下青黃赤白，致無子方：

禹餘糧　赤石脂　牡礪[蠣]　桂心　烏賊魚骨　竈下黃土

右爲末，各等分，以粥飲服方寸匕，日三服。

《葛氏肘後》又方：

乾薑　經墨各一兩

右末爲丸，酒下，日三丸，神效。

《葛氏肘後》又方：

---

①　五分匕：以邊長一寸的平板抄取的藥末爲一方寸匕，取其半，則爲"五分匕"。

鹿茸　當歸各二兩　蒲黃半兩

右搗篩,酒服一錢匕,稍加至方寸匕。

《葛氏肘後》又方:

右,好墨末一匕,飲服。

《葛氏肘後》又方:

右,燒露蜂房,末,三指撮,酒服之,大神效。

《葛氏肘後》又方:

右,常炙豬腎脂食之;麵裏煮吞之亦佳。

《葛氏肘後》婦人無病,觸禁久不生子,常候月水絶後一日交接爲男,二日爲女,三日爲男,四日爲女,五日爲男,六日爲女。過此則女間閉不成,勿復交接,更時[1]後日。徒然無益,浪辛苦也。方:

柏子仁(一升)　茯苓(米酒二升)

右搗,合乳和服十丸,卽佳。

《葛氏肘後》又方:

大黃七分　黝參五分　皂莢　杏仁　吳茱萸(各二兩)　半夏　前胡(各一分)

右,搗蜜丸服三十丸,不過半年有子。根據前法卽定男女也。(4)

《證類本草》卷十三《墨》

《肘後方》……崩中漏下清[青]黃赤白,使人無子:

好墨,末一錢匕服。(328)

《醫方類聚》卷二一八《婦人門十三》

《肘後方》腹常絞痛者:

———————

① 時:當作"待"。

甘草（炙）　芍藥各二兩　茯苓　桂心各三兩

水七升，煮取二升半，分再服之。

【附方】

《經驗方》治血氣搊撮①不可忍者：

黑狗膽一個，半乾半濕，割開，以篦子排丸如菉豆大，蛤粉袞過，每服五丸，燒生鐵淬酒下，其痛立止。

《圖經》曰：治婦人內傷痛楚，又治血暈及臍腹疞刺者：

沒藥一物，研細，溫酒調一錢便止。（第十册，300）

※治婦人陰脱陰癢陰瘡等病方·新輯佚篇

《備急千金要方》卷二十四《脱肛第六》

治肛出方②：

礜石四兩　桂心一尺　蝟皮一枚

右三味，治下篩，飲服方寸匕，日一服，卽縮。慎舉重及急帶衣，斷房室周年，乃佳。《肘後方》云：治女人陰脱出外，用鼈頭一枚，爲四味。（440）

《醫心方》卷廿一《治婦人陰脱方第十四》

《葛氏方》治婦人陰脱出外方：

水煮生鐵令濃，以洗之。樊［礬］石亦良。《僧深方》同之。

又方：燒蟢蟱末，以豬膏和傅［敷］上，蒲黃粉之。（477）

---

①　搊（chōu）撮：同"抽搐"。抽緊、絞急。

②　本方：《備急千金要方》原用於治脱肛。附注云《肘後方》加用鼈頭治女人陰脱。

《外臺秘要方》卷三十四《陰中痛方》

《肘後》療陰中腫痛方：

炙枳實以熨之①。(969)

《醫心方》卷廿一《治婦人陰痛方第八》

《葛氏方》婦人陰燥痛者方：

煮甘草　地榆，及熱以洗之。

又方：以鹽湯洗之。(475)

《醫心方》卷廿一《治婦人陰癢方第七》

《葛氏方》婦人陰若②苦癢搔者方：

蛇牀草、節、刺

燒作灰，內[納]陰中。(474)

《醫心方》卷廿一《治婦人陰腫方第九》

《葛氏方》婦人陰腫痛者：

熬樊[礬]石二分　大黃一分　甘草半分(炙)

末，以綿裹如棗核，以導之。《延齡圖》同之。

又方：炙枳實熨之。(475)

《外臺秘要方》卷三十四《陰中瘡方》

《肘後》療女子陰中瘡方：

末硫黃，傅瘡上。

又療女子陰中瘡方：

杏人(燒末)　雄黃　礬石(燒)各二分　麝香半分

---

① 炙枳實以熨之：《婦人大全良方》卷八《婦人脫肛候方論第十四》作"枳殼半斤炒令熱，以故帛裹熨，冷卽換之"。

② 若：此字似爲誤書字，被改正爲"苦"後，誤字漏删。

右四味，和傅之，日三度①。(969)

《醫心方》卷廿一《治婦人陰瘡方第十》

《葛氏方》治婦人陰中瘡方：

末硫磺，傅［敷］瘡上。

又方：燒杏人，搗以塗之。

又方：末雄黃(熬)二分　樊［礬］石二分　麝香半分

和，末，傅［敷］之。《延齡圖》同之。(475)

《醫心方》卷廿一《治婦人陰中瘜肉方第十一》

《葛氏方》婦人陰中息肉突出者方：

以苦酒三升漬烏喙五枚，三日，以洗之，日夜三四過之。《延齡圖》同之。

又方：取豬肝炙熱，内［納］陰中，即有蟲出著肝。(476)

《醫心方》卷廿一《治婦人小户嫁痛方第十六》

《集驗方》治童女始交接，陽道違理，及爲他物所傷，血流離不止，方：

取釜底黑，斷葫摩，以塗之。

又方：燒髮，并青布末爲粉粉之，立愈。《葛氏方》麻油和塗。(478)

《醫心方》卷廿一《治婦人八瘕②方第廿五》

《錄驗方》治婦人齊［臍］下結物，大如杅升，月水不通，發熱往來，下利羸瘦，此爲氣瘕也。故生宍［肉］瘕，不可治；未生宍［肉］瘕，可治。乾漆丸方：

---

①　和傅之日三度：《婦人大全良方》卷八《婦人陰挺出下脱方論第十八》作"研細和傅陰中"。

②　八瘕：《醫心方》原書本篇開頭引《病源》："八瘕者，黃瘕、青瘕、燥瘕、血瘕、脂瘕、狐瘕、蛇瘕、鱉瘕是也。"

生地黃三斤（一方廿斤，取汁）　乾柒[漆]一斤（熬，搗，篩）

凡二物，地黃搗，絞取汁；柒[漆]冶，下篩，内[納]地黃汁中，微火煎令可丸。藥成，酒服如梧子十五丸，當以食後服之。《葛氏方》同之，《集驗方》服三丸。（483）

《永樂大典》卷一四九四八《婦人積年血瘕塊》

葛洪《肘後備急方》治婦人臍下結物，大如杯升，月經不通，發作往來，下痢羸瘦，此爲氣瘕。按之若牢強肉癥者，不可治，未者可治：

末乾漆一斤　生地黃三十斤

右，搗絞取汁，火煎乾漆令可丸，食後服如梧子大三丸，日三服，卽瘥。（《永樂大典醫藥集》990）

《醫心方》卷廿一《治婦人尿血方第廿七》

《葛氏方》治婦人溺血方：

車前草一斤，水一斗，煮取四升，分四服。

又方：葵根、莖、子無在①，取一升

水四升，煮取一升，内[納]書中白魚蟲十枚，研，服一合。（483）

《證類本草》卷四《石硫黃》

《肘後方》女子陰瘡：

末硫黃傅之。（103）

《醫方類聚》卷二一二《婦人門七》

《肘後方》益母煎：治一切血病，產婦及一切傷損，以酒服：

取益母草，不限多少，以竹刀切，洗淨，銀器中煎成，瓷器中密封之，内損亦服之。此並有大丸散。

---

①　無在：無異，不限（哪一種），都可以。

【附方】

《食療》云：通草煮飲之，通婦人血氣，濃煎三五盞，卽便通。又除寒熱不通之氣，消鼠瘻金瘡踠折，煮汁釀酒妙。（第十册，139）

※婦人求子法·新輯佚篇

《醫心方》卷廿四《治無子法第一》

《葛氏方》治婦人不生子方：

以戊子日令婦人敞脛臥上西北首，交接，五月、七月庚子、壬子日尤佳。

又方：桃花未舒者，陰乾百日，搗末，以戊子日三指撮，酒服。

○《錄驗方》云：治婦人無子方：

柏子人一升　伏苓（末）一升

搗，合乳汁和服，如梧子十丸。《葛氏方》同之。（530—531）

《醫心方》卷廿四《變女爲男法第四》

《葛氏方》云：覺有任［妊］三月，溺雄雞浴處。

又方：密以大刀置臥席下。《如意方》同之。

又方：新生男兒齊［臍］，陰乾百日，燒，以酒服之。（533）

《婦人大全良方》卷十《娠子論第二》

葛洪《肘後方》云：男從父氣，女從母氣。（307）

※治妊娠胎動下血等病方^①·類聚佚篇

《醫方類聚》卷二二五《婦人門二十》

妊娠得病,應服湯藥者:

常先搗小豆一升,細篩,雞子黃和如鵝子大,爲二餅,熟炙,先令啖盡。食頃,乃可服餘藥,不爾,多傷胎。

妊娠卒胎動不安,或但腰痛,或胎轉搶心,或下血不止方:

新生雞子二枚,破著杯中,以粉和之令如粥,飲服立愈之。

又方:艾葉雞子大,以酒四升,煮取二升,去滓,分二服。

若因頓仆及舉重,致胎動下血,方:

黃連末,酒服方寸匕,日三服,乃愈。

卒腹中痛,方:

烏雞肝一具,細琢,溫水五合,服令盡。《姚》云:肝勿令入水中,驗。

又方:赤小豆二升,末,熬令黃,雞子二七枚,破,内豆中,更熬令黃黑,末,酒服一匕,每日三服。

又方:膠三兩(炙)　甘草一兩半(炙)　當歸二兩

水五升,煮取二升,分爲再服。

妊娠下痢不止:

黃柏　乾薑　赤石脂各二兩　榴皮一具

以水八升,煮取二升半,分爲三服。

---

① 本篇:主體部分輯自《醫方類聚》卷二二五,篇中内容涉及胎動、妊娠腹痛、妊娠下血、墮胎、流産、半流不盡、妊期感時病或雜病等。原無標題,據内容擬加。

妊娠而得時病,令胎不傷,方:

雞子七枚,井中沉令極冷,破吞之。

又方:黃芩三兩,搗末,取雞子白三枚,水和煮,攪之,吹去沫,取三升,去滓,令分再服。不解,更作佳。

胎動不安,安胎方:

豉一升　葱白一虎口　膠一兩

水三升,煮取一升服之,不二作。

又方:甘草一尺　膠四兩(炙)　雞子二枚

水二升,煮取一升,頓服之。

妊娠或以不理,欲去胎方:

燒斑猫末,服一枚,卽下。

又方:取守宮肝、蛇脫皮,以苦酒和,摩塗上皮左右[1]令溫,胎卽下。

墮胎後心痛,方:

豉三升　生薑五兩　葱白十四莖

酒六升,煮取三升,分三服,差。

血落不盡,方:

艾半斤,酒四升,煮取一升,頓服之。

效方:婦人傷子帶下,諸凝血著臍腹中瘀痛,身體黃疸欲死,方:

乾地黃　大黃各四兩　杏人四十枚

春酒五升,以水五升,合煮取三升,分三服,日三服,夜一服。

---

[1]　上皮左右:此語不通。《普濟方》卷三四三作"臍上及左右",義明,可從。

《小品》茯苓丸①：療妊娠惡阻，嘔吐顛倒垂死，不自勝持，服之即效驗，方：

茯苓　人參各一兩　肉桂(熬)　甘草(炙)　枳實(炙)

五物搗篩，蜜和丸，飲服二十丸，加至三十丸，日三服。古今療胎病方有數十首，不問虛實冷熱，殆死者活。此方緣妊娠忌桂，所以熬。

安胎寄生湯，療胎流下：

桑上寄生木五分　茯苓四分　甘草十分(炙)

酒四升，水五升，煮取二升半，分三服。若人形壯者，可加藥分三升。若胎不安，腹痛加乾薑四分，即安，神驗。

妊娠腹中滿痛又[叉]心，不得飲食，方：

白术　芍藥各四兩　黃芩三兩

三物，以水六升，煮取二升半，分三服，此下水令生易，日飲一劑則佳。

妊娠傷寒，頭痛壯熱，方：

前胡　知母　梔子人各四兩　石膏八兩(碎)　大青　黃芩各三兩　葱白(切)一升

七物，水五升，煮取二升半，分三服。

服湯後，頭痛壯熱不歇，宜用此湯拭：

麻黃半斤　竹葉(切)一升　石膏末三兩

以水三升，煮取一升，去滓，冷，以用拭身體，沾故布以搨頭額胸心，燥則易之。或患瘧者，加常山五兩。

――――――

①　本方：後三藥缺分量。後文輯佚引《備急千金要方》有同名方，彼方"肉桂"作"桂心一兩"(本方前有"各一兩"括寫，故肉桂不應是"一兩")，甘草、枳實用二兩，可參。

妊娠患瘧方：

用常山糯米竹葉石膏湯，此方在瘧條中①。

妊娠忽暴血數升，胎燥噤不動搖，榆皮湯方：

榆白皮三兩　　當歸　生薑各二兩　　乾地黃四兩

四物，以水五升，煮取二升，分爲再服，不差更作。

婦人半產，下血不盡，若煩悶欲死，方：

香豉一升半

水三升，煮取三沸，去滓，內成末鹿角一匕，頓服之，須臾血自下。（第十冊，478）

《醫方類聚》卷二二七《婦人門二二》

妊娠卒胎動不安，或但腰痛，或胎轉搶心，或下血不止，方：

生魚二斤　　秫米一升

作臛，頓服之。

《姚氏》療婦人數傷胎懷妊方：

以生鯉魚二斤，籸米②一升，作臛，少與鹽，勿與葱豉醋，三之，月三度食，比至兒生乃止，甚良。亦療安胎。（第十冊，526）

附方

《醫方類聚》卷二二五《婦人門二十》

《勝金方》治婦人胎藏不安，并產後諸疾，宜服杜仲丸：

杜仲瓦上乾，於木臼中搗爲末，煮棗肉爲丸如彈子大，每

---

①　此方在瘧條中：傳世本《肘後方》第十六篇無此方，有一近似方用知母、鱉甲、常山、地骨皮、竹葉、石膏六味。亦爲湯劑，"治溫瘧不下食"。

②　籸（shēn）米：碎米。

服一丸，爛嚼，以糯米飲下。

《楊氏產乳》云：妊娠不得食漿水粥，令兒骨瘦不成人。療胎動腰痛槍［搶］心或下血：

取葱白，不限多少，濃煮汁飲之。

治妊娠忽下黃水如膠，或如小豆汁：

秫米　黃耆各一兩

細剉，以水七升，煮取三升，分服。

治妊娠下血不止，名曰漏胎：

雞肝細剉，以酒一升，和服。

治妊娠患子淋：

豬苓五兩

一味，末，以白湯三合，服方寸匕，漸至二匕，日三夜一。盡劑不差，宜轉用之。

療妊娠血痢：

阿膠二兩

以酒一升半，煮取一升，頓服。

治日月未足而欲產者：

槐樹東枝，令孕婦手把，即易產。

療妊娠胎死腹中，或母病欲下胎：

榆白皮煮汁，服三升。

治妊娠卒腰背痛如折：

銀一兩，水三升，煎取二升飲之。（第十冊，478）

輯佚

《備急千金要方》卷二《妊娠惡阻第二》

茯苓丸，治妊娠阻病，患心中煩悶，頭眩重，憎聞飲食氣，便嘔逆吐悶顛倒[1]，四肢垂弱，不自勝持，服之即效。要先服半夏茯苓湯兩劑，後可將服此方：

茯苓　人參　桂心（熬）　乾薑　半夏　橘皮各一兩　白术葛根　甘草　枳實各二兩

右十味，末之，蜜和爲丸，如梧子，飲服二十丸，漸加至三十丸，日三。《肘後》不用乾薑、半夏、橘皮、白术、葛根，只五味[2]。又云，妊娠忌桂，故熬。（20）

《備急千金要方》卷二《妊娠諸病第四》

治妊娠二三月上至八九月，胎動不安，腰痛，已有所見，方：

艾葉　阿膠　芎藭（《肘後》不用芎）　當歸各三兩　甘草一兩

右五味，㕮咀，以水八升，煮取三升，去滓，内膠令消，分三服，日三。（25）

○治妊娠忽暴下血數升，胎燥不動，方：

榆白皮三兩　當歸　生薑各二兩　乾地黃四兩　葵子一升（《肘後》不用）

右五味，㕮咀，以水五升，煮取二升半，分三服，不差，便作服之，甚良。（27）

《外臺秘要方》卷三十三《頓仆胎動方》

《文仲》葛氏：若由頓仆及舉重致胎動去血者方：

搗黃連下篩，酒服方寸匕，日三，愈，血乃止。忌豬肉、冷水等物。

---

① 嘔逆吐悶顛倒：《婦人大全良方》卷十二《妊娠痰逆不思食方論第三》作“吐逆吐痰煩悶顛倒”，義足。

② 只五味：按原方減五味後所得之方爲：茯苓、人參、桂心（熬）、甘草、枳實。參見正篇中《小品方》茯苓丸。

又方：赤小豆二升，熬令香，著雞子十四枚，破內小豆中，更熬令黃黑，末，和酒服一匕，日三服。

又方：阿膠三兩（炙）　當歸二兩　甘草一兩（炙）

右三味，切，以水五升，煮取二升，分再服。忌菘菜、海藻。（916）

《外臺秘要方》卷三十三《妊娠得病欲去子方》

《文仲》療妊娠得病欲去胎方：

取雞子一枚，以三指撮鹽置雞子中，服之立出。此與阮河南療產難同。《肘後》《千金》《經心錄》同。（923）

《醫心方》卷廿二《治任［妊］婦胎動不安方第七》

《葛氏方》云：任［妊］身［娠］卒胎動不安，或胎轉搶心，或下血不止，方：

葱白一把，以水三升，煮令葱熟，飲其汁。今案：《本草》云：厶［某］草一把者，二兩爲正。

又方：生魚二斤　秫米一斤

調作臛，頓食之。（495）

《醫心方》卷廿二《治任［妊］婦胎墮血不止方第九》

《葛氏方》云：治胎墮血露不盡方：

艾葉半斤

酒四升，煮取一升，頓服之。（496）

《醫心方》卷廿二《治任［妊］婦墮胎腹痛方第十》

《葛氏方》云：治墮胎後心腹絞痛方：

豉三升　生薑五兩　葱白十四枚

酒六升，煮取三升，分三服。（496）

《醫心方》卷廿二《治任［妊］婦漏胞方第十二》

《葛氏方》云：任［妊］身［娠］月水不止，名爲漏胞。治之方：

阿膠五兩　乾地黄五兩

酒五升,煮取一升半,未食,溫再服。(497)

《外臺秘要方》卷三十三《妊娠心痛方》

《文仲》葛氏療妊娠卒胎上迫心痛方:

取弩弦急帶之,立愈。(918)

《醫心方》卷廿二《治任[妊]婦始上迫心方第十一》

《葛氏方》云:治妊身胎上迫心方:

取弩弦急帶之,立愈。

又方:生麴半斤,碎,水和,絞取汁三升,分二服。

又方:生艾(搗,絞取汁)三升　膠四兩　蜜四兩

合煎,取一升五合,頓服之。(497)

《醫心方》卷廿二《治任[妊]婦心痛方第十八》

《葛氏方》云:刮取青竹皮,以水煮令濃,絞去滓,服三升。

(498)

《醫心方》卷廿二《治任[妊]婦腹痛方第廿》

《葛氏方》云:秤錘燒正赤,以著酒中,令三沸,出錘飲酒。

(499)

《醫心方》卷廿二《治任[妊]婦腰痛方第廿一》

《葛氏方》云:治任[妊]身[娠]腰背痛如折方:

末鹿角,酒服方寸匕。

又方:葱白煮汁服之,驗。

又方:膠　桂各一尺

搗,以酒三升,煮得一升,去滓,盡服。(499)

《醫心方》卷廿二《治任[妊]婦體腫方第廿三》

《葛氏方》治婦人任[妊]身[娠]之①[身]腫方：

大豆二升，酒三升，煮取二升，頓服之。(500)

《醫心方》卷廿二《治任[妊]婦尿血方第廿六》

《葛氏方》云：治任[妊]身[娠]尿血方：

取黍、藁燒末，服方寸匕，日三。(500)

《醫心方》卷廿二《治任[妊]婦時病令子不落方第卅四》

《千金方》云：竈中黃土水和塗齊[臍]，方五寸，乾復塗之。今案：《葛氏方》云：塗腹上。

又方：泔清②和塗之；和酒塗并良。今案：《葛氏方》云：塗腹上。

《葛氏方》云：取井中泥，泥心下三寸。(502)

《婦人大全良方》卷十五《妊娠下痢赤白及黃水方論第二》

《肘後方》療妊娠下痢赤白如魚腦，腹中絞痛：

阿膠(炒)　黃檗　地榆　當歸各一兩　川芎　酸榴皮各三分

右爲細末，葱白粥飲調二錢。(422—423)

《證類本草》卷五《井底沙》

《肘後方》……治妊娠得時疫病，令胎不傷：

取井底泥傅心下。(128)

《證類本草》卷六《乾地黃》

《百一方》妊娠漏胎：

生地黃汁一升，漬酒四合，煮三五沸服之。不止，又服。(128)

---

① 之：當爲重文號之誤。卽原文當作“任身身腫”。

② 泔清：淘米水上層的清汁。

《證類本草》卷六《昌蒲》

《肘後方》……卒胎動不安，或腰痛胎轉搶心，下血不止：

昌蒲根汁三升服之。

又方：若下血不止：

昌蒲三兩，酒五升，煮取二升，分三服。（144）

《證類本草》卷九《艾葉》

《葛氏方》妊娠卒胎動不安，或但腰痛，或胎轉搶心，或下血不止：

艾葉一雞子大，以酒四升，煮取二升，分爲二服，良。（218）

《證類本草》卷十一《苧根》

《肘後方》……胎動不安：

取苧根如足大指者一尺，咬咀，以水五升，煮取三升，去滓服。（270）

《證類本草》卷十六《白膠》

《肘後方》妊娠卒下血：

以酒煮膠二兩，消盡頓服。（372）

《證類本草》卷十九《雞子》

《葛氏方》卒腹痛，安胎：

烏雞肝一具，切過，酒五合，服令盡。《姚》云：肝勿令入水中。（399）

《證類本草》卷二十三《桃核人》

《葛氏》治胎下血不出：

取桃樹上乾不落桃子燒作灰，和水服，差。

又，產後陰腫痛，燒桃仁傅之。（473）

《證類本草》卷二十五《麴》

《肘後方》妊娠卒胎動不安，或腰痛，胎轉搶心，下血不止：

生麴半餅研末,水和絞取汁,服三升。(492)

《永樂大典》卷一四九四七《婦人腰痛》

葛洪《肘後備急方》治卒腰背痛如折方①:

鹿角屑

右用酒服方寸匕,日五六。可熬令焦黃服。

又方:大豆二升,酒三升,煮取二升,頓服。(《永樂大典醫藥集》953)

《東醫寶鑑·雜病篇》卷十《單方·苧根》

治妊婦胎動欲墮,腹痛不可忍:

苧根二兩,剉,銀石器酒水相半煎服,妙。《肘後》(631)

※治産難横生逆生胎死胞不出·類聚佚篇

《醫方類聚》卷二二九《婦人門二十四》

《葛氏》産難方:

吞大豆七枚。

易産方:

墨一寸,末,水服之,立出。

又方:蓮花葉一片,書作"人"子②字,吞之立出。

---

① 治卒腰背痛如折方:本條未明言爲婦人之病,但《永樂大典》原書收載於《婦·婦人腰痛》篇下。又,上引《醫心方》同條明言爲"治任身腰背痛如折方",故隸於本處。

② 子:此字衍。本條下《醫方類聚》附引《備預百要方》無"子"字,《證類本草·藕實》同條亦無。

《小品》産難數日不出,極困欲絶者,秘方:

取宿雌烏雞頭,令走二里許,捉取,刺左翅下取血,又刺血門取血,以淳酒一小盞和血,内真丹末方寸匕,攪勿令凝,服之投杯即活。治胎不下亦佳。

養胎中乾燥著背:

葵子一升　膠五兩(炙)

水五升,煮取二升,頓服,不出,隔日又作。

傳效胎死方:

鹿角屑二三匕,煮葱頭湯和服之,立出。甄家秘方。

又方:鬱臭草搗,以少許暖酒和絞取汁,頓服。

又:葵子一大升

水三升,煮取半升,一服則立下。

《葛氏》若胎已落,而母死者:

以磨石上蓋,以杵産婦腹上三五回,即活。

若胎下血不出方:

取桃樹上乾不落桃子燒作灰,和水服即差,血又散。此古方。

《徐王效驗方》子死及胎動方:

當歸六兩　芎藭四兩

水四升,酒三升半,煮取三升,分爲三服,相去食久。若胎已死者,即下;未死者,即安。此方當家用,萬不失一。千金不傳。並療産後損身後血衝心又腹脹氣絶者,神驗之極。上條已截[載],故重出之。

又産難方:

取革[萆]麻子二枚,兩手各執一枚,少頃自産。(第十册,

587)

《醫方類聚》卷二二九《婦人門二十四》

《肘後方》胞衣不出,腹滿則殺人方:

但多服豬脂佳。

又方:吞雞子白三枚。

又胞衣不出,并兒顛倒橫死腹中,人氣欲絕,方:

半夏、白斂各二兩,末,酒服方寸匕,小難一服,橫出二服,倒生三服,兒死四服。亦如①瞿麥二兩。效方。

又胞衣不出方:

末竈突中墨三指撮,水服之。取夫單衣蓋井上,卽立出。

(第十册,587)

附方

《產寶》治難產:

赤小豆生吞七枚,出;若是女,一七枚②佳。

又《千金方》取真珠末一兩,和酒服之立出。《外臺》療子死腹中。

催生方:

以蒲黃、地龍、陳橘皮等分,地龍洗去土,於新瓦上焙令微黃,各爲末,三處貼之,如經日不產,各抄一錢匕,新汲水調服立差。此常親用之,甚效。

《經驗方》催生丹:

兔頭二個,臘月內取頭中髓,塗於淨紙上,令風吹乾;通明乳香二兩碎,入前乾兔髓同研。來日是臘,今日先研。俟夜星

---

① 如:疑當作"人"。

② 一七枚:與前文無異。《醫方類聚》附引《衛生易簡方》:"若良久不下,卽是女也,又吞七枚卽產。"

宿下，安桌子上，時果香茶同一處排定，須是潔淨齋戒，焚香望北帝，拜告云：大道弟子某，修合救世上難生婦人藥，願降威靈，佑助此藥，速令生産。禱告再拜，用紙帖同露之，更燒香至來日日未出時，以豬肉和丸如雞頭大，用紙袋貯，透風懸，每服一丸，醋湯下。良久未産，更用冷酒下一丸，卽産。此神仙方，絶驗。

《勝金方》催産、治難産，聖妙寸金散：

敗筆頭一枚，燒爲灰，細研，生藕汁一盞調下。立産。若産母虛弱，及素有冷疾者，恐藕冷動氣，卽銀器內重湯暖過後服。

別説云：謹按榆白皮焙乾爲末，婦人妊娠臨月，日三服方寸匕，令産極易。産下兒身，尚皆塗之，信其驗也。

《經驗後方》孫真人催産：

以鐵器燒赤淬酒喫，便令分解[①]。

《千金方》治橫生倒産：

末葵花，酒服方寸匕。

《千金方》治兒死腹中：

葵子末，酒服方寸匕。若口禁［噤］不開，格口灌之，藥下卽活。（第十册，587）

《産寶方》治胞衣不出：

燒鐵杵鐵錢令赤，投酒飲之。（第十册，587）

---

①　分解：分娩，生産。

輯佚

《醫心方》卷廿三《產婦易產方第八》

《葛氏方》云：

密取馬鬐毛繫衣中，勿令知耳。(509)

《醫心方》卷廿三《治產難方第九》

《葛氏方》云：吞大豆三枚。

又方：吞槐子三枚。

又方：户根下土三指撮，酒服之。

又方：以水銀如彈丸大，格口①內[納]喉中，捧起令下，子立出。(510)

《醫心方》卷廿三《治逆產方第十》

《葛氏方》云：鹽以湯和，塗兒蹠下，并摩婦腹上。

又方：真丹塗兒蹠下。

又方：取釜月底墨以交牙[互]②書兒蹠下。

又方：丹③書左足下作“千”字，右足下作“里”④字。(511)

《醫心方》卷廿三《治橫生方第十一》

《葛氏方》云：服水銀如大豆二枚。

又方：取梁上塵，三指撮服之。

又方：燒鐵杵令赤，內[納]酒中飲之。

---

① 格口：撬開口。

② 交牙：當作“交互”，輪流。“牙”，係“牙”字之譌，“牙”同“互”。

③ 丹：《醫心方》卷廿三《治子上迫心方第十二》上有“先出足者以”五字，義足。參下引該條。

④ 里：原作“黑”，旁改作“里”；《外臺秘要方》卷三十三《逆產方》引《集驗方》亦作“黑”。按：當作“里”。“千里”者，遠行也，意會“出行”，當從。

又方：燒斧如上。(512)

《醫心方》卷廿三《治子上迫心方第十二》

《千金方》云：

若子趨後孔者，熬鹽熨之。《葛氏方》同之。

《葛氏方》云：

子上迫心方，取烏犬血，小小飲之，立下。

又云①：先出手者，嚼鹽塗兒掌中。

又云：先出足者，以丹書兒左足下作“千”字，右足下作“里”字，卽順生。(512)

《醫心方》卷廿三《治子死腹中方第十三》

《葛氏方》云：以苦酒煮大豆，令濃，漉取汁，服三升，死胎卽下。

又方：飲夫小便一升。(512)

《醫心方》卷廿二《治任[妊]婦日月未至欲產方第卅五》

《葛氏方》云：竈中黃土末，以雞子白丸如梧子，吞一丸。(502)

《醫心方》卷廿二《治任[妊]婦胎死不出方第卅六》

《小品方》云：治月未足，胎死不出，母欲死方：

大豆，醋煮，服三升，死兒立出，分二服之。《千金方》《葛氏方》同之。

又方：好書墨三寸，末，頓服。

又方：桃白皮如梧子大，服一丸，立出。

又方：鹽一升，雞子二枚，和，頓服之。

---

① 又云：此下二條，內容與篇題無涉，且後條與前文《治逆產方第十》條文重複，當係編纂時誤置。

又方：瞿麥一把，煮令二三沸，飲其汁，立産。一方下篩服方寸匕。(502)

《醫心方》卷廿二《治任[妊]婦欲去胎方第卅七》

《葛氏方》云：或不以理欲去胎方：

斑苗，燒末，服一枚卽下。(503)

《醫心方》卷廿三《治胞衣不出方第十四》

《葛氏方》云：月水布燒末，以服少少。

又方：末皂莢，内[納]鼻中得嚏，卽下。

又方：解髮刺喉中，令得嘔之，良。(513)

《證類本草》卷十一《蓖麻子》

《肘後方》……産難：取萆麻子二枚，兩手各把一枚，須臾立下。(265)

《證類本草》卷十三《墨》

《肘後方》……難産：

墨一寸，末，水服之，立産。(328)

《證類本草》卷十三《墨》

《肘後方》……治墮胎胞衣不出腹中，腹中疼痛，牽引腰脊痛：

用好墨細研，每服非時溫酒調下二錢匕。(328)

《證類本草》卷十八《豚卵》

《肘後方》……胞衣不出，腹滿則殺人：

但多服脂佳。(389)

《證類本草》卷二十三《藕實》

《肘後方》令易産：

蓮華一葉書“人”字，吞之立産。(389)

《證類本草》卷二十七《冬葵子》

《千金方》小兒死腹中：

葵子末，酒服方寸匕。若口噤不開，格口灌之，藥下卽活。《肘後方》同。（500）

※治産後諸色諸患方·類聚佚篇

《醫方類聚》卷二三六《婦人門三十一》

産後腹瘕痛①：

燒斧令赤，内膔[臘]酒中飲之。

《葛氏》若腹中惡不除，身強痛，方：

生薑三片，吹咀，以水一斗，煮取三升，分爲三服，當下惡血。

又方：羊肉一斤，水一斗二升，煮取七升，去肉，内生薑五兩，當歸四兩，煮取三升，分爲四服。此小羊肉湯，療産後及傷身②，微病寒疝虛勞者。

又方：大黃　牡丹　桂各一兩　桃仁三十枚

以水三升，煮取一升半，分爲三服。

又方：芍藥四兩　牡丹　蝱蟲各三兩　栀子十四枚

水五升，煮取二升，分爲三服。

若下血不止者：

燒桑白皮水煮飲之。

---

① 産後腹瘕痛：《醫方類聚》原書篇題置於本方之上。此前有三方在《肘後方》書名之下，但在篇題之前。三方現移於本篇輯文之末。

② 傷身：傷胎。身，"娠"的古字。

若中風口禁[噤]，舌直不得語，目睛不轉者：

烏雌雞一頭，悉破取腸腎，以酒五升，煮取半，去滓盡服，汗出愈。不汗者，可厚覆取汗。又雞腎中矢勿去，治頭勿令傷。

若中寒風痙，通身冷直，口噤不知人方：

术四兩，㕮咀，以酒煮取一升，頓服之。

《葛氏》若風腫滿方：

鹽五升，熬令黑，雞尾一把，燒作灰，合以水一斛，作湯和之以浴。《姚》云：雞毛是。

若血氣逆心煩滿者：

生竹皮一斤

水三升，煮取一升半，分爲再服。

又方：燒羚羊角若水羊角，末服之。

又方：煮水一沸，停少暖，和羚羊角灰服，立定，可一二服。

《徐王》效方產婦胸脅及腹肚熱痛，時來時止，方：

羚羊角大者，一半燒作灰，細末之，冷水服。

治產後腫滿：

烏豆一斗

水一斗五升，煮取五升，澄清去滓，如此三度，不令有濁，又以清酒五升，合煮煎二升，分爲五服。

《葛氏》血路①不絶方：

竈堗[突]竈墨，酒服一匕，日三。古效方。

《隱居方》澤蘭湯：主產後惡露不盡，腹痛往來，兼腹少氣：

澤蘭八分　當歸　生地黃各三兩　芍藥　生薑各十分　甘

---

① 血路：當作“血露”，即下條之“惡露”，婦女生產後陰部的排出物。

草六分 棗二七枚

水九升,煮取三升,分溫三服。墮身①欲死者,得差。

又穢汙②不盡,腹滿,小豆湯:

小豆五升

水一斗,煮熟,飲汁數升卽差。

《隱居》羊肉湯:主虛汗乏氣,不欲食,卒急血結,中風顛倒悶亂,方:

羊肉三斤 芎藭 甘草(炙)各一兩 芍藥 當歸各二兩 生薑五兩

以水一斗五升,煮肉取九升,去肉内諸藥,煮取三升,分溫三服;大效。一方云:大補虛損,有黃耆三兩,人參二兩而已。

又産後大虛劣氣補湯:

黃雄雞一頭 赤小豆五升(大豆亦得) 乾地黃一兩 甘草 桂心 黃芩 芍藥各二兩

七物,以水二斗,煮雞豆得一斗,去滓内藥,煎取四升,分爲四服。

又膏蜜湯:主産後餘血沖心痛,煩急欲死,方。

豬膏二升 白蜜 生地黃(切)各一升

膏煎,地黃赤色出之,内蜜和之令稠,分五服,日三。

《葛氏》若産後虛損,煩亂不得眠:

枳實 芍藥分等(亦炙末)

服方寸匕,日三服之。

---

① 墮身:流産。身,"娠"的古字。
② 穢汙:亦指惡露。汙,同"污"。

産後腹中如弦，常絞痛無聊賴①者：

當歸屑二匕，内白蜜一升，煎，頓服之。

《葛氏》治産後諸所有病不佳者：

甘草五兩（炙）　當歸　乾薑　人參　术各二兩

搗篩，蜜丸如彈子，摩，内一升酒中，作一服，日三。此方補虚去血止痛，已試了，神驗。

産後時行，兼邪氣似瘧者：

羚羊角　鱉甲（炙）各六分　知母　甘草（炙）各二兩　香豉五合　牡蠣一兩

以水五升，煮取一升八合，去滓，分五服。近用，有殊效。

《葛氏》産後乳無汁者：

燒鵲巢三指撮，酒服之。

又末土瓜根半錢匕，若石膏一匕，米飲服之，日三。

若乳汁溢滿急痛：

但温石以熨之。

若因乳兒，乳汁不可止，然者：

燒雞子黄，食五六枚。

産後赤白下久不斷，身面悉腫，方：

蒲黄　大豆（熬）　小麥各一升　吳茱萸半升

以水九升，煮取三升，分三服。此方神驗。

産後連下不止者：

黄連　黄檗　阿膠（炙［炙］）各三兩　熟艾二兩

四物，以水六升，煮取二升半，分温爲三服。

---

① 　無聊賴：亦作“無賴”，痛苦難忍貌。與後文“不可忍”義同。

用效方産後赤白下，腹絞痛不可忍，方：

黃連四兩　黃檗三兩　阿膠（炙[灸]）　蒲黃各一兩　當歸六兩　黃芩二兩

搗，蜜丸如梧子，飲下六十丸，日二夜一服，立定。已具痢條中，兼破血也。

療婦人生産多，臍下冷，數痢，瘦不能食，令人復發花色①，方：

麴剉者②二升，寬器中熬令香，發卽止　地黃五升（淨洗）　术五兩

三物，搗篩，每日以好酒服兩大匙，無酒，飲及熱乳下亦得。服訖，飽食。宜檢本條諸方。

附方

《子母秘錄》治産後心悶，手足煩熱，厭厭氣欲絶，血暈心頭硬，作[乍]寒乍熱，增[憎]寒，忍不禁：

續斷皮一握（剉）

以水三升，煎取一升，分三服，溫服，如人行三二里再服，無所忌。此藥救産後垂死。

《梅師方》治産後血泄不禁止，餘血彌痛兼塊：

桂心　乾薑等分（爲末）

空心，酒調服方寸匕。

《千金翼方》治産後煩悶不能食：

白犬骨一味（燒研）

---

① 　復發花色：似指再作五色痢。《普濟方》卷三五五本方名"神麴散"，"復"作"腹"。

② 　剉者：《普濟方》卷三五五無此二字。

以水服方寸匕。

《經驗後方》治婦人產後血不定,奔四肢,并違墮:

狗頭骨灰,酒調下二錢匕,甚效。

《子母秘錄》主產後中風困篤,或背強口噤,或但煩熱苦渴,或身頭皆重,或身癢極,嘔送[逆]直視,此皆虛熱中風:

大豆三升,熬令極熟,候無聲,器貯,以酒五升沃之,熱投可得二升,盡服之,溫覆令少汗出,身潤即愈。產後得依常稍服之,以防風氣,又消結血。

《產書》治產後渴:

蜜不計多少,煉過,熟水溫調服。

《食療》云,產後瀉血不止:

取乾艾葉半兩,炙熬①,老生薑半兩,濃煎湯,一服便止,妙。

陳士良云:療血渴疾、產後渴疾:

蓮子心,生取爲末,以米飲調下三錢。服之立愈。

《千金方》治產後遍身如粟粒,熱如火者:

以桃人研膩[臘]月豬脂調傅上,日易。

《斗門方》治產後脫腸不收:

用油五斤,煉熟,以盆貯,候溫,却令產婦坐油盆中約一頓飯久,用皂角炙令脆,去粗皮爲末,少許吹入鼻中,令作嚏[嚔],立差,神效。

《產書》云,下乳汁:

煮赤小豆取汁飲,即下。

《經驗後方》下奶藥:

———————

① 熬:《證類本草·艾》、《普濟方》卷三五五並作“熟”。

白殭蠶末兩錢,酒調下,少頃,以脂麻茶一錢,熟投之,梳頭數十遍,奶汁如泉。(第十册,779—781)

《醫方類聚》卷二三六《婦人門三十一》

産後血運[暈]絶方①:

細斷生雞肝,内一升熱酒中訖,漉出滓,淳②酒冷如人肌一服。不能飲者,可數口進。

傳效運[暈]方:

生地黄汁半升,酒半升,相和頓服,血卽下,立卽愈。

又方:阿息山白石藥,研如乳法,令至細人指③,以酒服半棗許,神驗。亦治産後血不利。研石粗④,後爲瘕。常用之。(第十册,779)

輯佚

《備急千金要方》卷三《中風第三》

治産後中柔風,舉體疼痛,自汗出者,及餘百疾,方:

獨活八兩　　當歸四兩

右二味,㕮咀,以酒八升,煮取四升,去滓,分四服,日三夜一,取微汗。《葛氏》單行獨活,《小品》加當歸,若上氣者加桂心二兩,不差更作。(42)

《備急千金要方》卷三《心腹痛第四》

羊肉當歸湯,治産後腹中心下切痛,不能食,往來寒熱,若

---

①　産後血運絶方:以下三方,《醫方類聚》原書置於《肘後方》書名之下,但在本篇篇題之前。從内容看,三方可能屬附方,故置於附方之末。

②　淳:《普濟方》卷三四八同條作"停",合上下文,可從。

③　人指:《普濟方》卷三五二同條作"入指",當作"如脂",音形疊誤。

④　研石粗:假設句,"若研石粗"。

中風乏氣力,方:

羊肉三斤　當歸　黃芩(《肘後》用黃耆)　芎藭　甘草　防風各二兩(《肘後》用人參)　芍藥三兩　生薑四兩

右八味㕮咀,以水一斗二升,先煮肉熟,減半,内餘藥,取三升去滓,分三服,日三。《胡洽》以黃耆代黃芩,白术代芍藥。名大羊肉湯。《子母秘錄》以桂心代防風,加大棗十七枚。(44)

《醫心方》卷廿三《治產後運悶方第廿》

《葛氏方》治血氣逆、心煩滿者方:

生竹皮一升,水三升,煮取一升半,分三服。(517)

《醫心方》卷廿三《治產後惡血不止方第廿一》

《葛氏方》治產後惡血不除方:

生薑三斤

㕮咀,以水一斗,煮取三升,分三服。當下惡血。(518)

《醫心方》卷廿三《治產後腹痛方第廿二》

《葛氏方》治產後腹瘕痛方:

末桂,溫酒服方寸匕,日三。

又方:澆[燒]斧令赤,以染①酒中飲之。(519)

《醫心方》卷廿三《治產後中風口噤方第廿七》

《小品方》……又云,產後忽痙,口噤面青,手足強,反張者,方:

與竹瀝汁一升卽醒,中風者尤佳。今案:勘②《葛氏方》多飲。

《葛氏方》云:若中風,若風痙,通身冷直,口噤不知人,方:

作沸湯内[納]壺中,令生婦以足躡③壺上,冷復易之。

---

①　染:當作"淬"。"淬"俗字作"烨",誤抄爲"染"。
②　勘:勘查,查閱。日本古注常用語。
③　躡(niè):踩,踏。

又方：吳茱萸一升　生薑五累

以酒五升，煮三沸，分三服。今案：《錄驗方》乾薑、生薑累數用者，以其一支爲累，取肥大者。(520—521)

《醫心方》卷廿三《治産後柔風方第廿八》

《葛氏方》治産後若中柔風，舉體疼痛自汗出者，方：

獨活四兩

以清酒二升合煮，取升半，分二服。(521)

《醫心方》卷廿三《治産後虛羸方第廿九》

《葛氏方》治産後虛羸，白汗出，鯉魚湯方：

鯉魚宍[肉]三斤　葱白一斤　香豉一升

凡三物，水六升，煮取二升，分再服，微汗卽止。(522)

《醫心方》卷廿三《治産後不得眠方第卅》

《葛氏方》若産後虛煩不得眠者方：

枳實　夕[勺—芍]藥分等

并炙之，末，服方寸匕，日三。(522)

《醫心方》卷廿三《治産後虛熱方第卅三》

《葛氏方》治産後煩熱，若渴或身重癢方：

熬大豆，酒淋，及熱飲二升，溫覆取汗。(522)

《醫心方》卷廿三《治産後無乳汁方第卅六》

《葛氏方》云：凡去乳汁，勿置地，蟲蟻食之，令乳無汁，可以沃東壁上。

又云，治産後血①乳無汁者方：

燒鵲巢，末，三指撮，酒服之。

又方：末蜂房，服三指撮。(523)

———————

① 血：旁注作"而"，《醫心方・札記》謂仁和寺本作"兩"。

《醫心方》卷廿三《治産後乳汁溢滿方第卅七》

《葛氏方》云：乳汁溢滿急痛者，但温石以熨之。

又云：若因乳兒汁出不可止者，燒雞子黄食之。(524)

《醫心方》卷廿三《治産後妒乳方第卅八》

《葛氏方》治妒乳方：

梁上塵，醋和塗之。亦治陰腫。

又方：榆白皮，搗醋和封之。(524)

《醫心方》卷廿三《治産後月水不通方第卅九》

《葛氏方》云：産後月水不通方：

桂心爲末，酒服方寸匕。

又方：鐵杵鎚[錘]，燒，内[納]酒中，服之。(527)

《證類本草》卷四《鐵精》

《百一方》産後陰下脱：

鐵精粉推納之。(114)

《證類本草》卷五《石灰》

《肘後方》治産後陰道開不閉：

石灰一斗熬之，以水二斗投灰中，適寒温，入水中坐，須臾更作。(123)

《證類本草》卷六《茺蔚子》

《肘後方》治一切産後血病，并一切傷損：

益母草不限多少，竹刀切，洗淨，銀器内煉成膏，瓷器内封之，并以酒服。内損亦服。(154)

《證類本草》卷十二《桂》

《葛氏方》治産後腹中㽲痛：

末桂，温酒服方寸匕，日三。(290)

《證類本草》卷十三《桑根白皮》

《葛氏方》產後下血不止：

炙桑白皮煮水飲之。

又方，血露①不絕：

鋸截桑根，取屑五指撮，取醇酒服之，日三。(316)

《證類本草》卷十四《蘇方木》

《肘後方》治血運②：

蘇方三兩，細剉，水五升，煮取二升，分再服，差。若無蘇方，取緋衣煮汁服亦得。(348)

《證類本草》卷二十五《赤小豆》

《肘後方》產後心悶目不開：

生赤小豆杵末，東流水服方寸匕，不差更服。(487)

---

① 血露：《婦人大全良方》卷二十《產後惡露不絕方論第三》作"惡露"，義同。

② 運：同"暈"。血暈，此指婦人產後血虛昏暈之證。

肘後備急方　小兒病卷

※小兒初生將護臍瘡口瘡吐乳方·新輯佚篇

《幼幼新書》卷第四《哺兒法第六》

《肘後》小兒新生三日，應開腹助穀神：

碎米濃作飲如酪，與兒大豆許，數令嚥之，頻與三豆許，三七日可哺，慎不得次與雜藥，紅雪少少得也。(61)

《證類本草》卷六《甘草》

《百一方》小兒初生，未可與朱、蜜：

取甘草一指節長，炙，碎，以水二合，煮取一合，以纏綿點兒口中，可得一蜆殼止。兒當快吐胸中惡汁。此後待兒饑渴，更與之。若兩服并不吐，盡一合止，得吐惡汁。兒智惠無病①。(148)

《幼幼新書》卷第四《朱蜜法第十六》

《葛氏肘後方》甘草吐惡汁後，更與朱蜜，主鎮安魂魄：

----

① 兒智惠無病：《幼幼新書》卷四《甘草法第十二》作"智慧無病"，接於前文"胸中惡汁"之下。

錬真朱砂如大豆，以蜜一蜆殼和，一日與一豆許，三日與之止。大宜小兒矣。(104)

《幼幼新書》卷第四《牛黃法第十七》

《葛氏肘後方》與朱蜜後，與牛黃益肝膽，除熱定驚，辟惡氣：

與之如朱密多小［少］。(104)

《證類本草》卷二十五《粳米》

《肘後方》小兒新生三日，應開腸胃，助穀神：

碎米濃作汁飲如乳酪，與兒大豆許，數合飲之，頻與三豆許。二七日可與哺，慎不得取次與雜藥，紅雪少少得也。(489)

《醫方類聚》卷二四一《小兒門三》

【附方】

《肘後方》：兒新生慎不可逆①加針灸，忍痛動其五脉，因之成癇。是以田舍小兒，任其自然，皆無此疾，審之②。(第十一冊，93)

《醫方類聚》卷二四一《小兒門三》

《肘後方》治臍風瘡歷年不差：

燒甑帶灰傅之。

【附方】

《姚和衆方》治小兒臍腫：

取桂心灸［炙］令熱熨之，日可四五度。(第十一冊，73)

---

① 逆：預先。此指無病先針灸。

② 兒新生……審之：本條《醫方類聚》原載口瘡篇中，與上下文不相涉，當係原書誤編。

《醫心方》卷廿五《治小兒齊[臍]瘡方第六十九》

《葛氏方》小兒風齊[臍]及齊[臍]瘡久不差[瘥]方：

燒甎帶作灰，和乳汁傅[敷]之。

又方：未[末]當歸粉之。（566）

《幼幼新書》卷五《初生臍瘡方》

《葛氏肘後》治風臍及臍瘡久不差方：

右，用乾蝦蟆燒爲灰傅之，日三四，佳。（125）

《醫心方》卷廿五《治小兒口瘡方第卅六》

《葛氏方》云：治小兒口瘡不得飲乳方：

桑白汁塗瘡上，日夜十餘過。《產經》云：塗乳以飲兒，良。（562）

《幼幼新書》卷五《初生有鵝口第十二》

《葛氏肘後》治新生出腹鵝口方：

右，以髮纏箸，沾井華水拭之，三日一如此，便脫去。不脫，可煮粟荴①汁令濃，以綿纏箸拭之。如無粟荴，栗木皮亦得。《千金》作栗荴。

用井華水法後，《徐王神效方》治小兒鵝口噤：

礬石燒末②　　朱砂(末)各半分

右二物，合研極細，敷舌上。藥烈，唯薄薄敷之，日三。以冷水洗舌，以髮拭白垢也。（《外臺秘要方》同。）（122—123）

《幼幼新書》卷三十四《口瘡第一》

《葛氏肘後》小兒口瘡方：

---

①　粟荴：《備急千金要方》卷五《初生出腹第二》作“栗荴”，當從。栗荴，栗果外薄殼。

②　礬石燒末：日抄本原空缺。《外臺秘要方》卷三十五《小兒口噤方》引《備急》有此方，據補。

右,燒葵傅之良。

《葛氏肘後》支太醫小兒口瘡方:

右,桑白汁、生地黃汁、赤蜜各半合相和,緩緩細傅兒口取差。

《葛氏肘後》口瘡不得飲乳方:

右,飲羊乳佳。《食療》取羊生乳含。(1358)

《醫方類聚》卷二四一《小兒門三》

《肘後方》若口瘡不得飲乳:

桑汁塗瘡,日夜三,飲羊乳亦佳。

治小兒鵝口,不能飲乳:

燒雞脛黃皮,末,乳和服。

又方:桑自[白]皮汁和胡粉傅之。

又方:治小兒撮口:

鹽豉臍上灸之。

○《子母秘錄》治小兒口瘡:

五月五日蝦蟆炙,杵末傅瘡上,卽差。兼治小兒蓐瘡。(第十一册,93)

《醫方類聚》卷二四四《小兒門六》

《肘後方①》小兒吐乳,四肢皆軟,謂之中人,方:

桂心三兩

水二升,煮取一升半,分三服。又濃滓將塗五心,常令溫之。

---

①　肘後方:《幼幼新書》卷七《中人忤第三》作“葛氏肘後徐王神效方”,則方出徐王。

小兒呟哺①吐下方：

甘草（炙）　人参　當歸　乾薑各一分

水一升，煮取五合，分服，日三，湯成，内半分麝香益佳。呟哺吐下，如霍亂狀。此方出《小品》。

【附方】

《經驗後方》治小兒吐不定：

五倍子二個（一生一熟）　甘草一握

用濕紙裹，炮過，同搗末，每服米泔調下半錢，立差。（第十一册，181）

《醫方類聚》卷二六一《小兒門二十三》

小兒新生一歲，衣被不可露，慎之，慎之！大方中具説其事，畏烏獲鳥②取兒。（第十一册，679）

※小兒變蒸方·新輯佚篇

《醫方類聚》卷二四一《小兒門三》

《肘後方》凡小兒自生三十二日一變畢，變爲一蒸，凡十變五小蒸，又有三大蒸，凡五百六十七日③變蒸畢，乃成人。其變

---

① 呟（xiàn）哺：吐乳、吐食。呟，吐；哺，口中所食物。

② 烏獲鳥：亦稱"姑獲鳥"，參見下引《備急千金要方》卷五《客忤第四》相關解説。

③ 五百六十七日：變蒸，是古人所説嬰幼兒生長過程中呈周期性身體變化的現象。每變（蒸）三十二日，計十變、五小蒸、三大蒸，三十二乘以十八，故共五百六十七日。

蒸之候，身熱脉亂，汗出數驚，不乳哺，上唇頭小白丸①起如珠子，耳冷尻冷，此其證也。

單變小微，兼蒸小劇，平蒸五日或七日九日，慎不可療。若或大熱不已，則與少紫丸微下。

若於變蒸中加以時行溫病，其證相似，唯耳及尻通熱，口上無白丸耳。當先服黑散發汗，汗出以粉傅之差。若不盡除，卽以紫丸下之。

黑散方：

麻黄二兩　大黄一兩（並搗爲散）　杏仁二分（熬，別研如脂，乃內散）

同搗令調和，密貯器中，勿令見風，一月兒服如小豆一枚，乳汁和咽之。抱②令得汗，勿使見風。百日兒服如棗核，量大小與之，佳。

紫丸方：

代赭　赤石脂各一兩（先搗，細篩）　巴豆四十枚（去心皮熬）杏仁五十枚（去皮，令碎研如脂）

合三物，搗三千杵，自相著，若硬，加少蜜更搗，密器中貯。三十日兒服如麻子一丸，與少乳汁令下，良久復與少乳，勿令多宜③。至日中，當小下。熱若不盡，明旦更服一丸。百日兒如小豆大，大小以此加減。若小兒夏月多熱，往往發疾，此丸無所不治，三二十日與一服，殊佳。如真代赭不可求，用左顧牡蠣代之。（第十一册，80—81）

---

①　丸：《幼幼新書》卷七《變蒸第一》作“泡”，下“丸”同此。似可從。

②　抱：“包”的俗字。包裹（小兒）。

③　宜：《備急千金要方》卷五《序例第一》、《外臺秘要方》卷三十五《小兒變蒸論》並無此字，《小兒衛生總微方論》卷三作“與”，“宜”似爲“與”的音誤。

《醫心方》卷廿五《小兒變蒸方①第十四》

《葛氏方》云：凡小兒生後六十日，目瞳子成，能咳唉[笑]②，識人。百五日③，任脉生，能反覆。百八十日，尻骨成，能獨坐。二百一十日，掌骨成，能匍匐。三百日，髖骨成，能獨倚。三百六十日，爲一碁④，膝骨成，乃能行。

治少小初變蒸時，有⑤者服之，發干⑥已止，黑散方：

杏人二分　大黃一分　麻黃二兩（去節）

右三物，先搗大黃、麻黃下篩，杏人令如脂。内[納]散，令調，更麁[粗]篩篩之，盛以韋[葦]囊。廿日兒以汁和之，如小豆一丸，分爲二丸，易吞，厚衣苞[包]之，令汗。汗出畢，下帳，燃火解衣，溫粉粉之。百日兒取散如棗核大，以小陽[湯]和服之。汗出之後，消息如上法。當豫溫粉，不可解衣，乃溫粉。出《葛氏》。

治已服黑散，發熱不歇，服之熱小差[瘥]便止，勿復與。紫丸方：

赤石脂一兩　巴豆卅枚　代赭一兩　杏人卅枚（一方五十枚，去皮）

右四物，先冶巴豆、杏人，搗二千杵，乃内[納]代赭、赤石脂，更搗三千杵，絶也，藥勢卽成。一方云：相和，與少蜜和之，

---

① 方：《醫心方》原書無此字，《醫心方·札記》謂仁和寺本有，據補。

② 咳（hái）唉[笑]：小孩笑。咳，嬰兒笑聲；唉，《醫心方·札記》：“仁和寺本‘唉’作‘唉’，《千金》作‘笑’。”按，“唉”爲“笑”俗字，訛作“唉”。

③ 百五日：《外臺秘要方》卷三十五《小兒初受氣論》作“百五十日”，他書亦可見。按：此論以三十日或其倍數爲周期，當作“百五十日”。

④ 碁：周年。

⑤ 有：《醫心方·札記》認爲“有”下恐脫“汗”字。

⑥ 干：《醫心方·札記》謂“汗訛干”。

盛以蜜[密]器，無令藥燥，燥則無熱①。以巴豆、杏人自丸，常苦不能盡屑，當稍稍②内[納]之令相丸。廿日兒服如黍米一丸，訖，小小乳乳之③，令藥得下。却兩食頃，乃復乳之，勿令飽耳。平旦一服藥，日中熱盡，日西夕時復小增丸，至雞鳴時，若復與一丸，愈者止。卅日兒服如大黍米一丸，卅④日兒服如麻子一丸，六七十日兒如胡豆一丸，百日兒服如小豆一丸。不下，故⑤熱者，增半丸，以下利爲度。

又方⑥説：服紫丸，當須完出⑦；若不出，出不完，爲病未盡，當更服之。有熱乃服紫丸，無熱但有寒者懃[勤]服乳頭單⑧、當歸散、黃耆散。變蒸服藥後微熱者，亦可與除熱黃芩湯方。出《僧深方》。

黃芩湯，少小輩變蒸時服，藥下後有朝夕熱吐利，除熱方：

黃芩一兩　甘皮六銖　人參一兩　乾地黃六銖　甘草半兩（灸）　大棗五枚（去核）

凡六物，切之，以水三升，煮取一升，絞去滓。二百日兒服半合，三百日兒服一合，日再，熱差[瘥]止。變蒸，兒有微熱可

---

① 熱：據上文，當作“勢”。

② 稍稍：逐漸，逐步。

③ 小小乳乳之：謂以少量乳汁給服。後“乳”字爲動詞。《備急千金要方》卷五《序例第一》作“與少乳汁”，與此相合。

④ 卅：據上下文，當作“卌”。

⑤ 故：仍，仍然。

⑥ 又方：《醫心方·札記》云，此下九行（即至下文“又云”）内容，仁和寺本無，而另引《産經》條文七十六字。

⑦ 完出：（在大便中）完整排出。下文“出不完”義相反。

⑧ 乳頭單：《外臺秘要方》卷三十五《小兒夜啼方》有乳頭散，此處應亦是方名，但當有文字錯誤，無從確考。

服。出《張仲》①。(554—555)

※治小兒驚癇夜啼客忤病方·新輯佚篇

《醫方類聚》卷二三九《小兒門一》

《肘後方》:手兩魚際脉黑者,癇候。又脉赤者熱,脉青者細爲平。

《小品》:兩手虎口後名魚際。(第十一册,8)

《醫方類聚》卷二五九《小兒門二十一》

《肘後方》若卒得癇:

弔[釣]藤　甘草(炙)各二分

水五合,煮取二合,服如小棗大,日五夜三。

又方:龜甲炙令黃,末,如大豆,内口中,乳汁送之。亦可蜜丸,服如小豆三丸。

又方:露蜂房大者一枚,水三斗,煮令濃赤,以浴小兒,日三四佳。

又方:服水銀如小豆,比見服者,安水銀瓷盞中,沉湯煮之一食久,服時勿太仰兒頭,恐入腦。亦可以壓一切熱矣。

又有弔[釣]藤、赤湯諸方,弔[釣]藤湯大良。

《葛氏》效方小兒百二十病癇,胸中蛇蜕湯②:

蛇蜕皮三寸(炙)　細辛　弔[釣]藤　黃耆　甘草(炙)各二

---

① 張仲:似當作"張文仲"。

② 胸中蛇蜕湯:《外臺秘要方》卷三十五《小兒將息衣裳厚薄致生諸癇及諸疾方並灸法》作"胸中病蛇蜕皮湯",義長。又《幼幼新書》卷十一《一切癇第八》本條述證爲"葛氏肘後方小兒百日病癇蛇蜕湯"。

分 大黃四分 蚱蟬(去足)四枚 牛黃五大豆許

八物切,水二升半,煮取一升一合,百日小兒,一服二合,甚良。

小兒二十五癇,大黃湯:

大黃 甘草(炙) 當歸各一兩 細辛二分

搗篩,以指撮著一升水中,煮取二合,一歲兒溫與一合,日二,得下卽愈。

【附方】

《江荔》萬病湯,主小兒癇:

當歸 細辛 礬石(燒) 甘草(炙)各一兩

以水四升,煮取一升,去滓,内白蜜雞子大,分爲五服,當日令盡,則大良。

療小兒癇極方:

茯苓 龍齒各二分 弔[釣]藤 芍藥 黃芩各一分 甘草半分(炙) 蚱蟬二枚(去羽足炙) 牛黃二大豆許(細研)

湯成,下竹瀝一合,湯欲下①。以東流水二斗,銀器煮金銀各十兩,取五升,入藥,煎取一升半,間乳細細與服。此療未出月小兒,若大卽加藥。此方是張大夫家秘方。

療小兒驚癇瘲瘲②,方:

大蟲眼睛豆許大,炙,和水服,大良。高舍人家用。

---

① 湯成下竹瀝一合湯欲下:此處語亂。《幼幼新書》卷十一《一切癇第八》作"右,搗細研末,入竹瀝一合研,候湯欲成下"。據此,"湯欲下"當作"湯欲成下"。是對前句"湯成下"的旁注。

② 瘲瘲:常例作"瘲瘲"。"瘲"言"掣",牽掣;"瘲"言"縱",縱緩。合指筋脉疾病。《幼幼新書》卷十二《驚癇第二》作"瘲掣"。

《姚和衆方》治小兒初生三日,去驚邪,辟惡氣:

牛黃一大豆許,細研,以赤蜜酸棗許熟研,以綿蘸之,令兒吮之,一日令盡。

又方:小兒初生六日,溫腸胃,壯血氣,方:

煉成朱砂,如大豆許,細研,以蜜一棗大熟調,以綿搵取①,令小兒吮之,一日令盡。

《斗門方》治小兒未滿月驚著,似中風欲死者:

用朱砂,以新汲水濃磨汁塗五心上,立差,最有神驗。

治小兒癇:

鱉甲炙令黃,搗爲末,取一錢,乳服。亦可蜜丸如小豆大服。

《經驗方》治小兒驚風:

用蝎一個,不去頭尾,薄荷四葉裹合,火上炙令薄荷焦,同碾爲末,作四服,湯下,大人風涎只一服。

又方:治驚風墜瘀②:

天南星一個,重一兩,換酒浸七伏時取出,於新瓦上周回炭火炙,令乾裂,置於濕地去火毒,用瓷器合貯之,冷,搗末,用朱砂一分研,同拌,每服半錢,荆芥湯調下,每日空心、午時進一二服。

《博濟方》治急慢驚風:

乳香半兩　　甘遂半兩

同研細,每服半錢,用乳香湯調下,或小便調妙。

治小兒驚癇不知人,迷悶嚼舌,仰目:

---

① 搵取:浸取,蘸取。

② 瘀:《證類本草·天南星》作"涎",義勝。

牛黄一大豆（研）

和蜜水服之。

又方：犀角末半錢匕，水二大合服之，立效。（第十一册，619—620）

《幼幼新書》卷十二《驚癇第二》

《葛氏肘後》又方：

右，取熊膽一兩，豆大和乳汁及竹瀝汁服，並良。得去中涎，至良。高家用效驗。（405）

《證類本草》卷十七《狗陰莖》

《葛氏方》治小兒卒得癇：

刺取白犬血一棗許含之。又塗身上。（381）

《醫方類聚》卷二六〇《小兒門二十二》

《肘後方》好夜啼者：

取犬頸下毛，貯絳囊中，繫兒兩手，立止。

《小品》蜜丸前胡，服如大豆一丸，日三，佳。

小兒汗出，舌上白，愛驚者，衣厚過熱也；鼻上青及下痢青，乳不消，喜啼者，衣薄過冷也。小兒多患胎寒，好啼，晝夜不止，因此成癇，宜急與當歸散：

當歸末之，取小豆大，以乳汁與咽之，日夜三四度，卽差。

若不差：

當歸半兩　小肫卵一具

並切之，以酒一升二合同煮，取八合，服半合至一合，隨兒大小，日三啼四[①]，神驗。

---

① 啼四：《普濟方》卷三七八、《幼幼新書》卷七並作“夜四”，當從。

【附方】

《子母秘錄》治小兒夜啼：

胡粉服，水調三豆大，日三服。（第十一册，666）

《醫心方》卷廿五《治小兒夜啼方第九十二》

《葛氏方》：

取犬頸下毛，縫囊裹以繫兒兩手立止。

又方：暮取兒衣，以繫柱。（572）

《醫心方》卷廿五《治小兒驚啼方第九十三》

《葛氏方》：

搗柏子仁，以一刀圭飲之。（572）

《證類本草》卷八《當歸》

《肘後方》治小兒多患胎寒好啼，晝夜不止，因此成癇：

當歸末一小豆大，以乳汁灌之。日夜三四度服，差。（199）

《醫方類聚》卷二六一《小兒門二十三》

《肘後方》小兒病發，身軟時醒者，謂之癇；身強直者①，反張不醒者，謂之痓。凡中客忤之病，類皆吐下青黃白色，其候似癇，但眼不上下接②耳。其痢水穀解離③是也。

《葛氏》治小兒中客忤惡氣：

與麝香大豆許，立愈。

---

① 身強直者：《幼幼新書》卷七《中客忤第二》無“者”字，義長。

② 接：此指眨眼。字亦作“睫”“睞”。又，《備急千金要方》《外臺秘要方》等書此語多謂“眼不上插”，即不翻白眼。如《備急千金要方》卷五《客忤第四》：“凡中客忤之爲病，類皆吐下青黃白色，水穀解離，腹痛夭紃，面色變易，其候似癇，但眼不上插耳。”

③ 水穀解離：亦稱“完穀不化”，即便利中可見未消化的穀物。

又中客忤中人,吐下黄水:

水一斗,煮錢十四枚以浴之。

又:取水和粉若①熟艾,各爲丸雞子②,摩小兒五心良久,摩上毛出差。

《小品》:

搗豉爲丸摩五心,摩訖,丸擲路中。（第十一册,679）

《幼幼新書》卷七《中人忤第三》

《肘後》:水和粉并熟艾,各爲丸雞子大,摩五心,擘毛出③,差。（97）

《醫方類聚》卷二六一《小兒門二十三》

《葛氏》治小兒中客忤惡氣:

灸臍下上左右半寸及心鳩尾下一寸,凡五處三十壯。壯不在大。此兼治小兒百般病。（第十一册,680）

《備急千金要方》卷五《客忤第四》

小兒中客爲病者,無時不有此病也,而秋初一切小兒皆病者,豈是一切小兒悉中客邪? 夫小兒所以春冬少病,秋夏多病者,秋夏小兒陽氣在外,血脉嫩弱,秋初夏末,晨夕時有暴冷,小兒嫩弱,其外則易傷,暴冷折其陽,陽結則壯熱,胃冷則下痢,是故夏末秋初,小兒多壯熱而下痢也,未必悉是中客及魅也。若治少小法,夏末秋初,常宜候天氣温涼也,有暴寒卒冷者,其少小則多患壯熱而下痢也,慎不可先下之,皆先殺毒後下之耳。《玄中記》云,天下有女鳥,名曰姑獲(《肘後》《子母秘録》

---

① 若:《幼幼新書》卷七《中人忤第三》作"并",義長。

② 雞子:《幼幼新書》卷七《中人忤第三》此下有"大"字,義明,可從。

③ 擘毛出:《幼幼新書》卷七《中人忤第三》前條引《千金》謂"中人馬忤",此"毛出"當指馬毛。

作"烏獲"），一名天帝女，一名隱飛鳥，一名夜行遊女，又名釣星鬼，喜以陰雨夜過飛鳴，徘徊人村里，喚得來者是也。鳥淳雌無雄不産，陰氣毒化，生喜落毛羽於人中庭，置兒衣中，便令兒作癇，病必死，卽化爲其兒也。是以小兒生至拾歲，衣被不可露，七八月尤忌。(82)

《醫心方》卷廿五《治小兒客忤方第九十一》

《葛氏方》：

令兒仰臥，以小瓵［盆］著胸上，燒甑蔽①於盆中，火滅卽愈。(571)

《醫心方》卷廿五《治小兒卒死方第九十七》

《葛氏方》治小兒卒不知何所疾，痛而不知人，便絶死，方：

取雄雞冠血，臨兒口上，割令血出，瀝兒口，入喉便活。(572)

※治小兒疳癖羸瘦霍亂發黃病方・新輯佚篇

《醫方類聚》卷二五五《小兒門十七》

《肘後方》若患疳氣，大腹瘦弱者：

生薤根搗，以豬脂煎，稍稍服之。

又，熱②炙鼠肉若伏翼肉哺之③。

一切疳：

---

①　甑蔽：蒸飯器中的隔屜。"蔽"亦作"甑箅""甑箄"。

②　熱：《醫心方》卷廿五《治小兒大腹丁奚方》《幼幼新書》卷二十二《丁奚》並作"熟"，義長。

③　哺之：《醫心方》卷廿五《治小兒大腹丁奚方》作"以哺飲之"。

牛筋木白皮少許，搗取一合或半合，與服之。

【附方】

《子母秘錄》治小兒疳：

椿白皮日乾三兩爲末，淘粟米，去疳①，研濃汁糊和丸如梧子大，十歲三四丸，量數如②減，一丸内竹筒中，吹入鼻中，三度差，服丸以飲下。

《聖惠方》治小兒無辜疳，肚脹，或時瀉痢，冷熱不調：

以漏蘆一兩，杵爲散，每服以豬肝一兩，散子一錢匕，鹽少許，以水煮熟，空心頓服。

又方：治小兒疳瘡，蟲蝕鼻：

用熊膽半分，湯化調塗於鼻中。熊掌得酒醋水三件者③熟，卽嗔大如皮毬[球]，食之耐風寒。

《千金方》治急疳，蝕口鼻者：

没石子爲末，吹下部卽差。

《千金翼》治急疳，蝕鼻口，數日欲死：

取藍澱傅之令遍，日十度，夜四度，差。

《張文仲》治小兒疳瘡：

胡粉熬八分，豬脂和塗之，差爲度。油亦得。

又《外臺秘要方》：

栗子嚼傅之。

《崔知悌》療小兒無辜、閃癖、瘰癧，或頭乾黃聳，或乍痢乍

---

① 疳：《證類本草・椿木葉》作“泔”，當據改。
② 如：《證類本草・椿木葉》作“加”，當據改。
③ 者：《證類本草・熊脂》作“煮”，當據改。

差,諸狀多者,皆大黃煎主之:

　　大黃九兩(錦文新實者,若微朽卽不中用,削去蒼皮乃秤)

　　搗篩爲散,以上好米醋三升和之,置銅碗中,於大鐺中浮湯上,炭火煮之,火不用猛,又以竹木篦攪藥,候任丸乃停,於小瓷器中貯。兒歲三歲一服七丸如梧子,日再服,常以下青赤膿爲度。若不下膿或下膿少者,稍加丸;下膿若多,丸又須減。病重者或至七八劑方盡根本。大人小兒以意量之。此藥惟下膿宿結,不令兒利,須禁食毒物。食乳者,乳母亦同忌法。(第十一册,499)

《醫方類聚》卷二四六《小兒門八》

　　《肘後方》小兒丁奚①腹癥癖,黃瘦髮脱等病,方:

　　代赭(研)　大黃　朱砂(研)各四分　鱉甲(炙)三分　芍藥青木香　杏仁(去皮,熬,別研)　知母　巴豆(去心皮,研,別熬)各二分

　　搗篩蜜丸,百日兒服如胡豆,二百日兒服如小豆,三百日如大豆,四百日如梧桐子,每服微下爲限,大效。

　　小兒六七歲,心腹堅痞,時明②寒熱如瘧,服紫丸六十日,吐下,痞仍堅,以雞子湯一劑,去惡物數升,遂愈,常③用之,神效:

　　甘遂七銖　甘草(炙)　黃芩各五錢

　　水二升半,雞子一枚,少扣開,出白,投水中,熟攪,吹出去

----

　　①　丁奚:《諸病源候論》卷四十七《大腹丁奚候》謂爲"腹大頸小黃瘦"之病。

　　②　時明:《幼幼新書》卷十七《癖後脅内結硬第廿一》、《普濟方》卷三九二作"時時",可從。

　　③　常:通"嘗",曾經。

滓,内藥,煮取一升,隨小兒大小,計可得下,合和與之。藥無毒,下痞。痞未盡,更合。若堅實多者,加芒消、細辛各一兩,大效方。

治小兒氣癖:

取京三棱汁作羹粥,以米麵爲之,與奶母食,每日取一棗大與小兒喫,亦得作粥與癇熱[①]食之。治小兒十歲以下及新生百日,無問癇熱、無辜、疹癖等皆理之,秘妙不可具言矣。

若患腹中痞結,常壯熱者:

大黃(炙使煙出)　　鼈甲(炙令黃)　　茯苓各三分

搗,蜜丸如大豆一枚,日三,看大小增加。(第十一册,263—264)

《醫心方》卷廿五《治小兒大腹丁奚方第百二》

《葛氏方》:

取生韭[②]根,搗,以豬膏煎,稍稍服之。

又方:熟炙鼠宍[肉]若伏翼宍[肉],以哺飲之。(574)

《幼幼新書》卷二十二《丁奚第九》

《葛氏肘後》若患疳氣,大腹瘦弱,方:

右,搗生薤根,以豬脂煎,稍稍服之。

《葛氏》又方:

右,用熟炙鼠肉若伏翼肉哺之。本草亦治哺露。(868)

《醫方類聚》卷二六六《小兒門二十八》

《肘後方》治小兒羸瘦惙惙方:

甘草二兩炙,爲末,蜜丸綠豆大,每温水下五丸,日二。(第

---

①　癇熱:二字涉下文衍,當删。

②　韭:前引《醫方類聚》與後引《幼幼新書》並作"薤",當從。

十一册,841)

《醫方類聚》卷二四四《小兒門六》

《肘後方》孩子霍亂已用立效方:

人参　蘆籜各二分　萹豆①藤二兩　倉米一撮

水三升,煮取一升,細細溫入口,卽溫②,甚效。

又方:人参四分　厚朴炙　白术　甘草(炙)各一分　生薑三分

水二升,煮取五合,去滓,分五服,中間隔乳服之。奶母忌生冷油膩果麵等,大效。

乳母方:

萹豆莖一升(炙令蔫,乃切之)　人参三兩

以水三升,煎取一大升半,去滓取汁,煮粟米粥與乳母食之良,常偏③蓋覆,乳勿冷,佳。

又法:乳母常食粥,仍欲乳兒,先捻去少許,卽當佳。

【附方】

《子母秘錄》治小兒霍亂:

阿黎勒一枚(末)

沸湯,研一半頓服,未差再服。(第十一册,198)

《醫方類聚》卷二四六《小兒門八》

《肘後方》小兒四歲發黃:

土瓜根搗取汁,以三服,每服三合飲之。

---

①　萹豆:卽"扁豆"。"萹"爲"扁"的分化字。

②　溫:《幼幼新書》卷二十七《霍亂第五》作"當",連屬下文,義長。

③　偏:《幼幼新書》卷二十七、《證治準繩》卷九十並作"徧"。"徧"在此同"遍",義長。

【附方】

《廣利方》治小兒忽發黃,面目皮肉並黃:

生栝蔞根搗皮取汁二合,蜜一大匙,二味暖相和,分再服。
(第十一冊,240)

《醫心方》卷廿五《治小兒痞病方第七十二》

《葛氏方》云:若患腹中痞結常壯熱者方:

生鱉血,和桂屑塗痞上。

又方:末麝香,服如大豆者。

又方:大黃(炙令煙出)　龜甲(炙令黃)　伏苓

凡三物,分等①,蜜丸,服如大豆一枚,日三。以兒大小增減也。

又方:搗白頭公(練)

右,囊盛以掩痞上。(566)

※治小兒解顱齒不生慉塞盜汗方·新輯佚篇

《醫心方》卷廿五《小兒變蒸方②第十四》

經曰:天不足西北,故令兒腮③[囟]後合;地不足東南,故④

---

① 分等:《醫心方·札記》謂仁和寺本此下有"搗"字,義長,可從。

② 方:《醫心方》原書無此字,《醫心方·札記》謂仁和寺本有,據補。

③ 腮:當作"囟"。"囟"亦作"恖",與古"思"字同形(《說文·思部》:"思……從心,囟聲。")。再加肉旁則爲"腮"。

④ 故:據前後文例,"故"下當有"令"字。

兒髓後生^①成；人法於三，故令^②齒後^③。故腮［思］合乃而言，髓成乃而行。大陰氣不足，而大陽氣有餘者，故令兒羸瘦骹脛^④，三歲乃而行。(554—555)

《醫心方》卷廿五《治小兒解顱^⑤方第廿》

《葛氏方》：

燒縈蔓末傅［敷］，良。(557)

《幼幼新書》卷六《解顱第一》

《葛氏肘後方》治小兒解顱：

蟹足骨　白斂等分

細末，乳汁和塗上，乾又傅。(137)

《醫心方》卷廿五《治小兒齒晚生方第五十四》

《葛氏方》：

以薄蛇^⑥編繩，向東磨齒處，微令破，卽生，甚神驗。(563)

《醫心方》卷廿五《治小兒齒落不生方第五十五》

《產經》云^⑦：

取牛矢［屎］中大豆二七枚，小開兒口，以注齒處，卽生。

---

① 生：此字衍。前句"後合"，下句"後生（參下注）"，再後又有"髓成乃而行"，則本句當作"後成"，而非"後生成"。"生"字當在下句"齒後"之下，誤抄在本句。

② 令：據前文，此下應有"兒"字。

③ 後：《醫心方・札記》謂，仁和寺本此下有"生"字。可從。按："人法於三故令齒後【生】"二句後文無對應句，疑爲旁批衍入，或後有脫文。

④ 骹（qiāo）脛：小腿。《醫心方・札記》謂仁和寺本此下有"㾆"字，但未能辨識。今按，此字爲"受"俗字，在此"受"當同"瘦"，音誤。

⑤ 解顱：卽頭骨囟門不合。

⑥ 蛇：此下疑脫"蛻"字。以蛇蛻皮編繩擦牙牀邊緣，取蛇蛻脫出之義。

⑦ 產經云：《醫心方・札記》謂：仁和寺本"云"下有"少小齒落久不生方"八字。

《葛氏方》同之。（563）

《幼幼新書》卷第六《憨塞第十五》

《葛氏肘後方》療人心孔愲塞多忘喜誤：

七月七日，取蜘蛛網著領中，勿令人知。

《葛氏肘後》又方：

丁酉日，密自至市買遠志，著巾角中還，末服之，勿令人知。

《葛氏肘後》又方：

丙午日，取鱉甲，著衣帶上，良。

《葛氏肘後》又方：

取牛、馬、豬、雞心肝乾之，末，向日酒服方寸匕，日三，問一知十。

《葛氏肘後》孔子大聖智枕中方：

茯苓　人參　茯神各五分　菖蒲二分　遠志七分

右，爲末，水服方寸匕，日三夜一服。

《葛氏肘後》又方：

章陸花陰乾一百日，搗末，暮水服方寸匕。暮臥思念所欲知事，卽於眠中醒悟。

《葛氏肘後》又方：

上黨人參半斤　七月七日麻穀①一升

合搗蒸，候氣盡遍服一刀圭，暮臥逆知未然之事。（152—153）

---

① 麻穀：《肘後方》第五十一篇正文作“麻教［勃］”。

《醫方類聚》卷二六六《小兒門二八》

【附方】

《肘後方》:《孫尚藥方》治小兒盜汗,潮熱往來:

南蕃胡黃連　柴胡等分

羅極細,煉蜜和丸,如雞頭大,每服二丸至三丸,銀器中用酒少許化開,更入水五分,重湯煮三二十沸,放溫,食後和滓服。(第十一冊,830)

《醫心方》卷廿五《治小兒盜汗方第百廿三》

《葛氏方》:

以乾薑未[末]一分、粉三分,合以粉之。

又方:石膏一兩　麻黃二兩

蜜和如小豆,服一丸。(578)

※治小兒目赤痛鼻衄重舌方・新輯佚篇

《醫心方》卷廿五《治小兒目赤痛方第卅七》

《葛氏方》云:

搗薺菜取汁,以注目眥中。(561)

《證類本草》卷十二《楮實》

《肘後方》……治少小鼻衄,小勞輒出:

楮樹葉取汁飲三升。不止,四五飲,良。此方久衄亦差。(300)

《證類本草》卷十三《桑樹白皮》

《肘後方》治人少小鼻衄,小勞輒出:

桑耳無多少，熬令焦，搗末，每衄發，輒以杏仁大塞鼻，數度卽可斷。《深師》同。(316)

《醫心方》卷廿五《治小兒重舌方第五十一》

《葛氏方》：

以兒著箕中，東向內[納]中，灸箕舌三壯，良。

又方：釜月下土苦酒和，傅[敷]舌下。(562—563)

《幼幼新書》卷五《初生有重舌第八》

《葛氏肘後》治卒重舌方：

右，燒蛇蛻皮爲末，唾和，塗舌上差。

《葛氏》又法：

右，用釜下土，苦酒和，塗舌下。(113—114)

《醫方類聚》卷二四一《小兒門三》

【附方】

《姚和眾方》治小兒重舌：

鹿角，末，細篩塗舌下，日三度。

又方：馬牙消塗舌下，日三度。

又方：治初生小兒，產下有皮膜如榴中膜，裹舌或遍舌根：

可以指甲刺破令血出，燒礬灰細研傅之，半菉豆許，若不摘去，兒必啞。

又方：燒烏賊魚骨和雞子黃，傅喉及舌上。

又方：用粟哺之。

《簡要濟眾》：

露蜂房燒灰，細研，酒和爲膏，傅兒舌下，日三四次。

又方：治重舌欲死，以亂髮灰細研，以半錢傅舌下，日不住用之。(第十一册,93)

※治小兒寒熱癧疾中風諸病方·新輯佚篇

《醫方類聚》卷二六六《小兒門二十八》

《肘後方》若多溫壯熱實,治諸百病方:

大黃四分　甘草(炙)　當歸　芍藥各二分

水一升六合,煮取八合,分爲三服①。

又方:大黃　黃芩各四分　甘草三分　細辛二分

水五升,煮取一升二合,分三服。此方小兒數服不癇。若草驚②加弔[釣]藤二分。《胡洽》云:此治小兒有病大效。

【附方】

百日女兒③,患壯熱氣急,唯得歌④眠,眼不開,小便赤黃:

唯服水銀如大豆一枚,日十度,三日差止,不差更服。

《外臺秘要方》治小兒身熱:

苦參湯浴兒良。(第十一册,818)

---

　　① 三服:《幼幼新書》卷十四《溫壯第一》引本方,此下有百餘字附記,論述不同小兒病證如何加減使用,似非《肘後方》原文,兹不錄入。

　　② 草驚:《幼幼新書》卷十四《溫壯第一》作"卓卓驚",《普濟方》卷三八五作"卓驚",疑字當作"悼",《説文·心部》:"悼,懼也。"

　　③ 女兒:《幼幼新書》卷十四《溫壯第一》作"兒",義長。

　　④ 歌:《幼幼新書》卷十四《溫壯第一》作"欹",義長。

《醫方類聚》卷二四二《小兒門四》

【附方】

《肘後方》:《姚和衆》治小兒腦熱①,常閉目:

大黃一分,粗剉,以水三合,浸一宿,一歲兒每日與半合服。餘者塗頂上,乾則更塗。(第十一册,129)

《醫方類聚》卷二四一《小兒門三》

【附方】

《肘後方》:《兵部手集》治小兒口噤體熱者:

竹瀝一合,暖之,分三四服。(第十一册,93)

《醫方類聚》卷二六一《小兒門二三》

【附方】

《肘後方》:《子母秘録》治小兒中風,口噤,乳不下:

白棘燒末,水服一錢匕。(第十一册,694)

《幼幼新書》卷十三《中風口噤第五》

雞屎白如大豆三枚,末,以水飲之,當差。(456)

《幼幼新書》卷十三《癥後脅内結硬第二十一》

《肘後》治心腹堅癖,時時寒熱如瘧,服紫丸六十日吐下。癖仍堅,雞子湯一劑,去惡物數升遂愈。

甘遂七銖　甘草(炙)　黃芩各五錢

水二升半,雞子一枚,少扣開,出白投水中,熟攪,吹去滓。

---

① 小兒腦熱:《普濟方》卷三八四《諸熱》門載本方出《肘後方》,"熱"下有"發喘"二字。

內藥煮一升，隨兒可下，數合病未盡，更與。若堅實多者，加黃芩、細辛一兩。（294）

《醫心方》卷廿五《治小兒痓①方第九十五》

《葛氏方》云：臨發時，搗大附子，下篩，和苦酒塗背上。

又方：石上昌［菖］蒲濃煮，浴兒。三四過亦佳也。今案：《集驗方》：桃葉二七枚，案心上，艾灸葉上十四壯。

《葛氏方》云：

恒山四分　　小麥三合　　淡竹葉（切）一升

右，以水三升，煮取一升服之。今案：《產經》云：兒生卅餘日至六十日者，分三服；或至百日，服二合半；或至二百日，一服三合。（572）

《醫心方》卷廿五《治小兒身熱方第百廿二》

《葛氏方》治小兒卒身熱如火，不能乳哺方：

急斷犬耳，取血以塗兒面及身也。（578）

※治小兒心腹脹痛吐血咳嗽病方·新輯佚篇

《醫方類聚》卷二四三《小兒門五》

《肘後方》小兒卒心痛，腹脹堅如石，滿氣喘息②：

好鹽如雞子大，漿水三升，煮取三沸，內攪消，取半，分爲三服，神驗大良。

---

①　痓：篇中引《病源》作“痏”，據文義與《諸病源候論》卷四十六《小兒雜病諸候·瘖病候》，並當作“瘖”。

②　腹脹……喘息：語不順，應有誤。疑原作“腹脹滿，上氣喘息”，“堅如石”或是注文衍入。

未①滿百日兒患腹痛：

豚子卵一枚　　當歸一分

水三升，煮取七合，塗之乳頭，令小兒飲，以意量之佳。（第十一册，158）

《醫方類聚》卷二四七《小兒門九》

【附方】

《肘後方》：《子母秘錄》治小兒腹脹：

胡粉鹽熬色變，以摩腹上；兼治腹皮青，若不理，須臾死。

又方：半夏少許，洗，搗末，酒和丸如粟米大，每服二丸，生薑湯吞下，不差，加之，日再服。又若以火炮之爲末貼臍，亦佳。

《十全博濟方》治小兒氣脹，止疼：

蓬莪茂，炮，候熱，搗爲末，用一大錢，熱酒調下。（第十一册，277）

《醫方類聚》卷二六〇《小兒門二十二》

《隱居效方》小兒夜啼驚不安，此腹痛故也，至夜輒劇，狀如鬼禍，五味湯：

五味子　　當歸　　术各四分　　甘草（炙）　　桂心各二分

五物，切，以水二升，煮取一升，分爲三服，大良。（第十一册，666）

《醫方類聚》卷二五二《小兒門十四》

《肘後方》：《徐王驗方②》小兒腹痛，大汗出，名曰寒疝：

---

① 未：《幼幼新書》卷二十一《腹痛第六》此上冠有“葛氏肘後徐王神效方”九字。

② 徐王驗方：《幼幼新書》卷三十一《癩疝第五》作“徐王神效方”。

濃煮梨葉汁，一服七合，以意消息，可作三四度飲之，良。
（第十一册，430）

《醫心方》卷廿五《治小兒腹脹方第七十一》

《葛氏方》：

粉及鹽分等，合熬，令變色，以磨腹上，卽愈。（566）

《醫方類聚》卷二六一《小兒門二十三》

《肘後方》小兒腹暴病滿欲死方：

半夏隨多少，炮，下篩，酒和之，服如粟粒五丸，日三，立差。（第十一册，679）

《醫方類聚》卷二四五《小兒門七》

【附方】

《肘後方》：《簡要濟衆》治小兒吐血不止：

蒲黃細研，每服半錢，用生地黃汁調下，量兒大小，加減進之。（第十一册，205）

《幼幼新書》卷十六《咳嗽第一》

《葛氏肘後》療小兒咳嗽方：

紫苑［菀］六分　　　具［貝］母二分　　　款冬花一分

右，搗爲散，每服如豆大，著乳頭上，令兒和乳嚥之，日三四。母勿食大鹹醋物。（264）

《幼幼新書》卷十六《喘咳上氣第三》

《葛氏肘後》小兒咳嗽上氣杏仁湯方：

杏仁四十枚（去皮）　　麻黃八分（切）

右件藥，以水二升，煮取一升，分溫服五合，增減以意度之，大良。（595）

○《外臺》：《肘後》療大人、小兒奔走喘乏，便飲冷水、冷

飲,因得上氣發熱方:

　　葶藶子一兩(熬搗)　乾棗四十顆(擘)

　　右二味,以水三升,先煮棗取一升,内葶藶子煎取五合。
大人分一二服,小兒分三四服。(596)

　　《醫方類聚》卷二四五《小兒門七》

　　【附方】

　　《肘後方》:《勝金方》治小兒咳嗽:

　　露蜂房二兩(淨洗,去蜂糞及泥土)

　　以快火燒爲灰,每服一字,飯飲下。

　　小兒咳嗽上氣,杏人湯:

　　杏人四十枚(去皮)　麻黃八分(切)

　　以水二升,煮取一升,分溫服五合,增減以意度之,大良。

　　療小兒咳嗽方:

　　紫菀六分　貝母二分　款冬花一分

　　搗爲散,每服取如豆大,著乳頭,令兒和乳咽之,日三四。
乳母勿食大鹹醋物。

　　又方:劇者,與茅藤飲子入小[少]大黃令微下,佳。

　　小兒諸病與成人同者,并宜准狀撿條。(第十一册,222)

※治小兒大小便病淋病赤白痢方·新輯佚篇

　　《醫方類聚》卷二五〇《小兒門十二》
　　《肘後方》卒不得溺:
　　取垢灰二刀圭,以酒若米飲服。

又方：髮灰以酒下之。

又方：以少許雞子白亦佳。

治大便不通：

蜂窠刀圭酒服。

治小兒大便不通：

豬苓一兩，以水少許，煮雞屎白一錢調服，立差。

【附方】

《子母秘錄》治小兒大小便不通：

露蜂房燒，末，酒服三錢，日再服。

《藥性論》云：主小兒卒不尿：

安鹽於臍上灸之。（第十一册，358）

《醫方類聚》卷二五〇《小兒門十二》

《肘後方》：《孫真人備急方》治孩子淋疾：

槲葉三片，煎湯服一雞子，小便當時下。（第十一册，365）

《外臺秘要方》卷十一《睡中尿牀不自覺方》

《肘後》療少小睡中遺尿不自覺方：

取鵲巢中蓐燒水，服一錢匕，卽差。《文仲方》《千金》同。

又方：雄雞肝　桂心

右二味，等分，搗丸，服如小豆一枚，日三服。

又方：雄雞屎白（熬）　桂心

右二味，等分，末，酒服方寸匕，日二。亦可除桂心。

又方：礬石（燒令汁盡）　牡蠣（熬）

右二味，等分，末之，以粟米粥飲服方寸匕，日三。

又方：雄雞喉嚨及矢白、䏶胵裏黄皮燒末，麥粥清盡服之。
亦可以赤雞翅燒末，酒服三指撮，日三。

又方：薔薇根隨多少剉搗，以酒飲之。（311）

《醫心方》卷廿五《治小兒遺尿方第百十四》

《葛氏方》：

取鷰［燕］巢中蓐燒，服一錢上［匕］卽差［瘥］。（576）

《醫心方》卷廿五《治小兒泄利方第百四》

《葛氏方》下利不止方：

末赤小豆，和苦酒塗踐下。

又方：豬宍［肉］灸［炙］哺之。（574）

《醫心方》卷廿五《治小兒大便不通方第百九》

《葛氏方》：

取蜂房熬未［末］，以酒若水服少許。

又方：以白魚蟲磨齊［臍］下至陰。（575）

《醫心方》卷廿五《治小兒小便不通方第百十》

《葛氏方》：

取衣中白魚蟲，塗臍中、內［納］尿道中。橫骨又［亦］佳也。

又方：取故席多垢者，剉一升，以水三升，煮取一升，去滓，飲之。（575）

《永樂大典》卷一〇三三《小兒小便不通》

葛洪《肘後方》治卒不得溺：

取垢灰二刀圭，以酒若米飲服。

又方：以髮灰酒下之。又以雞子白亦佳。（《永樂大典醫藥集》322）

《醫心方》卷廿五《治小兒大便血方第百十一》

《葛氏方》大便血方：

刮鹿角作屑，以米汁服五分匕。日三四也。

又方：燒鵲巢爲屑，飲之少少許。（576）

《醫方類聚》卷二五一《小兒門十三》

《肘後方》小兒毒下及赤帶［滯］下①如魚腦，白頭公②丸：

白頭公三分　黃連六分（研）　石榴皮三分（有毒除石榴皮，用犀角屑三分）

三物，以水二升，煮取八合，兒生四十日，以五合爲三服，大者則加藥。

雞子餅，療小兒秋夏暴冷痢，腹脹，乍寒乍熱，白帶［滯］下方：

雞子一枚　胡粉一丸（碎，絹篩）

合雞子黃白③共搗研調，熱④［熬］令熟，如常雞子餅。兒年一歲，一食半餅，日再，不過二餅卽差。兒大倍作丸⑤。羸弱不堪與藥，宜與此餅。更宜檢痢條中。

小兒病食不消，腹滿下痢，雞子湯：

亂髮如雞子一枚，梳去垢，㕮咀之，雞子七枚，去白，以黃并髮肉⑥［内—納］雞子汁，熱⑦［熟］數按之，令汁出，取服，大小無毒。

---

① 赤帶［滯］下：熱痢。痢疾古稱"滯下"。《幼幼新書》卷二十九《膿血相雜痢第八》同條正作"滯"。下文"白帶下"《普濟方》卷三九六卽作"白滯下"。白滯下卽冷痢。

② 公：《幼幼新書》卷二十九《膿血相雜痢第八》作"翁"。

③ 黃白：《普濟方》卷三九六無"白"，作"黃"一字。

④ 熱：《普濟方》卷三九六作"熟"，是，當據改。

⑤ 丸：日藏抄本《幼幼新書》卷二十九《白膿痢第六》、《普濟方》卷三九六作"凡"，屬下。

⑥ 肉：《幼幼新書》卷二十八《傷瀉第四》、《普濟方》卷三九六作"内"，同"納"，義順，可從。

⑦ 熱：《普濟方》卷三九六作"熟"，義順，可從。

三歲小兒痢，或赤白穀①，冷熱不調：

雞子一枚，破其頭，如粟②大，出黃白於甌中，和胡粉如皂莢子得更大③，研令及調，還納殼中，糊頭蒸令熟，以餧［喂］兒，取差止。

三歲患冷痢：

附子一枚（炮）

水五升，合煮雞子一枚，令熟，以哺兒，差。

【附方】

《近效方》療小兒三歲卽患痢，初患膿少血多，四日膿多血少，日夜四十餘行，朱子丸方，服卽效：

生地黃汁五小合　羊腎脂一小合

先溫腎脂令暖，分三四服，立效。乳母須禁食。并有乳母方，在大方卷內。

療小兒患無辜疳痢方：

龍骨　當歸　黃連　人參各二兩　甘草一兩（炙）

五物，搗，下蜜，丸如梧子大，一服兩丸，白飲下，次日再④。五歲已［以］上服五丸。若小，不能吞丸，卽研飲與之。此二方是張大夫傳效。

療小兒痢方，日夜數十行者：

取雞子一枚，破取白，半雞子和釀醋攪如白酒，煎如稀餳，

---

① 穀：《普濟方》卷三九七無此字，義長。

② 粟：粟過小，似當作“栗”。

③ 得更大：《普濟方》卷三九六作“大，更”，義長。《幼幼新書》卷二十九《一切痢第二》作“大”一字。

④ 次日再：《幼幼新書》卷二十四《無辜疳第一》作“日再”，義長。

勿使乾,乾卽難咽,灌訖勿令吐,煎後兩度服之,稍^①有效驗。

二百日兒患赤痢,日夜五十行者:

术　乾薑各五分　茯苓　甘草(炙)各四分　附子三分(炮)

水四升,煮取一升,分四服。更宜檢痢條中。

《斗門經》治小兒疳瀉:

用赤石脂杵羅爲末如麵,以粥飲調半錢服,立差。或以京芎等分同服,更妙。

《子母秘錄》治小兒赤白痢渴,及得水喫又嘔逆,方:

炙構葉令香黃,以飯漿半升,浸構葉使水綠色,然後去葉,以木瓜一個切,納葉汁中煮三二沸,去木瓜,暖,細細服,渴停。

又方:治小兒洞泄下痢:

燒蝦蟆,末,飲調方寸匕服。

《宮氣方》治小兒久痢:

沒石子二個,切,熬令黃色,研作餛飩食之。

《食醫心鑒》治小兒赤白痢及水痢:

雲母粉半大兩,研作粉,煮白粥調,空腹食之。

治小兒疳痢,行數暴多:

生薔薇根洗淨,切,以適多少,濃煎汁,稍稍飲之差。(第十一册,404—405)

---

① 稍:漸。

※治小兒諸蟲癲疝脱肛病方·新輯佚篇

《醫方類聚》卷二五二《小兒門十四》

《肘後方》治小兒,殺蟲定疼痛,抵聖散:

以苦楝二兩,白蕪荑半兩,爲末,水一盞,藥末一錢,煎取二分,放冷,待發時服之。(第十一册,442)

《醫心方》卷廿五《治小兒寸白方第八十八》

《葛氏方》:

薏苡根二斤,細剉,水七升,煮取二升,分再服。又可作糜也。(569)

《醫心方》卷廿五《治小兒陰瘡方第七十九》

《葛氏方》:

取竈中黄土,末,以雞子白和付[傅—敷]之。

又方:濃煮黄檗汁漬之。(568)

《醫心方》卷廿五《治小兒陰癩方第八十二》

《小品方》云:小兒癩方……

又云,《葛氏方》:

但灸其上,又灸莖上向小腸①脉。

又方:灸手小指頭七壯,隨差[瘥]左右也。(568)

《證類本草》卷二十三《桃核人》

《葛氏》治小兒卵癩:

杵桃仁傅之。亦治婦人陰腫瘙癢。(473)

---

① 腸:當作"腹"。

《證類本草》卷十《射干》

《肘後方》治小兒疝發時，腫痛如刺：

用生射干汁取下，亦可丸服之。(199)

《醫心方》卷廿五《治小兒脫肛方第八十四》

《葛氏方》：

熬石灰令熱，故綿裹，坐其上，冷復易之。(569)

《醫心方》卷廿五《治小兒穀道瘡方第八十七》

《葛氏方》治卒下部有瘡方：

煮豉以漬之。

又方：穀汁以磨墨導①也。(569)

《幼幼新書》卷廿六《疳濕第十》

《葛氏肘後》小兒穀道濕方：

右，用杏仁熬令黃，搗，以稀塗道②之。(1030)

《幼幼新書》卷廿九《脫肛第十二》

《葛氏肘後》卒脫肛方：

右，燒蜘蛛爲灰，傅肛上。(1194)

※治小兒頭面身體諸瘡方·新輯佚篇

《醫方類聚》卷二四八《小兒門十》

《肘後方》若身面卒生諸惡瘡：

---

① 　導：特指將藥物或其他治療用物塞入肛中治病。

② 　以稀塗道：《普濟方》卷二三九作“以綿塗導”，義長，可從。“塗”同“涂”，涂刷；“道”同“導”，通導。

燒蛇皮,豬膏和傅之。

又燒雞子殼,豬膏和傅之許①。

又熬豉末傅之。

又黃連、胡粉、水銀末傅之,瘡乾則和豬膏傅之。

又煮竹笋汁洗之。

若身有惡熱氣,數起瘡者:

熬豉令黃,末傅之,兼數煮桃葉浴之。

治小兒風瘡久不差:

燒菰蔣節,末以傅之。

治小兒凍瘡:

用雀兒腦髓塗之,立差。

【附方】

《簡要濟眾》治小兒浸淫瘡,疼痛不可忍,發寒熱:

刺薊末新水調傅瘡上,乾卽易之。

《外臺秘要方》治小兒初得月蝕瘡:

五月蛤蟆燒杵末,豬膏和傅之。(第十一册,316)

《醫方類聚》卷二四二《小兒門四》

《肘後方》若頭生瘡,白禿,髮不生,汁出慘痛者:

煮雞子七枚,剝去白,於銅器中熬之汁出,以傅瘡上,立差也。

又方:榆白皮熬令燥,搗末,苦酒和,塗綿以傅瘡上,蟲自出。

---

① 傅之許:《幼幼新書》卷三十六《第八》作"傅少許",可從。《普濟方》卷四〇七同方無"許"字。

又方:椿楸桃葉心①,取汁塗之,大效。

又方:臘[臘]月豬失[矢—屎],燒末傅之。

若患漏頭,晝開膿水,夜復合,方:

大附子内鯉魚腹中,炭火上燒末以傅瘡,更搗大蒜傅,則不發矣。

兒三歲初患,頭上起煙②漿如釘蓋,一二日,面及胸背皆生,仍成瘡:

水銀　朱砂各半兩　胡粉　硫黄各半兩

禁③見狗并青衣小兒、婦女。先濃煮桑汁以洗之,帛淨拭,傅膏,日三夜再,每一洗一易膏。此並《徐王神效方》。

【附方】

《姚和衆》治小兒腦熱閉目④:

大黄一分,粗剉,以水三合,浸一宿,一歲兒每日與半合服,餘者塗頂上,乾卽更塗。

《子母秘錄》治小兒白禿⑤:

葶藶搗末,以湯洗訖塗上。

又方:搗榆白皮末,醋和塗之,蟲當出。

————————

① 葉心:枝端的嫩枝葉。

② 煙:《幼幼新書》卷三十七《爍瘡第十》無此字,似可從。

③ 禁:《幼幼新書》卷三十七《爍瘡第十》此上有"右爲末,豬膏和塗"七字,義足,可從。

④ 姚和衆……閉目:本條不屬白禿,與前後條文不合,當屬《醫方類聚》誤編於此。原書後文本條重出。重出處作"常閉目"。本書輯於前文"小兒寒熱"題下。

⑤ 子母秘錄治小兒白禿:本方,《幼幼新書》卷三十八《白禿瘡第三》出"葛氏肘後"。

又治小兒白禿瘡,頭上瘡團團白色:

以牛屎傅之。

又治小兒頭瘡,頭上生瘡:

竹葉燒末,和豬脂塗上。又以雞子白傅之亦妙。（第十一
冊,112）

《醫方類聚》卷二四九《小兒門十一》

《肘後方》治小兒赤游行於體上下,至心卽死:

以芒消納湯中,取濃汁,以拭丹上。

又方:搗生景天傅瘡上。

又方:杵菘菜傅上。

治小兒丹:

煩柳葉①一斤,水一斗,煮取三升,去滓,搨洗赤處,日七
八度。

又方:鯽魚肉細切五合,小豆搗屑三合和,更杵如泥,和水
傅上。

又方:杵赤小豆末,和雞子白傅之,乾卽易。

【附方】

《兵部手集》治孩子赤丹不止:

研粟米傅之。

《譚氏方》小兒急丹胤②不止:

以雞子白和赤小豆末傅之。

《修真秘旨》治小孩丹瘤:

---

① 煩柳葉:不詳。《太平聖惠方》卷六十一、《普濟方》卷二五六有“繁柳
草”,或是。

② 胤:此指擴散蔓延。

蓖麻子五個,去皮研,入麵一匙,水調塗之,甚效。

《經驗方》治小兒丹毒,皮膚熱赤:

用寒水石半兩,白土一分,搗羅爲末,用米醋調傅之愈。

(第十一册,340)

《醫方類聚》卷二六四《小兒門二十六》

【附方】

《肘後方》:

《王氏博濟》治瘡疱將出,以牛蒡子炒令熟,杵爲末,每服一錢,入荆芥二穗,水一盞,同煎至七分,放温服,如瘡疹已出,更服亦妙。

《譚氏小兒方》療小兒面上瘡豆子瘢法:

黄明膠,慢火炙,爲末,温酒調服一錢匕,出者,服之無瘢;未出,服之瀉下。

治小兒班[斑]瘡、豌豆瘡:

熟煮大豆汁服之。

又方:髮灰飲汁,三錢匕。

瘡子入眼:

以仙靈脾、葳靈仙等分爲末,食後米湯下二錢匕,小兒半錢匕。(第十一册,777)

《醫心方》卷廿五《小兒白禿方第廿四》

《葛氏方》云:

燒鯽魚,末,以醬汁和傅[敷]之。

又方:末[末]梨[藜]蘆,豬膏和塗之。(558)

《醫心方》卷廿五《治小兒頭瘡方第廿六》

《葛氏方》云:

雞屎燒，冶爲末，和豬脂，付[傅一敷]之。(558)

《醫心方》卷廿五《治小兒頭面身躰[體]瘡方第廿七》

《葛氏方》：

取兒父褌浣汁以浴之，勿令兒及母知也。(559)

《醫心方》卷廿五《治小兒唇瘡方第卌八》

《葛氏方》云①：

葵根燒末付[傅一敷]之。(562)

《醫心方》卷廿五《治小兒津頤②方第六十二》

《葛氏方》：

取東行牛口中沫，塗兒口。

又方：搗鹿角，熬如豆，著舌下。(564)

《醫心方》卷廿五《治小兒身有赤處方第百十六》

《葛氏方》：

燒牛矢[屎]塗之。

又方：雞冠血塗之。(576—577)

《幼幼新書》卷三十五《身有赤處第三十六》

《葛氏肘後》治身上有赤腫處者：

右，熬粉令黑和唾塗之。(579)

《醫心方》卷廿五《治小兒丹瘡方第百廿五》

《范汪方》：

以生魚血塗之。《葛氏方》乾更塗之。(579)

---

①　葛氏方云：《醫心方·札記》：仁和寺本"云"下有"治小兒唇瘡方"六字。

②　津頤：小兒常出口水浸淫頤下（下巴）或致糜爛之證。

《醫心方》卷廿五《治小兒赤游腫方第百廿六》

《葛氏方》：

糯米研，和粥付［傅—敷］之。

又方：米粉熬，唾和塗之。（579）

《醫心方》卷廿五《治小兒惡瘡①久不差［瘥］方第百卅四》

《葛氏方》：

燒亂髮并釜月下土，豬膏和傅［敷］之。

又方：梁上塵傅［敷］之。

又方：黃連　胡粉　水銀

末，和傅［敷］之。若瘡燥，和豬肪傅［敷］之②。（582—583）

《證類本草》卷十四《皂莢》

《肘後方》……小兒身上惡瘡：

先以皂角水洗，拭乾。以少油麻搗爛，傅，燋［焦］即瘥。
（341）

《證類本草》卷十四《椿木葉》

《肘後方》治小兒頭生白禿，髮不生出：

椿、楸、桃葉心取汁傅之，大效。（341）

《證類本草》卷十八《豚卵》

《肘後方》小兒頭生白禿，髮不生：

臘月豬屎，燒末傅之。（389）

---

① 惡瘡：《諸病源候論》卷三十五《諸惡瘡候》：“諸瘡生身體，皆是體虛受風熱，風熱與血氣相搏，故發瘡。若風熱挾濕毒之氣者，則瘡癢痛燉腫，而瘡多汁，身體壯熱，謂之惡瘡也。”指多種熱腫癢痛生膿又遷延日久的瘡瘍。

② 傅之：《醫心方·札記》云：“別本此下有‘又方東流水煮茱萸葉洗之’十一字。”

※治小兒墮落刺傷湯火瘡方·新輯佚篇

《醫方類聚》卷二六六《小兒門二十八》

《肘後方》若墮［墮］落有痢①血，壯熱，不食乳哺者：

大黃　黃連　蒲黃各二分　芒消一分半

以水二升，煮取一升，去滓，内芒消，分二服，大小便血卽愈。（第十一册，832）

《醫心方》卷廿五《治小兒落牀方第百卌八》

《葛氏方》治小兒落牀墮地，腹中有瘀血，壯熱，不欲乳哺，啼喚方：

大黃　黃連　蒲黃各二分　芒硝一分半

以水二升，煮取一升，去滓，内［納］芒硝，分二三服，當大小便去血。《産經》同之。（583）

《醫方類聚》卷二六六《小兒門二十八》

【附方】

《肘後方》：《簡要濟衆》主小兒誤爲諸骨及魚骨刺入肉不出：

水煮白梅肉，爛研後，調象牙末，厚傅骨刺處，自軟。（第十一册，834）

---

① 痢：此因跌落而病，不應發"痢"，《醫心方》卷廿五《治小兒落牀方第百卌八》作"瘀"，當是。但《普濟方》卷三八八同條亦作"痢"，則其誤已久。

《醫方類聚》卷二四八《小兒門十》

《肘後方》治小兒火燒瘡,減[滅]瘢痕:

黃明膠,小雞翎掃之。

【附方】

《子母秘錄》治小兒湯火瘡:

水煮大豆汁塗上,易差無斑。

《北夢鎖[瑣]言》云:

孫先憲家婢抱小兒,不覺落炭火上,便以醋泥傅之,無痕。

(第十一册,324)

肘後備急方　卷七

治爲熊虎爪牙所傷毒痛方第五十三

葛氏方：

燒青布，以燻瘡口，毒卽出。仍煮葛根令濃，以洗瘡。搗乾葛根，末，以煮葛根汁。服方寸匕，日五夜一，則佳。

又方：嚼粟①，塗之。《姚》同。

又，煮生鐵令有味，以洗瘡上。《姚》同。

凡猛獸毒蟲，皆受人禁氣，將入山草②，宜先禁之。其經術云：

到山下先閉氣三十五息，存神③仙將④虎來到吾前，乃存吾肺中，有白帝出，把虎兩目，塞吾下部。又，乃吐肺氣，白⑤通

---

① 粟：《備急千金要方》卷二十五《蛇毒》、《證類本草·栗子》作"栗"，當是。

② 山草：山林草莽。下文主要指山林。《外臺秘要方》卷四十《熊虎傷人瘡方》作"山草中"，義長。

③ 存神：《外臺秘要方》卷四十《熊虎傷人瘡方》作"所在山神"。存，冥想，幻想。下同。

④ 將：捉拿。

⑤ 白：《外臺秘要方》卷四十《熊虎傷人瘡方》作"上自"二字，可從。

冠一山林之上,於是良久。又閉氣三十五息,兩手捻都監目①作三步,步皆以右足在前②,乃止。祝曰:"李耳③,李耳,圖汝非李耳耶! 汝盜黃帝之犬,黃帝教我問汝,汝答之云何。"畢,便行,一山之虎不可得見。若逢之者,目向④立,大張左手五指,側之極勢,跳手上下三度,於跳中大喚:"咄,虎! 北斗君汝⑤去。"虎即走。止宿⑥亦先四向如此。

又燒牛、羊角,虎亦不敢近人。

又,搗雄黃、紫石,縫囊貯而帶之。

附方

《梅師方》治虎傷人瘡:

但飲酒,常令大醉,當吐毛出。

輯佚

《醫心方》卷十八《治熊嚙人方第卅》

《葛氏方》治熊虎創[瘡]方:

燒青布以薰創[瘡]口,毒即出,仍煮葛根令濃,以洗創[瘡],日十過,并葛根搗蓯[篩],以葛根汁服方寸匕,日五。創

---

① 都監目:第四指第二節,一名神都目。道家謂都監目可監領一切諸神諸鬼。

② 皆以右足在前:即每行都先邁右足,左足跟隨其後而不過右足。屬於"禹步"的步法。

③ 李耳:虎的別稱。揚雄《方言》:"虎,陳魏宋楚之間或謂之李父,江淮南楚之間謂之李耳。"

④ 目向:《外臺秘要方》卷四十《熊虎傷人瘡方》作"因正而",可從。

⑤ 汝:《外臺秘要方》卷四十《熊虎傷人瘡方》此上有"使"字,可從。

⑥ 止宿:住宿。

[瘡]甚者,夕一服。

又方:削楠木,煮以洗創[瘡],日十過。(409)

《證類本草》卷九《地榆》

《肘後方》療虎、犬咬人:

地榆根末,服方寸匕,日一二服,傅瘡尤佳。(220)

《證類本草》卷二十八《薤》

《葛氏》療虎、犬咬人:

杵汁傅,又飲一升,日三,差。(512)

治卒有猘犬凡所咬毒①方第五十四

療猘犬咬人方:

先唶②却惡血,灸瘡中十壯,明日以去。日灸一壯,滿百③乃止。《姚》云:忌酒。

又云:地榆根,末,服方寸匕,日一二。亦末傅瘡上。生根,搗傅,佳。

又方:刮虎牙若④虎骨,服一匕。已發⑤如猘犬者,服此藥,即差。《姚》同。

又方:仍殺所咬犬,取腦傅之,後不復發。

---

①　卒有猘犬凡所咬毒:底本目錄作"卒爲猘犬所咬毒"。道藏本、呂顒本同底本。"凡"似當作"凡犬"。

②　唶(suō):吸吮。

③　百:《外臺秘要方》卷四十《狂犬咬人方》作"百日",當從。

④　若:或。

⑤　發:《外臺秘要方》卷四十《狂犬咬人方》作"發狂"。

又方：搗蘘汁[1]，傅之。又飲一升，日三，瘡乃差。

又方：末礬石，內瘡中裹之。止瘡不壞[2]，速愈，神妙。

又方：頭髮　蝟[3]皮

燒末，水和，飲一杯。若或已目赤口噤者，折齒下之。《姚》云：二物等分。

又方：搗地黃汁，飲之。并以塗瘡，過百度止。

又方：末乾薑，常服，并以內瘡中。

凡猘犬咬人，七日一發。過三七日不發，則脫[4]也。要過百日，乃爲大免耳。

每到七日，輒當飲蘘汁三二升。又，當終身禁食犬肉、蠶蛹，食此發則不可救矣。瘡未差之間，亦忌生物[5]、諸肥膩及冷，但於飯下蒸魚；及就膩氣[6]中食便發。不宜飲酒，能過一年，乃佳。

若重發療方：

生食蟾蜍膾[7]，絕良驗。《姚》同。亦可燒炙食之，不必令其人知。初得嚙便爲之，則後不發。《姚》剉作膾，吞蒜齏[8]下。

又方：搗薑根汁，飲之，卽差。

---

① 搗蘘汁：《醫方類聚》卷一六八用治“虎犬咬人”。

② 不壞：《證類本草》作“其瘡”。

③ 蝟：同“猬”。

④ 脫：免除。《外臺秘要方》卷四十《狂犬咬人方》作“免”。

⑤ 物：《外臺秘要方》卷四十《狂犬咬人方》、《備急千金要方》卷二十五《蛇毒》並作“魚”，較是。

⑥ 氣：《外臺秘要方》卷四十《狂犬咬人方》、《備急千金要方》卷二十五《蛇毒》並作“器”，是。

⑦ 膾：同“膾”，細切肉絲。

⑧ 蒜齏：蒜末。

又方：服蔓菁汁，亦佳。

又，凡犬咬人：

取竈中熱灰，以粉瘡，傅①之。《姚》同。

又方：火炙蠟，以灌瘡中。《姚》同。

又方：以頭垢少少內瘡中。以熱牛屎塗之，佳。《姚》同。

又方：挼蓼，以傅瘡上。

又方：乾薑末，服二匕。薑汁服半升，亦良。

又方：但依猘犬法，彌佳。燒蟾蜍，及末礜石傅之，尤佳。

得犬嚙②者難療，凡犬食馬肉生狂，方：

及尋常忽鼻頭燥，眼赤不食，避人藏身，皆欲發狂。便宜枸杞汁煮糜飼之，卽不狂。若不肯食糜，以鹽伺鼻，便忽塗其鼻，旣舐之則欲食矣，神驗。

附方

《梅師方》治狂狗咬人：

取桃白皮一握，水三升，煎取一升，服。

《食療》治犬傷人：

杵生杏人，封之，差。

輯佚

《醫心方》卷十八《治猘犬嚙人方第廿四》

《葛氏方》云：凡狗春月自多猘③。治之方：

---

①　傅：與上句"粉"義重。《外臺秘要方》卷四十《狂犬咬人方》作"裹縛"，義長。《備急千金要方》卷二五《蛇毒》作"帛裹繫"，亦通。

②　嚙(niè)：同"齧"。咬。

③　猘：狗瘋狂。

以豆醬塗創[瘡],日三四過。

又方:末乾薑,常服少少,并以内[納]瘡中。

又方:卽末樊[礬]石,内[納]創[瘡]中裹之,止痛不壞,速愈,最良。

又云,若重發者方:

搗蘆根飲汁卽差[瘥]。

又方:薤白搗飲汁良。

○《小品方》治猘狗齩①人方:

嗽②去其惡血,灸其處百壯,以後當日灸百壯。血不出者,小刺傷之,灸百壯乃止。今案:《葛氏方》:頓灸十壯。明日以去,日灸一壯,滿百日乃止。

○《千金方》治猘犬齩人方:

搗韭,絞取汁,飲一升,日三。亦療已愈而後發者。今案:《葛氏方》又每到七日飲之。(407)

《醫心方》卷十八《治凡犬齩人方第廿五》

《葛氏方》治凡犬咋③人方:

以沸湯和灰,以塗創[瘡]上。又苦酒和塗之。

又方:挼蓼,以薄[敷]創[瘡]。冬月煮洗之。

又方:以熱牛矢[屎]塗之。

又方:搗乾薑,服二方寸匕。

又方:生薑汁飲半升,佳。

又方:以頭垢少少内[納]瘡中。

《集驗方》治凡犬咋人方:

---

① 齩(yǎo):同"齩(咬)"。本字亦音(niè),同"齧",義亦爲"咬"。

② 嗽(suō):用嘴吸吮。後亦作"嗍"。

③ 咋(zé):咬。

以火炙膶[膱],灌創[瘡]中。

又取竈中熱灰,粉創[瘡]中,裏傅[敷],立愈。《葛氏方》同之。(408)

《證類本草》卷十五《頭垢》

《肘後方》犬咬人重發瘡:

以頭垢少許內瘡中,以熱牛屎傅之。(364)

《證類本草》卷二十《蜜蠟》

《葛氏方》治犬咬人重發,療之:

火炙蠟,灌入瘡中。(412)

《證類本草》卷二十七《蕪菁及蘆菔》

《肘後方》犬咬人重發,治之:

服蔓菁汁佳。(502)

治卒毒①及狐溺棘所毒②方第五十五

馬嚼人③作瘡,有毒,種④熱疼痛方:

刺雞冠血,瀝著瘡中三下。若駮馬⑤用雌雞,草馬⑥用雄

---

①　毒:據正文,似應爲"馬毒"。

②　毒:底本目錄作"毒痛"。

③　嚼人:《醫心方》卷十八《治馬毛血汗垢矢尿入人瘡方》作"咋人與蹹人"。

④　種:當作"腫"。《外臺秘要方》卷四十《馬咋踏人方》、《證類本草·雞子》正作"腫"。

⑤　駮馬:《醫心方》卷十八《治馬毛血汗垢矢尿入人瘡方》作"父馬",《證類本草·雞子》作"駮馬",卽公馬,是。

⑥　草馬:母馬。

雞。《姚》同。

又方：灸瘡及腫上，差。

若瘡久不差者：

馬鞭梢長二寸　　鼠矢二七枚

燒末，膏和傅之，效。

又方：以婦人月經傅上，最良。《姚》云：神效。

人體上先有瘡而乘馬，馬汗若馬毛入瘡中，或但爲馬氣所蒸，皆致腫痛煩熱，入腹則殺人：

燒馬鞭皮，末，以膏和，傅上。

又方：多飲淳酒，取醉，卽愈。

又，剝死馬，馬骨傷人手，毒攻欲死方：

便取死馬腹中屎，塗之，卽差。《姚》同。

又方：以手內女人陰中，卽愈。有胎者不可，令胎墮。

狐尿棘刺刺人，腫痛欲死，方：

破雞搨①之，卽差。

又方：以熱桑灰汁漬，冷復易，取愈。

《小品方》以熱蠟著瘡中，又煙燻之，令汁出，卽便愈：

此狐所尿之木，猶如蛇蚖②也。此下有魚骨傷人。

附方

《圖經》云：治惡刺，及狐尿刺。

擣取蒲公草根莖白汁塗之。惟多塗，立差止。

此方出孫思邈《千金方》。其序云：余以正觀五年七月十

---

① 搨：敷貼。按：下篇卽有"破烏雞，熱傅之"，與此同法。

② 蚖：當是後文第五十七篇中蛇蚖之"蚖"。見該條注。

五日夜，以左手中指背觸著庭木，至曉遂患痛不可忍。經十日，痛日深，瘡日高大，色如熟小豆色。嘗①聞長者之論有此方，遂依治之。手下則愈，痛亦除，瘡亦卽差，未十日而平復。楊炎《南行方》亦著其效云。

《效方②》治狐尿刺螫痛：

杏人，細研，煮一兩，沸，承熱以浸螫處，數數易之。

《外臺秘要》治剝馬被骨刺破，中毒欲死：

取剝馬腹中糞及馬尿洗，以糞傅之，大驗。絞糞汁飲之，效。

《聖惠方》治馬咬人，毒入心：

馬齒莧，湯③食之，差。

《靈苑方》治馬汗入瘡，腫痛漸甚，宜急療之，遲則毒深難理：

以生烏頭，末，傅瘡口，良久有黃水出，立愈。

王氏《博濟》治驢涎馬汗毒所傷，神效：

白礬(飛過)　黃丹(炒令紫色)各等分

相袞④合，調貼患處。

輯佚

《外臺秘要方》卷四十《馬骨所刺及馬血入舊瘡方》

《肘後》療馬骨所刺，及馬血入舊瘡中，毒痛欲死，方：

---

① 嘗：道藏本、呂顒本作“甞”，四庫本作“嘗”，並可從。甞(嘗)，曾經。

② 效方：《證類本草・杏人》《普濟方》卷三六〇引本方無此二字。疑本爲方後的評價語，應在本句末，被移到句首。

③ 湯：“燙”的古字。

④ 袞：同“滾”。

以熱桑灰汁，更番漬之，常日爲之①，冷卽易，數日乃愈。若痛止而腫不消，煮②炙石令熱，以熨之。炙瘡上亦佳。《集驗》《千金》同。

又方：搗麻③子，以水絞取汁，飲一升，日三服。

又方：酒漬馬目毒公，少少飲之。（1137）

《醫心方》卷十八《治馬咋蹹人方第廿六》

《葛氏方》治馬咋人及蹹④［踏］人，作創［瘡］有毒，腫熱疼痛方：

割雞冠血，瀝著瘡中三下，若父馬⑤，用雌雞；草馬，用雄雞。

又方：炙創中及腫上。

又方：以月經傅［敷］上最良。（408）

《醫心方》卷十八《治馬毛、血、汗、垢、矢［屎］、尿入人瘡方第廿九》

《葛氏方》云：人體先有創［瘡］，而以乘馬，馬汗若馬毛入創［瘡］中；或爲馬氣所蒸，皆致腫痛煩熱，入腹則殺人方：

大飲淳酒，取醉則愈。

又方：煮豉作湯，及熱漬之，冷易。

又云，爲馬骨所刺及馬血入人故創［瘡］中，毒痛欲死方：

以熱灰汁，更燔漬之，常令熱，竟日爲之，冷卽易，數日乃

---

① 常日爲之：《醫心方》卷十八《治馬毛血汗垢矢尿入人瘡方》作“常令熱，竟日爲之”，義長。

② 煮：《醫心方》卷十八《治馬毛血汗垢矢尿入人瘡方》作“者”，屬上，義長。

③ 麻：明本作“脉”，據宋本改。

④ 蹹：同“踏”。

⑤ 父馬：公馬。

愈。若創[瘡]①止而腫不消者，炙石熨之，灸上亦佳。

又方：搗麻子，絞飲其汁一升，日三。(409)

《證類本草》卷十九《雞子》

《葛氏方》……馬咬人瘡，有毒腫疼痛：

以冠血著瘡中三下。牡馬用雌，牝馬用雄。(399)

《醫心方》卷十八《治狐尿毒方第卅三》

《葛氏方》治狐溺棘刺人腫痛欲死方：

破雞子以擒[搨]之，良。

又方：以熱桑灰汁漬之，冷復易。(410)

《證類本草》卷二十《蜜蠟》

《葛氏方》……治狐尿刺人腫痛：

用熱蠟著瘡中，又煙熏之令汁出，即便愈。(412)

治卒青蛙②蝮虺衆蛇所螫方第五十六

《葛氏》竹中青蜂③螫人方：

雄黄　麝香　乾薑分等

搗篩，以麝茵④和之。著小竹管，帶之行。急便用傅瘡，兼衆蛇虺毒之⑤，神良。

----

①　創：原注："痛歟？""創"不能"止"，故所注可以參考。

②　青蛙：當作"青蛙"。《外臺秘要方》卷四十《青蛙蛇螫方》作"青蛙"。又稱"竹根蛇"，是一種顏色與竹相似的毒蛇。體小，喜緣竹木。

③　青蜂：當作"青蜂"。《外臺秘要方》卷四十《青蛙蛇螫方》正作"青蜂"。

④　麝茵：即"射茵"。茵，"茵"的俗字。

⑤　毒之：似當作"之毒"。

又方：破烏雞，熱傅之。

蛇①綠色，喜緣樹及竹上。大者不過四五尺，皆呼爲青條蛇，人中，立死②。

《葛氏》毒蛇螫人方：

急掘作坑，以埋瘡處。堅築其上，毒卽入土中，須臾痛緩，乃出。

《徐王》治蛇毒方：

用搗地榆根，絞取汁飲，兼以漬瘡。

又方：搗小蒜，飲汁，以滓傅瘡上。

又方：豬耳垢著瘡中③；牛耳中垢亦可用之，良。

又方：嚼鹽唾上訖，灸三壯。復嚼鹽，唾之瘡上。

又方：搗薤傅之。

又方：燒蜈蚣，末，以傅瘡上。

又方：先以無節竹筒著瘡上，鎔蠟及蜜等分，灌筒中。無蜜，單蠟亦通。

又方：急且尿瘡中，乃拔④向日閉氣三步，以刀掘地，作小坎⑤。以熱湯沃坎中，墾⑥作丸如梧子大服之。并以少泥泥之瘡上，佳。

---

① 蛇：《醫方類聚》卷一六七《蟲傷門二》作"此蛇"，義足，可從。《外臺秘要方》同此（參下注）。

② 蛇綠……立死：《外臺秘要方》卷四十《青蝰蛇螫方》引《肘後·青蝰蛇論》詳明，且有治法，見輯佚。

③ 瘡中：《外臺秘要方》卷四十《蝮蛇螫方》此下有"當黃汁出，差"一句，義足。

④ 拔：《外臺秘要方》卷四十《蝮蛇螫方》作"援刀"，義足。

⑤ 坎：《外臺秘要方》卷四十《蝮蛇螫方》作"坑"。

⑥ 墾：《外臺秘要方》卷四十《蝮蛇螫方》作"取泥"，義足。

又方：桂心　苦蔞①分等（爲末）

用小竹筒蜜②塞之以帶行，卒爲蝮蛇③，卽傅之。此藥療諸蛇毒，塞不蜜，則氣歇不中用。

一切蛇毒

急灸瘡三五壯，則衆毒不能行。

蛇毒

搗鬼針草，傅上，卽定。

又方：荆葉，袋貯，薄④瘡腫上。

又方：以麝芮塗腫上，血出，乃差。

又方：以合口椒并葉搗傅之，無不止。

又方：切葉⑤刀，燒赤，烙之。

附方

《梅師方》治蛇虺螫人：

以獨頭蒜、酸草搗絞，傅所咬處。

《廣利方》治蛇咬方：

取黑豆葉，剉，杵，傅之，日三易，良。

《廣濟方》治毒蛇嚙方：

菰蔣草根灰，取以封之。其草似鳶尾也。

《兵部手集》主蛇、蝎、蜘蛛毒：

---

① 苦蔞：今常例作“栝樓”。

② 蜜：《醫方類聚》卷一六七《蟲傷門二》作“密”，當從。下“蜜”字同此。

③ 卒爲蝮蛇：《外臺秘要方》卷四十《蝮蛇螫方》此下有“所螫”二字，義足。四庫本此下作“咬”。

④ 薄：通“傅”，後世作“敷”。

⑤ 葉：《普濟方》卷三〇八《諸蟲獸傷門》作“菜”，可從。

雞卵，輕敲一小孔，合咬處，立差。

劉禹錫《傳信方》治蛇咬蝎螫：

燒刀子頭令赤，以白礬置刀上，看成汁，便熱滴咬處，立差。此極神驗，得力者數十人。貞元三十二[①]年，有兩僧流[②]向南到鄧州，俱爲蛇嚙，令用此法救之。傅藥了便發[③]，更無他苦。

輯佚

《備急千金要方》卷二十五《蛇毒第二》

○治蛇蝎螫方：

服小蒜汁，滓薄上。《肘後方》云：治蝮蛇螫。

○治蛇毒方……又方：

以母豬耳中垢傅之。《肘後方》云：牛耳中垢亦宜用。（449）

《外臺秘要方》卷四十《蛇嚙人方》

《肘後》蛇嚙毒腫方：

乾薑末敷之，燥復易之。《備急》《文仲》《千金》同。

又方：灸嚙處三五壯，則毒不能行。

又方：搗射罔塗腫上，血出乃差。《備急》《文仲》《千金》同。

又方：豬屎（熬令焦，末）　藍一把

水三升，煮取二升，投屎攪和，以洗之，差。（1120）

《外臺秘要方》卷四十《蛇毒方》

《救急》療蛇毒方……又方：

---

① 三十二：《證類本草・礬石》作“十三”。

② 僧流：僧人。

③ 發：《證類本草・礬石》作“瘥”。較是。

取荆葉以袋盛,薄瘡腫處,即差止。《肘後》同。(1121)

《外臺秘要方》卷四十《青蝰蛇論》

《肘後》青蝰蛇論:此蛇正綠色,喜綠①木及竹上,與竹木色一種,人卒不覺。若人入林中行,脱②能落頭背上,然自不甚齧人,齧人必死,那可屢肆其毒。此蛇大者不過四五尺,世人皆呼爲青條蛇。其尾二三寸色異者,名熇尾,最烈。療之方:

破烏雞熱敷之。(1121)

《外臺秘要方》卷四十《蝮蛇螫方》

《肘後》療蝮蛇螫人方:

桂心　栝樓

右二味,等分爲末,用小竹筒密塞之以帶行。卒爲蝮蛇所螫,即敷之。此藥療諸蛇毒,塞不密則氣歇,不中用。《文仲》同。

又方:急掘地作坎,埋所螫處,堅築其上,毒則出土中,須臾痛緩乃出,徐徐以藥療之。

又方:搗小蒜絞之,飲其汁,以滓封瘡上。

又方:取豬耳中垢著傷瘡中,當黃汁出差。牛耳中垢亦可用之,良。

又方:嚼鹽唾瘡上訖,灸三壯,復嚼鹽唾上。

《備急》療蝮蛇螫人方:

燒蜈蚣末,敷瘡上良。《肘後》同。

○又方:急尿瘡中,乃拔刀向日閉氣三步,以刀掘地作小坑,以熱湯沃坎中,取泥作三丸如梧子大服之,取少泥塗瘡上。《肘後》同。(1121—1122)

---

① 綠:此引明本,宋本作"緣",義勝。

② 脱:或。

《外臺秘要方》卷四十《蝮蛇螫方》

《肘後》療虺蛇、衆蛇螫人,方:

以頭垢敷瘡中。《張文仲》《備急》同。

又方:以兩刀於水中相摩良久,飲其汁,痛卽止。《備急》《張文仲》同。

又方:搗菫草以敷之,立愈。神良。(1122)

《外臺秘要方》卷四十《衆蛇螫方》

《集驗》療衆蛇螫人方:

取紫莧菜搗,飲汁一升,滓以少水和,塗瘡上。又搗冬瓜根以敷之。《肘後》《千金》同。

又方:取常思葉搗取汁,飲一升,以滓敷瘡上。又以鬼目葉薄之,止痛。《肘後》云:搗鬼針草敷上。(1122—1123)

《醫心方》卷十八《治衆蛇螫人方第卅五》

《葛氏方》云:中蛇毒,勿得渡水,渡水則痛甚於初螫,雖車船亦不免①。

又云,治衆蛇螫人方:

搗菫草以傅[敷]創[瘡]上,立愈,神良。

又方:搗生蓼絞取汁飲少少,以滓薄[敷]之。

又方:挼青藍薄[敷]之。

又方:嚼乾薑傅[敷]創[瘡]上。

又云,治蛇創[瘡]敗,經月不愈方:

先以鹽湯洗去創[瘡]中敗宍[肉],見血止,取千釜鑷草,搗蓗[篩]以傅[敷]之則愈。

---

① 車船亦不免:謂卽使乘用車船渡水,亦不免疼痛。

又云，治蛇螫人創［瘡］已合愈，而餘毒在宍［肉］中淫淫①痛癢方：

取小、大蒜各一升，合搗，熱湯淋之。以汁灌創［瘡］良，舂薄［敷］亦良。

又云，治蛇螫人若通身洪腫者方：

取糠四五斗，著大罌②中，以水沃之，令上未滿五升許，又以好酒沃之，以置火上令沸，氣出，熏創［瘡］口，使毒出則消。(411—412)

《醫心方》卷十八《治蝮蛇螫人方第卅六》

《葛氏方》治蝮蛇螫人方：

搗小蒜，絞飲其汁，以滓薄［敷］創［瘡］。

又方：搗韭薄［敷］之。

又方：嚼鹽，唾創［瘡］上訖，灸創［瘡］中三壯，復嚼鹽以唾③創［瘡］。

又方：細末雄黃以內［納］創［瘡］中，三四傅［敷］之。(412—413)

《醫心方》卷十八《治青蛙［蜂］蛇螫人方第卅七》

《葛氏方》云：青蛙［蜂］中人，立死。竹中青蛙［蜂］蛇螫人方：

灸創［瘡］中三壯，毒即不行也。卒無艾，刮竹皮及紙，皆可以丸；又了無此者，便以火爐就熱燒創［瘡］。

又方：破烏雞冠血，及熱以擒［揭］創［瘡］上。(413)

---

① 淫淫：游走性的痛癢感。

② 罌(yīng)：亦作"甖"，一種大甕。

③ 唾：原作"唾付"二字，半井本"付"字上有點刪符號，據刪；影印安政本（以半井本爲底本）點刪在"唾"字上，當屬誤點。

《證類本草》卷九《地榆》

《葛氏》毒蛇螫人：

搗地榆根，絞取汁飲，兼以漬瘡。（220）

《證類本草》卷十四《蜀椒》

《肘後方》……蛇毒：

以閉口椒并葉搗傅之，止。（340）

《證類本草》卷二十二《蚺蛇膽》

《圖經》：《葛氏》云：青蝰蛇，綠色，喜緣木及竹上，大者不過四五尺，色與竹木一種。其尾三四寸，色異者名熇尾蛇，最毒。中之，急灸瘡中三五壯，毒則不行。又，用雄黃、乾薑末，以射罔和之，傅瘡。（443）

治蛇瘡敗蛇骨刺人入口繞身諸方第五十七

《葛氏》凡蛇瘡未愈，禁熱食，食便發，療之依初螫人法。

蛇螫人，九竅皆血出方：

取䖟①蟲（初食牛馬血，腹滿者）二七枚，燒，服之。

此上蛇瘡敗及洪腫法方②。

蛇螫人，牙折入肉中，痛不可堪，方：

取蝦蟇肝以傅上，立出。

又方：先密取茛葉，當其上穿，勿令人見，以再覆瘡口上，

---

①　䖟：同“虻”“蝱”。

②　此上蛇瘡敗及洪腫法方：原書無此方，似指上篇輯佚引《醫心方》卷十八《治梟蛇螫人方第卅五》中“治蛇創［瘡］敗，經月不愈方”“治蛇螫人若通身洪腫者方”。

一時著葉，當上穿，穿即折牙出也。

蛇骨刺人毒痛方：

以鐵精如大豆者，以管吹瘡内。《姚》同。

又方：燒死鼠，搗，傅之瘡上。

蛇螫人，瘡已合而餘毒在肉中，淫淫痛癢，方：

取大、小蒜各一升，合搗，熱湯淋取汁，灌瘡中。《姚》同。

蛇卒繞人不解，方：

以熱湯淋，即解。亦可令就尿之。

蛇入人口中不出，方：

艾灸蛇尾，即出。若無火，以刀周匝割蛇尾，截令皮斷，乃將皮倒脱，即出。《小品》同之。

七八月中，諸蛇毒旺，不得泄，皆齧草木，即枯死，名爲蛇蚳①。此物傷人甚於蛇螫，即依蛇之螫法療之。

附方

《廣利方》治蛇咬瘡：

暖酒，淋洗瘡上，日三易。

《聖惠方》治蛇入口，并入七孔中：

割母豬尾、頭，瀝血滴口中，即出。

輯佚

《備急千金要方》卷二十五《蛇毒第二》

治因熱逐涼睡熟，有蛇入口中挽不出，方：

---

①　蛇蚳：指草木上的蛇毒。"蚳"，蟻卵，此指古人所稱蛇類留在草木上的毒液。"蚳"亦作"蚔（qí）"。

以刀破蛇尾,内生椒三兩枚,裹著,須臾卽出。《肘後方》云:
艾灸蛇尾卽出。若無火,以刀周匝割蛇尾截令皮斷,乃捋皮倒脱,卽出。
(449)

《醫心方》卷十八《治蛇入人口中方第卅九》

《葛氏方》治蛇入人口中不出方:

以艾灸蛇尾卽出。若無火者,以刀周匝割蛇尾,裁令皮
斷,乃引之,皮倒脱得出。(413)

《醫心方》卷十八《治蛇繞人不解方卅八》

《葛氏方》治蛇卒繞人不解方:

以熱湯淋之卽解。若無湯者,令人就溺之亦解。今案:《千
金方》《集驗方》同之。(413)

《醫心方》卷十八《治蛇骨刺人方第卅》

《葛氏方》治蛇螫人,牙折人①宍[肉]中不出,痛不可堪方:

取蝦蟆肝以傅[敷]上,立出。《小品方》同之。

又云,蛇骨刺人,毒痛腫熱,與蛇螫無異,方:

以鐵精如大豆者,以管吹内[納]創[瘡]中。

又方:燒死鼠搗末傅[敷]創[瘡]中。(414)

---

① 人:《肘後方》本篇作“入”。

治卒入山草禁辟衆蛇藥術方第五十八

辟衆蛇方：

同前《姚氏》仙人入山草法①。

辟蛇之藥雖多，唯以武都雄黃爲上。帶一塊（右②稱五兩）於肘間，則諸蛇毒莫敢犯。他人中者，便磨以療之。

又，帶五蚧③黃丸，良。丸有蜈蚣，故方在於備急中。此下有禁法云：不受而行，則無驗。

中蛇毒勿渡水，渡水則痛甚於初螫。亦當先存想④作大蜈蚣，前已，隨後渡。若乘船渡不作法，殺人。

入山並不得呼作蛇，皆喚爲蛇⑤，中之者，彌宜勿誤。

辟蛇法⑥

到處燒殺羊角，令有煙出，地⑦則去矣。

---

①　前姚氏仙人入山草法：按：可能指前第五十三篇正文末條。但彼條并未指明爲"姚氏"之方或之法。《外臺秘要方》卷四十《辟蛇法》徑引作"《肘後》《姚氏》仙人入山草法"，無"同前"二字，内容引同本文（參見本篇輯佚）。《普濟方》卷三〇七《諸蟲獸傷門》引同《外臺秘要方》。

②　右稱：《外臺秘要方》卷四十《辟蛇法》、《證類本草·蚺蛇膽》、《醫方類聚》卷一六六《辟蟲門》並作"古稱"，"稱"爲"秤"古字，"古稱"卽"古秤"，義勝。四庫本"右"作"石"，屬上。

③　蚧：後文《治中蠱方》作"蠱"，是。

④　存想：念想，冥想。

⑤　皆喚爲蛇：此語與前文不諧，《諸病源候論》卷三十六《蛇螫候》作"皆言蟲及云地索"，可從。

⑥　辟蛇法：三字原在上句末，據文意分出。

⑦　地：四庫本、《外臺秘要方》卷四十《辟蛇法》作"蛇"，可從。

附方

《廣利方》治諸蛇毒螫人欲死兼辟蛇：

乾薑　雄黃等分（同研）

用小絹袋貯，繫臂上，男左女右，蛇聞藥氣逆避人，螫毒傅之。

輯佚

《外臺秘要方》卷四十《辨蛇一首》

《肘後》云：惡蛇之類甚多，而毒有差劇。時四、五月中，青蝰、蒼虺、白頸、大蝎；六月中，竹狩、文蝮、黑甲、赤目、黃口、反鈎、白蝰、三角，此皆蛇毒之猛烈者，中人不卽療多死。第一有禁，第二則藥。今凡俗知禁者少，縱尋按師術，已致困斃，唯宜勤事諸藥。但或經行草路，何由皆齎方書？則應儲具所製之藥，並佩帶之自隨。天下小物能使人空致性命者，莫此之甚，可不防慎之乎！《文仲》《備急》同。(1118)

《外臺秘要方》卷四十《辟蛇法》

《肘後》：《姚氏》仙人入山草法：

辟蛇之藥雖多，唯以武都雄黃爲上。帶一塊（古稱五兩）於肘間，則諸蛇毒物莫之敢犯。他人中者，便摩以療之。帶五蛄黃丸良，以丸有蜈蚣故也。人入山伐船①，有大赤足蜈蚣置

---

① 伐船：謂砍伐造船的木料。

管中繫腰①。又有蠮螉啗蛇②，帶其尾亦好，鴆曰喙③彌佳。禁法中亦有單行輕易者，今疏其數條，然皆須受而後行。不爾，到山車口住立，存五蛇一頭，乃閉氣以物屈刺之，因左回兩步，思作蜈蚣數千以衣身，便行，無所畏也。《張文仲》《備急》同。

《集驗》入山草辟衆蛇方：

乾薑　生麝香　雄黄

右三味，等分，搗，以小絳囊盛，男左女右帶佩，則蛇逆者辟④。人爲蛇所中，便以療之。如無麝香，以射罔和帶之。療諸毒良。《肘後》《千金》《文仲》《備急》《古今録驗》同。(1119)

《醫心方》卷廿六《辟蟲蛇第十五》

《葛氏方》云：入山草辟衆蛇方：

用八角、附子麁[粗]搗之，作三角絳絹囊盛以帶頭上，蛇不敢近人。(610)

---

① 大赤足蜈蚣置管中繫腰：葛洪《抱朴子·登涉》：“又南人入山，皆以竹管盛活蜈蚣，知有蛇之地，便動作於管中，如此則詳視草中，必見蛇也。大蛇丈餘身出一圍者，蜈蚣見之，而能以氣禁之，蛇即死矣。”

② 蠮螉啗蛇：蠮螉，即�螉，相傳食蛇之蟲。葛洪《抱朴子·登涉》：“又運日鳥及蠮螉，亦皆啗蛇。故南人入山，皆帶蠮螉之尾、運日之喙以辟蛇。”

③ 鴆（yùn）曰喙：鴆曰鳥之喙。參見上條“運日鳥”。相傳即是鴆。

④ 蛇逆者辟：參見本篇附方引《廣利方》“蛇聞藥氣逆避人”句，當指蛇預先避開行人。逆，預；辟，同“避”。

治卒蜈蚣蜘蛛所螫方第五十九

《葛氏方》：

割雞冠血塗之①。

又方：以鹽緘②瘡上，卽愈。云蜈蚣去遠者，卽不復得。

又方：鹽熱③，漬之。

又方：嚼大蒜若小蒜，或桑樹白汁，塗之。亦以麻履底土揩之，良。

蜈蚣甚齧人，其毒殊輕於蜂。當時小痛而易歇④。

蜘蛛毒：

生鐵衣，醋研，取濃汁，塗之。

又，烏麻油和胡粉，傅上，乾復易，取差。

取羊桃葉，傅之，立愈。

附方（蚯蚓、螻蛄、蠶咬、蠼螋尿及惡蟲咬人附）

《梅師方》治蜈蚣咬人，痛不止：

獨頭蒜摩螫處，痛止。

―――――――――

① 　割雞冠血塗之：本方及以下三方，《肘後備急方》卷四十《蜈蚣螫方》用於蜈蚣螫。

② 　緘：封。

③ 　熱：疑指熱湯。

④ 　蜈蚣……易歇：《外臺秘要方》卷四十《蜈蚣螫方》引作："療蜈蚣螫人方：挼藍汁以漬之，卽差。蜈蚣不甚齧人，甚（其毒）亦微，殊輕於蜂，當時小痛易歇。脫爲所中，幸可依此療之。"

又，《經驗後方》燒雞屎，酒和，傅之，佳。

又，取雞屎和醋傅之：

《聖惠方》治蜈蚣咬方：

用蝸牛擦取汁，滴入咬處。

《兵部手集》治蜘蛛咬，遍身成瘡：

取上好春酒飲醉，使人翻，不得一向①臥，恐酒毒腐人②。須臾，蟲於肉中，小如米，自出。

又，《譚氏小兒方》：

以葱一枝，去尖、頭，作孔，將蚯蚓入葱葉中，緊捏兩頭，勿泄氣，頻搖動，即化爲水，點咬處，差。

劉禹錫《傳信方》治蟲豸傷咬：

取大藍汁一椀，入雄黃、麝香，二物隨意看多少。細研，投藍中，以點咬處。若是毒者，即并細服其汁，神異之極也。昔張員外③在劍南爲張延賞判官，忽被斑蜘蛛咬項上，一宿，咬有二道赤色，細如箸，繞項上，從胸前下至心；經兩宿，頭面腫疼，如數升盌④大，肚漸腫，幾至不救。張相素重薦，因出家資五百千，並薦家財又數百千，募能療者。忽一人應召云可治。張相初甚不信，欲驗其方，遂令目前⑤合藥。其人云：不惜方，當療人性命耳。遂取大藍汁一瓷盌，取蜘蛛投之藍汁，良久方出，得汁中甚困，不能動；又別搗藍汁，加麝香末，更取蜘蛛投之，

---

① 一向：向著一邊側身。

② 使人……腐人：參見本書第七十一篇注文。

③ 張員外：《醫方類聚》卷一六七《蟲傷門二》、《證類本草·藍實》作“張薦員外”。“薦”爲張員外之名。下文云“薦”即此義。

④ 盌：“碗”的異體字。

⑤ 目前：在眼前。猶言“當面”。

至汁而死；又更取藍汁、麝香，復加雄黃和之，更取一蜘蛛投汁中，隨化爲水。張相及諸人甚異之，遂令點於咬處，兩日内悉平愈，但咬處作小瘡，痂落如舊。

《經驗方》治蜘蛛咬，遍身生絲：

羊乳一升飲之。貞元十年，崔員外從質云：目擊有人被蜘蛛咬，腹大如孕婦，其家弃之，乞食於道。有僧遇之，教飲羊乳，未幾日而平。

又方：治蚯蚓咬：

濃作鹽湯，浸身數遍，差。浙西軍將張韶爲此蟲所咬，其形大如風①，眉鬚皆落。每夕蚯蚓鳴於體，有僧教以此方，愈。

又方：治蚯蚓蟲咬，其形如大風，眉鬚皆落：

以石灰水浸身，亦良。

《聖惠方》主蛐蟮②咬人方：

以雞屎，傅之。

又方：治螻蛄咬人：

用石灰，醋和，塗之。

《廣利方》治蠆咬人：

麝香，細研，蜜調塗之，差。

《千金方》治蠼螋尿瘡：

楝樹枝皮，燒灰，和豬膏，傅之。

又方：杵豉傅之。

又方：以酢和粉傅之。

---

① 　大如風：四庫本作“如大風”，義長。下條即言“形如大風”。大風，麻風病。底本誤倒。

② 　蛐蟮：“蚯蚓”的别稱。

又方：治蠼螋蟲尿人影，著處便令人體病瘡，其狀如粟粒，累累一聚，慘①痛，身中忽有處燥痛如芒刺；亦如刺蟲所螫後，細瘡瘑②作叢，如茱萸子狀也。四畔赤，中央有白膿如黍粟。亦令人皮急，舉身惡寒壯熱，極者連起，竟腰脅胸也。治之法：

初得，磨犀角塗之，止③。

《博物志》治蠼螋蟲溺人影，亦隨所著作瘡：

以雞腸草汁，傅之，良。

《外臺秘要方》治蠼螋尿瘡，繞身匝，即死：

以鸇巢中土，豬脂、苦酒和，傅之。

又方：治蠼螋尿瘡：

燒鹿角，末，以苦酒調，塗之。

《錢相公方》療蠼螋尿瘡黃水出：

嚼梨葉，傅之，乾即易。

《勝金方》治蠼螋尿人成瘡。初如糝粟，漸大如豆，更大如火烙漿庖④，疼痛至甚：

宜速用草茶，并蠟茶俱可，以生油調傅上，其痛藥至立止，妙。

《聖惠方》治惡蟲咬人：

用紫草油塗之。

---

① 　慘：《外臺秘要方》卷四十《蠼螋尿方》、《備急千金要方》卷二十五《蛇毒》並作"瘆"，義長。

② 　瘡瘑：《備急千金要方》卷二十五《蛇毒》作"痞瘟"，是。當據正。"痞瘟"類似"蓓蕾"，指體表的小疙瘩。前文第五十二篇有"碚礨子"，亦同此。

③ 　止：《備急千金要方》卷二十五《蛇毒》作"止其毒"，義足。

④ 　庖：《證類本草·苦楝》、《醫方類聚》卷一六七《蟲傷門二》、四庫本作"疱"，當從。

又方：以酥和鹽，傅之。

輯佚

《外臺秘要方》卷四十《蜈蚣螫方》

《肘後》療蜈蚣螫人方……又方：

挼蛇銜①草封之佳。

《備急》療蜈蚣螫人方：

挼藍汁以漬之卽差。蜈蚣不甚囓人，甚②亦微，殊輕於蜂，當時小痛易歇，脫爲所中，幸可依此療之。藥家皆用赤足者，今赤足者螫人，乃痛於黃足者，是其毒烈故也。《張文仲》《肘後》同。（1124—1125）

《醫心方》卷十八《治蜈蚣螫人方第卅一》

《葛氏方》云：吳公[蜈蚣]自不甚囓人，其毒亦微，殊輕於蜂。今赤足螫人，乃痛於黃足，是其毒烈故也。亦是雄故也。治之方：

以鹽拭瘡上卽愈。

又方：頭垢少許，以苦酒和塗之。

又方：破大蒜以揩之。

又方：挼藍汁漬之卽愈。（414）

《證類本草》卷十《蛇全[含]》

《肘後方》……治蜈蚣螫人：

蛇含草挼傅之。（253）

---

①　銜：明本作"衛"，此據宋本。下引《證類本草・蛇全[含]》條作"蛇含草"，同本條。

②　甚：下引《醫心方》作"其毒"，義長。

治卒蠱螫方第六十

以玉壺丸①及五蛄丸②塗其上，並得。其方在備急丸散
方中③。

又方：取屋霤④下土，水和傅之。

輯佚

《外臺秘要方》卷四十《蠆⑤螫方》

《肘後》論云：此"厲"字作"蠆"字，所謂蜂蠆作於懷袖，賁
育爲之驚恐⑥。言其小而有毒，起乎不意也。世人呼蝘蜓爲蠆
子，而未嘗中人，乃言不可螫人，雷鳴乃放，想亦當極有毒，書家
呼蝘蜓爲守宮。《本草》云守宮卽是蜥蜴。如東方朔言⑦，則兩

---

①　玉壺丸：似指《備急千金要方》之"仙人玉壺丸"。該方可用於多種急
證的應急治療。

②　五蛄丸：似指《備急千金要方》之"太上五蠱丸"。該方亦用於多種急
證的應急治療。

③　其方在備急丸散方中：今本第七十三篇無此二方。

④　屋霤(liù)：屋檐滴水處。

⑤　蠆：蝎子的古稱。

⑥　蜂蠆作……驚恐：比喻事雖不很大，但足以引起恐慌。語出《晉書·
劉毅傳》："蜂蠆作於懷袖，勇夫爲之驚駭，出於意外故也。"賁育，戰國時的勇士
孟賁和夏育二人的併稱。

⑦　東方朔言：語本《漢書·東方朔》。東方朔射覆（蒙物而猜的活動）説：
"臣以爲龍又無角，謂之爲蛇又有足，跂跂脈脈善緣壁，是非守宮卽蜥蜴。"據
此，守宮與蜥蜴是二物。

種物矣。令蜥蜴及蛇醫毋①並不螫人。蜥蜴有五色具者,亦云是龍,不可殺之,令人震死。今又有一小烏蟲子,尾有翹,世人呼爲甲蟲,而尾似車錣②兩□③尾,復言此蟲是蠆,未詳其正矣。

又療蠆螫人方:

搗常思草,絞取汁,以洗瘡。(1129)

《醫心方》卷十八《治蠣④螫人方第卅三》

《葛氏方》云:"厲⑤"字應作"蠆"字,所謂蜂蠆。治之方:

搗常思草,絞取汁以洗之。

又方:灸瘡中十壯。

又方:灸屋瓦若瓦器令熱以熨之。(415)

治卒蜂所螫方第六十一

蜂螫人:

取人尿⑥洗之。

又方:穀樹、桑樹白汁塗之,並佳。

又方:刮齒垢塗之。

---

①　毋:宋本作"母",當從。《證類本草·石龍子》:"陶隱居云:其類有四種。一大形純黃色,爲蛇醫母,亦名蛇舅母,不入藥。"

②　車錣:似當作"車綏",古代挽以登車的牽繩。

③　□:《外臺秘要方》宋本此處有一字不可辨,日本早稻田大學藏批注本補"蠆"字,宋本輪廓似此。明本無此字。

④　蠣:據《肘後方》原書及上引《外臺秘要方》,當作"蠆"。

⑤　厲:據上引《外臺秘要方》,當作"厲"。

⑥　人尿:《外臺秘要方》卷四十《蜂螫方》此下有"新者"二字。

又，破蜘蛛①；又②煮蜂房塗之。

燒牛角灰，苦酒和塗之③。

又，斷葫揩之。

又，嚼青蒿傅之。

附方

《千金方》治蜂螫人：

用露蜂房，末，豬膏和傅之。

《楊氏産乳》：

蜂房煎湯洗，亦得。

又，《外臺秘要方》按薄荷貼之，差。

又，《聖惠方》以酥傅之，愈。

沈存中《筆談》云：處士劉湯④，隱居王屋山，嘗於齋中見一大蜂寘爲⑤蛛網絲⑥縛之，爲蜂所螫墜地，俄頃，蛛鼓腹欲裂，

---

① 蛛：《醫方類聚》卷一六七《蟲傷門二》此下有“塗之”二字，據上下句，當補此二字。

② 又：四庫本作“及”。兩句相連。

③ 燒牛角……塗之：《外臺秘要方》卷四十《蜂螫方》作“又燒灰末以膏和塗之”，所燒者仍爲蜂房。但附注云：“《千金》同本方，云燒羊角灰，苦酒和塗之。”檢《備急千金要方》卷二十五第二，亦謂“燒蜂房末膏和塗之”。附注云：“《肘後方》云先煮蜂房洗之，又燒塗之。”另一相關條文作“燒牛屎灰苦酒和塗之”。未及牛角或羊角。

④ 劉湯：《夢溪筆談》卷二十四作“劉易”，是。劉易，宋人，《宋史》卷四五八有傳。

⑤ 寘（cuàn）爲：《夢溪筆談》卷二十四、《證類本草·芋》作“罥（juàn）於”。是。“罥”，原指網，此指被蛛網纏縛。

⑥ 絲：《夢溪筆談》卷二十四、《證類本草·芋》作“蛛”，連同上注，“罥於蛛網，蛛縛之”成句。義勝。

徐徐行入草，嚙芋梗，微破，以瘡就嚙處磨之。良久，腹漸消，輕躁①如故。自後人有爲蜂螫者，挼芋梗傅之則愈。

輯佚

《備急千金要方》卷二十五《蛇毒第二》

治蜂螫方……又方：

燒蜂房，末，膏和塗之。《肘後方》云：先煮蜂房洗之，又燒塗之。（450）

《醫心方》卷十八《治蜂螫人方第卅二》

《葛氏方》治蜂螫人方：

取人溺洗之。

又方：斫穀樹，取白汁塗之。《拯要方》同之。

又方：煮蜂房洗之，又燒末，膏和傅［敷］之。

又方：刮齒垢塗之。

又方：挼藍青尖葉者，塗之。（414）

治卒蝎所螫方第六十二

蝎螫人：

溫湯漬之。

又方：挼馬莧、大蒜。

又嚼乾薑塗之，佳。

---

①　躁：當作“趮(zào)”。趮，疾速。《説文·走部》：“趮，疾也。”

《姚方》：

以冷水漬螫處，即不痛。水微暖，便痛，即易水。

又，以冷①漬故布搨②之，數易。

《新效方》：

蜀葵花　石榴花　艾心分等

並五月五日午時取，陰乾，合搗，和水塗之螫處，立定。二花未定，又鬼針草挼汁傅之③，立差。

又，黃丹醋塗之。

又，生烏頭，末，唾傅之。嚼乾薑塗之。

又，麝茵［茴］封之，溫酒漬之，即愈。

附方

《孫真人食忌》主蝎螫：

以礬石一兩，醋半升煎之，投礬末於醋中，浸螫處。

又，《勝金方》：

烏頭末少許，頭醋調，傅之。

又，錢相公《篋中方》：

取半夏，以水研，塗之，立止。

又，《食醫心鏡》：

以醋磨附子，傅之。

又，《經驗方》：

以驢耳垢傅之，差。崔給事傳。

---

① 冷：《外臺秘要方》卷四十《蝎螫人》作“冷水”。可從。

② 搨：以綿布、麵團、肉塊之類撲貼或厚敷，用於取溫或取涼。

③ 二花……傅之：謂前述蜀葵花、石榴花（加艾心）之方若未能奏效，即加“鬼針草挼汁傅之”。

《廣利方》治蝎螫人，痛不止方：

楮樹白汁，塗之，立差。

輯佚

《外臺秘要方》卷四十《蝎螫人方①》

《集驗》療蝎蟲螫人方：

余身經遭此毒，手指痛苦不可忍，諸法療皆無效。有人見令以冷水漬指，亦漬手，即不痛。水微暖便痛，即以冷水漬，小暖即易之。餘處冷水浸，故布以搨之，此實大驗。《肘後》《備急》《千金》《必效》《文仲》同。（1125）

〇《備急》療蝎螫人方……又方：

溫湯浸之。《肘後》《崔氏》同。

又方：挼馬莧菜封之，差。《肘後備急②》《文仲》同。

又方：嚼乾薑塗之，差。《肘後備急》《文仲》同。（1126）

《醫心方》卷十八《治蝎螫人方第卅四》

《葛氏方》：蝎，中國屋中多有，江東無也，其毒應微。今石榴樹多有蚝③蟲云云。

治之方：溫湯漬之。

又方：挼馬莧塗之。

又方：嚼大蒜塗之。

又方：嚼乾薑塗之。（415）

---

①　蝎螫人方：《外臺秘要方》卷四十目錄作“蝎螫方”，正文作“蝎螫人”，據通例補足。

②　肘後備急：此名四字，不合《外臺秘要方》附注書名通例，但因條文引自《備急》，四字又不宜析爲二名，故“備急”二字疑衍。下條同此。

③　蚝（cì）：亦作“蛓”，刺毛蟲。

《證類本草》卷五《鉛丹》

《肘後方》……蝎螫人：

黃丹醋調塗之。(126)

治中蠱毒方第六十三

《葛氏方》療蠱毒下血方：

羖羊皮方三寸（得敗鼓亦好）　蘘荷葉①　苦參　黃連　當歸各二兩

水七升，煮二升，分三服。一方加犀角、升麻各三兩；無蘘荷根，用茜根四兩代之，佳。

人有養蓄蠱以病人，其診法：中蠱令人心腹切痛，如有物嚙，或吐下血，不卽療之，食人五藏則死矣。欲知蠱與非蠱，當令病人唾水中，沉者是，浮者非。《小品》《姚》並同。

欲知蠱毒主姓名方：

取鼓皮少少②，燒末飲病人。病人須臾自當呼蠱主姓名，可語便去，則便愈。亦見③蛇蜒④合作蠱毒，著飲食中，使人得瘕病。此一種積年乃死，療之各自有藥。又，蘘荷葉，密著病人臥席下，其病人卽自呼蠱主姓名也。

---

① 葉：四庫本作“根”。當從改。下文有“無蘘荷根”語。《外臺秘要方》卷二十八《蠱吐血方》引《文仲》亦作“根”。本篇末方爲同方，亦用“根”。

② 少少：《外臺秘要方》卷二十八《中蠱毒方》作“一片”。

③ 見：道藏、四庫本及《外臺秘要方》卷二十八《蠱吐血方》均作“有”，當從改。

④ 蜒：當作“涎”。《外臺秘要方》卷二十八《蠱吐血方》正作“涎”。

療中蠱毒吐血或下血，皆如爛肝。方：

茜草根　　襄荷根各三兩

㕮咀，以水四升，煮取二升，去滓。適寒溫，頓服，卽愈。又自當呼蠱主姓名。茜草卽染絳草也。《小品》并《姚方》同也。

又方：巴豆一枚（去心、皮，熬）　豉三粒　釜底墨方寸匕

合搗爲三丸。一丸當下毒，不可①者，更服一丸，卽下。

又方：鹽一升，淳苦酒和，一服立吐，卽愈。《小品》同。《支②方》：苦酒一升，煮令消，服，愈。

又方：取蚯蚓十四枚

以苦酒三升漬之，蚓死，但服其汁。已死者，皆可活。

又方：苦瓠一枚

水二升，煮取一升，服。立卽吐，愈。《小品》同。《支方》：用苦酒一升，煮令消，服，神驗③。

又方：皂莢三梃（炙，去皮、子）

酒五升，漬一宿，去滓，分三服。《小品》同。

療飲④中蠱毒，令人腹內堅痛，面目青黃，淋露骨立⑤，病變無常。方：

取鐵精，搗之，細篩，又別搗烏雞肝以和之，丸如梧子大，服三丸。甚者不過十日，微者卽愈。別有鐵精方。

---

①　可：《外臺秘要方》卷二十八《蠱吐血方》作"下"，義勝。

②　支：晉代醫僧支法存。其先輩爲胡人，後移居廣州。所著有《申蘇方》五卷，已佚。

③　用苦……神驗：《證類本草·苦瓠》作爲水煮苦瓠的"又方"載此語，從語義看，應是改用苦酒煮苦瓠。

④　飲：《證類本草·桑根白皮》作"飲食"，可從。

⑤　淋露骨立：形容疾病遷延不愈，病者骨瘦如柴。淋露，同"淋瀝"，滴瀝不已，引申指疾病日久不愈。

又方：豬肝一具　蜜一升

共煎之令熟，分爲二十服。秘方。《小品》同。《支方》分作丸，亦得。

又方：取棗①木心，剉，得一斛，著釜中淹之，令上有三寸水，煮取二斗，澄取清，微火煎得五升，宿勿食，旦服五合，則吐蠱毒出。《小品》《姚》同之。

又方：雄黃　丹砂　藜蘆各一兩

搗，末，旦以井華水，服一刀圭，當下吐蠱蟲出。

又方：隱荵草汁，飲一二升。此草桔梗苗，人皆食之。

治蠱已食下部，肚盡②腸穿者：

取長股蝦蟇(青背③)一枚　雞骨(《支方》一分)

燒爲灰，合，内下部令深入。《小品》同。《支方》屢用大驗。《姚方》亦同。

又方：以豬膽瀝内下部中，以綿深導，内塞之。

又方：五蠱黃丸，最爲療蠱之要，其方在備急條中。

復有自然飛蠱，狀如鬼氣者，難④。

此諸種得真犀、麝香、雄黃，爲良藥，人帶此於身，亦預防之。

《姚氏》療中蠱下血如雞肝，出石餘，四藏悉壞，唯心未毁，或鼻破待死。方：

---

① 棗：《外臺秘要方》卷二十八《蠱吐血方》、《證類本草·桑根白皮》並作“桑”。

② 肚盡：《證類本草·蝦蟇》、《醫心方》卷十八《辟蠱毒方》並作“肛盡”，義長。

③ 青背：《證類本草·蝦蟇》作“青背者”，當據補。

④ 難：《外臺秘要方》卷二十八《蠱吐血方》作“難療”。義足。

末桔梗,酒服一匕,日一二。《葛氏方》也。

《支太醫》有十數傳用方:

取馬兜零根,搗,末,水服方寸匕,隨吐則出,極神驗。此物苗似葛蔓,緣柴生,子似橘子。

凡畏已中蠱,欲服甘草汁,宜生煮服之,當吐疾出。

若平生預服防蠱毒者,宜熟炙煮服,即内消,不令吐,神驗。

又方:甘草,炙,每含咽汁。若因食中蠱反毒,即自吐出,極良。常含咽之,永不慮藥及蠱毒也。

又,有解百毒散,在後藥毒條中。亦療方:

桑白汁一合,服之,須臾吐利,蠱出。

席辯刺史①傳效二方,云並試用神驗:

斑猫蟲四枚(去足翅,炙)　桃皮(五月初五採取,去黑皮,陰乾)大戟

凡三物,並搗,別篩;取斑猫一分,桃皮、大戟各二分,合和棗核大,以米清飲服之訖,吐出蠱。一服不差,十日更一服,差。此蠱洪州最多,老媪解療,一人得縑②二十疋③。秘方不可傳。其子孫犯法,黃花公若于則④爲都督,因以得之流傳,老媪不復得縑。席云:已差十餘人也。

又方⑤:

---

①　席辯刺史:唐人。原爲王世充部下,後歸唐,曾任延州刺史和滄州刺史。參見《綜論》。

②　縑(jiān):雙絲織成的細絹。

③　疋:"匹"的異體字。

④　若于則:當作"若干則"。若干,古鮮卑族複姓。若干則,唐代官員,曾任洪州總管。參見《綜論》。

⑤　本方:即本篇第一方之五味"一方加犀角、升麻"之方。

殺羊皮方寸匕　蘘荷根四兩　苦參　黃連各二兩　當歸　犀角　升麻各三兩

七物，以水九升，煮取三升，分三服，蠱卽出。席云：曾與一人服，應時吐蜂兒數升，卽差。此是姚大夫方。

附方

《千金翼方》療蠱毒：

以檞木北陰白皮一大握，長五寸，以水三升，煮取一升。空腹分服，卽吐蠱出也。

又，治蠱毒下血：

蝟皮，燒末，水服方寸匕，當吐蠱毒。

《外臺秘要方》救急治蠱：

以白鴿毛、糞燒灰，飲和服之。

《楊氏產乳》療中蠱毒：

生玳瑁，以水磨如濃飲，服一盞，自解。

《聖惠方》治小兒中蠱，下血欲死：

搗青藍汁，頻頻服半合。

輯佚

《備急千金要方》卷第二十四《蠱毒第四》

治中蠱毒，腹內堅如石，面目青黃，小便淋瀝，病變無常處，方：《肘後》《古今錄驗方》俱云用鐵精、烏雞肝和丸如梧子，以酒服三丸，日再，甚者不過十日。《千金》用後方，疑《千金》悞。

殺羊皮方五寸　犀角　芍藥　黃連　牡丹各一兩　梔子人七枚　蘘荷四兩半

右七味，㕮咀，以水九升，煮取三升，分三服。《葛氏》《崔氏》

同無芍藥、牡丹、梔子,用苦參、升麻、當歸。（438）

治蠱毒方……又方:

五月五日桃白皮(《必效方》云:以東引者火烘之)　大戟各四分　班猫一分

右三味,治下篩,旦空腹以水一雞子許服八捻,用二指相著如開,頓服之。若指頭相離,取藥太多,恐損人矣。《肘後方》云:服棗核大。不差,十日更一服。《必效方》云:服半方寸匕,其毒卽出;不出,更一服。李饒州云:若以酒中得,則以酒服;以食中得,以飲服之。

○治中蠱下血日數十行方……又方:

苦瓠一枚,以水二升,煮取一升,稍稍服之,當下蠱及吐蝦蟇蝌斗之狀,一月後乃盡。《范汪方》云:苦瓠毒,當臨時量用之。《肘後方》云:用苦酒一升煮。（438）

《外臺秘要方》卷二十八《蠱吐血方》

《范汪》療中蠱吐血方……又方:

生桔梗,搗取汁,服二三升,日三服。牛膝根亦得。（765）

《醫心方》卷十八《辟蠱毒方第五十四》

《葛氏方》云,欲知蠱主姓名方:

取鼓皮,少少燒末,飲病人,病人須臾自當呼蠱主姓名,可語使呼取去,去卽病愈。今案:《拯要方》水飲。

又方:蘘荷葉,密著病人臥蓆[席]上,亦卽呼蠱主姓名。

又云,治飲食中蠱毒,令人腹內堅痛,面目青黃,淋露骨立,色變無常,方:

雄黃　丹沙[砂]　梨[藜]蘆各一兩

搗蓰[篩],且以井華水服一刀圭,當吐蠱毒。今案:《集驗方》云:三物各一分,有蠱當吐;不吐,非蠱之。

又云,若蠱已食下部,肛盡腸穿者方:

以豬膽瀝內中，以綿染塞之。

又云，治中蠱吐血，或下血皆如爛肝方：

鹽一升　淳苦酒一升

和一服，立出，卽愈。

又方：萹草根　蘘荷根各三兩

㕮咀，以水四升，煮得二升，去滓頓服卽愈。又自當呼蠱主姓名。萹草卽染絳萹草也。（421—422）

《證類本草》卷六《甘草》

《百一方》中蠱者：

煮甘草服之，當痰出。

若平生預服防蠱者，宜熟炙甘草煮服之。凡中蠱毒卽內消，不令吐痰，神驗。（148）

《證類本草》卷十八《敗鼓皮》

《肘後方》治中蠱毒諸方：

人有行蠱毒以病人者，若中之當服藥，如知蠱主姓，便呼取以去也。凡診法，中蠱狀，令人心腹切痛，如有物咬，或吐下血，不卽治之，蝕人五臟盡卽死矣。欲知是蠱，當令病人吐水，沉者是，浮者非。亦有以蟲、蛇合作，蠱藥著飲食中，使人得瘕病。此一種一年死。治之各自有藥。江南山間人有此，不可不信之。（395）

治卒中溪毒方第六十四

《姚氏》中水毒秘方：

取水萍曝乾，以酒服方寸匕，差止。

又云，中水病，手足指冷，卽是。若暖，非也。其冷或一寸，極或竟指。未過肘膝一寸淺[①]，至於肘膝爲劇。

《葛氏》水毒中人，一名中溪，一名中灑[②]（東人呼爲蘇駭切），一名水病，似射工而無物。其診法：

初得之惡寒，頭微痛，目注[③]疼，心中煩懊，四肢振淅[④]，骨[⑤]節皆強，筋急[⑥]，但欲睡，旦醒暮劇。手逆冷[⑦]，三[⑧]日則復[⑨]生蟲，食下瘡[⑩]，不痛不癢，不冷人覺[⑪]，視之乃知。不卽療，過六七日，下部膿潰，蟲[⑫]食五藏，熱極煩毒，注下不禁。八

---

① 淺：據下句，似當作"爲淺"。

② 中灑：《證類本草・蒜》作"中濕"，義明，似是。

③ 注：《外臺秘要方》卷四十《溪毒方》作"眶"。《醫心方》卷十八《治水毒方》作"匡"，同"眶"。是。

④ 淅：《外臺秘要方》卷四十《溪毒方》、《醫心方》卷十八《治水毒方》並作"焮"。是。

⑤ 骨：《外臺秘要方》卷四十《溪毒方》、《醫心方》卷十八《治水毒方》此上並有"腰背"二字。

⑥ 急：《外臺秘要方》卷四十《溪毒方》、《醫心方》此下並有"兩膝痛，或翕翕而熱"（《醫心方》無"而"字）。

⑦ 手逆冷：《外臺秘要方》卷四十《溪毒方》、《醫心方》卷十八《治水毒方》並作"手足逆冷至肘膝"。《醫心方》"足"下多"指"字。

⑧ 三：《外臺秘要方》卷四十《溪毒方》、《醫心方》卷十八《治水毒方》並作"二三"。

⑨ 復：《外臺秘要方》卷四十《溪毒方》作"腹"，《醫心方》卷十八《治水毒方》作"腹中"。

⑩ 食下瘡：《外臺秘要方》卷四十《溪毒方》作"食人下部，肛中有瘡"。《醫心方》卷十八《治水毒方》作"食下部，肛中有創"。

⑪ 不冷人覺：《外臺秘要方》卷四十《溪毒方》作"不令人覺"，《醫心方》卷十八《治水毒方》作"令人不覺"並可參。

⑫ 蟲：《外臺秘要方》卷四十《溪毒方》、《醫心方》卷十八《治水毒方》並作"蟲上"。

九日①，良醫不能療。覺得②，急當深③視下部。若有瘡，正赤如截肉者，爲陽毒，最急。若瘡如蠹魚齒者，爲陰毒，猶小緩。要皆殺人，不過二十日。欲知是中水毒，當作數升④湯，以小蒜五寸⑤，咬咀，投湯中，莫令大熱，熱卽無力，捩⑥去滓，適寒溫以浴。若身體發赤斑文者⑦，又無異證⑧，當以他病療之也。

病中水毒方：

取梅若桃葉，搗，絞汁三升許，以少水解爲⑨飲之。《姚》云：小兒不能飲，以汁傅乳頭與之。

又方：常思草，搗絞，飲汁一二升，并以綿染寸中⑩，以導⑪下部，日三過，卽差。

------

①　八九日：《外臺秘要方》卷四十《溪毒方》同。《醫心方》卷十八《治水毒方》作“八九日死”。

②　覺得：《外臺秘要方》卷四十《溪毒方》、《醫心方》卷十八《治水毒方》並作“覺得之”，義足。

③　深：《外臺秘要方》卷四十《溪毒方》作“早”，《醫心方》卷十八《治水毒方》無此字。

④　升：《外臺秘要方》卷四十《溪毒方》、《醫心方》卷十八《治水毒方》並作“斗”。是。

⑤　寸：《外臺秘要方》卷四十《溪毒方》、《醫心方》卷十八《治水毒方》並作“升”。是。

⑥　捩(liè)：扭轉。此指絞擰。《外臺秘要方》卷四十《溪毒方》、《醫心方》卷十八《治水毒方》並無此字。

⑦　者：《醫心方》卷十八《治水毒方》下有“是也”二字，義長。

⑧　若身……異證：《外臺秘要方》卷四十《溪毒方》作：“若身體發赤斑文者是也，其無者非也。”義足，可從。《醫心方》意近。

⑨　爲：《外臺秘要方》卷四十《溪毒方》此下有“二服或乾以水絞取汁極佳”，義足。

⑩　寸中：《外臺秘要方》卷四十《溪毒方》作“裏”。《醫心方》卷十八《治水毒方》作“汁”一字。

⑪　導：通導。此指將藥汁送入肛内，以通導大便。

又方：搗藍青汁，以少水和塗之，頭面身體令匝。

又方：取梨葉①一把，熟搗，以酒一杯和絞，服之，不過三。

又方：取蛇苺草根②，搗作末，服之。并以導下部，亦可飲汁一二升。夏月常行，欲入水浴，先以少末投水中③流，更無所畏。又辟射工，家中雖以器貯水浴，亦宜少末投水中，大佳。

今東閒諸山縣，無不病溪毒。春月皆得，亦如傷寒，呼爲溪溫，未必是射工輩。亦盡患瘡痢，但寒熱煩疼不解，便致死耳。方家用藥與傷寒溫疾相似。令施其單法④：

五加根，燒末，酒若漿水飲之。

荆葉汁佳。千金不傳，秘之。

又方：密取蓼，搗汁，飲一二合⑤，又以塗身令周匝。取牛膝莖⑥一把，水酒共一杯⑦，漬，絞取汁飲之，日三。雄牛膝，莖紫色者是也。

若下部生瘡，已決洞者：

秫米一升　　鹽五升

水一石，煮作糜⑧，坐中，卽差。

---

① 梨葉：《千金要方》卷二十五《蛇毒第二》、《外臺秘要方》卷四十《溪毒方》、《醫心方》卷十八《治水毒方》並作"蓼"。《千金要方》附注云："《外臺》《肘後》作'棃葉'。"似當作"蓼"。

② 蛇苺草根：《外臺秘要方》卷四十《溪毒方》作"大苺連根"。苺：同"莓"。

③ 中：《外臺秘要方》卷四十《溪毒方》作"上"，義長。

④ 令施其單法：《外臺秘要方》卷四十《溪毒方》作"今復疏其單療於此"，義長。"令"當作"今"。

⑤ 合：《外臺秘要方》卷四十《溪毒方》作"升"。

⑥ 牛膝莖：《外臺秘要方》卷四十《溪毒方》作"雄牛膝根"。有"雄"字，與下文合。

⑦ 杯：《外臺秘要方》卷四十《溪毒方》作"升"。

⑧ 糜：當作"糜"，米粥。

又方：桃皮、葉，熟搗，水漬令濃，去滓，著盆中坐漬之，有蟲出。

又方：皂莢，燒，末，綿裹導之，亦[①]佳。

又，服牡丹方寸匕，日三服。

輯佚

《外臺秘要方》卷四十《溪毒方》

《肘後》又今東間諸山州縣人，無不病溪毒，每春月多得，亦如京都傷寒之狀，呼爲谿溫，未必皆是射工輩爾。亦盡患瘡痢，但寒熱煩疼，不解便死耳。方家療此，用藥與傷寒、溫疾頗相似，今復疏其單療於此。方：

東向三兩步，卽以手左一攬取水，將蒜一把熟搗，以酒漬之，去滓，可飲兩杯，當吐，得吐便差。此方甚效。（1132）

《醫心方》卷十八《治水毒方第五十二》

《葛氏方》云：水毒初得之，惡寒，頭微痛，目眶［眶］疼，心中煩懊，四支［肢］振炘［掀］，腰痛骨節皆強，兩膝疼，或翕翕熱，但欲眠，旦醒暮劇，手足指逆冷至肘膝上，二三日則腹中生蟲，食下部，肛中有瘡，不痛不蚌［癢］，令人不覺，視之及[②]知耳。不卽治，過六七日，下部便膿潰，蟲上食五臟，熱盛煩毒，注下不禁，八九日死，良醫所不能治。覺得之，急當視下部，若有創［瘡］正赤如截肉［肉］者，爲毒[③]最急；若創［瘡］如蠶魚齒

者,爲陰毒,猶小緩,要皆殺人,不過廿日也。欲知是中水①,當作數斗湯,以小蒜五升汰[哎]沮[咀],投湯中,莫令大熱,熱則無烈②,去滓,適寒溫,以自浴。若身體[體]發赤斑文[紋]者是也。其無異者,當以他病治之。治之方:

取梅若桃棗,搗絞飲汁三升許,汁少以水解及絞之。

又方:常思草,搗絞飲汁一二升,并以綿染汁道[導]下部,日三。

又方:搗藍青,與少水以塗頭面身體,令匝匝。《千金方》同之。

又方:取蓼一把,熟搗,以酒一坏[杯]合和,絞飲汁。

若下部生創[瘡]已決洞者方:

桃皮、葉,熟搗,水漬令濃,去滓著盆中,坐自漬,蟲出。(410)

《證類本草》卷八《知母》

《圖經》曰:知母……《肘後方》用此一物治溪毒大勝。其法:連根、葉搗作散服之。亦可投水搗絞汁飲一二升。夏月出行,多取此屑自隨。欲入水,先取少許投水上流,便無畏。兼辟射工。亦可和水作湯浴之,甚佳。(205)

《證類本草》卷二十九《蒜》

《葛氏方》水毒中人,一名中溪,一名中濕,一名水病,似射工而無物:

以小蒜三升,哎咀,於湯中,莫令大熱,熱卽無力。掠去滓,適寒溫以浴,若身體發赤斑文者,無異。(518)

---

① 水:《肘後方》原書作"水毒",可從。

② 烈:《肘後方》原書與下引《證類本草》卷二十九《蒜》並作"力",可從。

《證類本草》卷二十二《射工蟲》

《百一方》：射工蟲，口邊有角，人得帶之，辟溪毒。（457）

治卒中射工水弩毒方第六十五

江南有射工毒蟲，一名短狐，一名蜮，常在山間水中，人行及水浴，此蟲口中橫骨①角弩，唧以②射人形影則病，其診法：

初得或如傷寒，或似中惡，或口不能語③，或惡寒熱④，四肢拘急，旦可暮劇。困者三日，齒間血出，不療卽死。其中人有四種，初覺則遍身體視之。其一種，正黑如墨子⑤，而繞四邊□□□⑥犯之如刺狀。其一種，作瘡，瘡久卽穿陷。一種，突起如石□□□⑦。其一種，如火灼人肉，熛起⑧作瘡。此種最急，

---

① 橫骨：《外臺秘要方》卷四十《射工毒方》引《備急》作"有橫骨狀如"五字，義足。

② 唧以：《外臺秘要方》卷四十《射工毒方》引《備急》作"卽以氣"三字，義足。

③ 語：《外臺秘要方》卷四十《射工毒方》引《備急》此下有"或身體苦強"一句。

④ 熱：《外臺秘要方》卷四十《射工毒方》引《備急》作"壯熱"，義長。

⑤ 正黑如墨子：《外臺秘要方》卷四十《射工毒方》引《備急》作"正如黑子"。

⑥ 繞四邊□□□：《外臺秘要方》卷四十《射工毒方》引《備急》作"皮繞四邊突赤以衣被"九字。原脱三字，人民衛生出版社校勘記補爲"者人或"。

⑦ 石□□□：《外臺秘要方》卷四十《射工毒方》引《備急》作"石癃狀"三字。原脱三字，人民衛生出版社校勘記補"之有棱"。

⑧ 熛（biāo）起：迅猛而起。《外臺秘要方》卷四十《射工毒方》無"熛"字。

並皆殺人。居□□□^①地，天大雨，或逐人行潦^②流入人家而射人。又當養鵝鴨^③，□□□食，人^④行將純白鵝以辟之。白鴨亦善。帶好生犀角，佳也。

若見身中有此四種瘡處，便急療之：

急周繞遍，去此瘡邊一寸，輒灸一處百壯，瘡^⑤亦百壯，則^⑥。

又方：赤莧莖、葉，搗，絞取汁，飲之，以滓傅之。《姚》云：服七合，日四五服。

又方：葫蒜令傅^⑦，以搨瘡上，灸蒜上千壯，差。^⑧

又方：白雞矢白者二枚，以小錫^⑨和調，以塗瘡上。

又方：鼠婦蟲　豉各七合　巴豆三枚（去心）

合豬脂，但以此藥塗之。

又方：取水上浮走豉母蟲一枚，置口中，便差。云^⑩：此蟲正黑如大豆，浮水上相遊者。

---

① 　□□□：《外臺秘要方》卷四十《射工毒方》作"此毒之"。人民衛生出版社校勘記補"溪旁隰"。

② 　行潦：下雨時路上的積水或流水。

③ 　鵝鴨：《外臺秘要方》卷四十《射工毒方》作"鵝"。

④ 　□□□食人：《外臺秘要方》卷四十《射工毒方》作"鵝見即食之"。原脫三字，人民衛生出版社校勘記補"亦可以"。

⑤ 　瘡：《外臺秘要方》卷四十《射工毒方》作"瘡上"，義足。

⑥ 　則：《醫方類聚》卷一六五《蟲毒門》作"則出"，四庫本作"則愈"，《外臺秘要方》卷四十《射工毒方》作"大良"，並可參。

⑦ 　令傅：《醫方類聚》卷一六五《蟲毒門》下注："《壽域神方》'搗作餅'。"與下句較貼合。

⑧ 　本方：《外臺秘要方》卷四十《射工毒方》類似方作："《救急》療射工毒方。取葫蒜切貼瘡，灸七壯，良。"可參。

⑨ 　小錫：《外臺秘要方》卷四十《射工毒方》作"水湯"。

⑩ 　云：依例，似應作"某云"（"某"爲人名）。

又方：取皂莢一梃，尺二者，槌碎，苦酒一升，煎如飴，去滓，傅之痛處，差。

又方：馬齒莧，搗，飲汁一升，滓傅瘡上，日四五遍，則良驗。

又方：升麻　烏翣①各二兩

水三升，煮取一升，盡服之，滓傅瘡上。不差，更作。《姚》同，更加犀角二兩。

云：此蟲含沙射人影便病，欲渡水，先以石投之。口邊角弩發矢，言口息兩角能屈伸。冬月則蟄②。有一長角橫在口前，弩檐③臨其角端，曲如上弩，以氣爲矢，用水勢以射人，人中之便不能語。餘狀如葛氏所説。

輯佚

《外臺秘要方》卷四十《射工毒方》

《肘後》初見此瘡便宜療之，方：

便水磨犀角塗之，燥復塗。亦取細屑和麝香塗之。一方云服一方寸匕。

又方：以白梅皮裹豉母蟲，吞至六七枚，勿住。本方云：取水上浮走豉母蟲一枚，置口中，便差。

又射工毒蟲正④黑，狀如大蜚，生嚙髮，而形有雌雄，雄者

① 烏翣(shà)：射干的別稱。《外臺秘要方》卷四十《射工毒方》用烏翣根。見本篇輯佚。

② 冬月則蟄：此四字原單獨成行，其前後句或原非連續。《外臺秘要方》卷四十《射工毒方》。

③ 檐：四庫本作"擔"。

④ 正：底本作"止"，據宋本改。

口邊有兩橫角，角能屈伸，有一長角，橫在口前，弩檐臨其角端，曲如上弩，以氣爲矢，因水勢以射人，人中之便不能語。冬月並在土中蟄，其上雪不凝，氣蒸休休然，人有識處，掘而取帶之。谿邊行亦往往得此。若中毒，仍爲屑與服，夏月在水中則不可見，乃言此蟲含沙射人影便病。欲渡①水，先以石投之，則口邊角弩發矣。若中此毒，體覺不快，視有瘡處便療之，療之亦不異於谿毒。

○《集驗》療射工毒中人，寒熱發瘡，偏在一處，有異於常方：

取赤莧合莖葉搗，絞取汁，服一升，日再、三服。《千金》《備急》《文仲》《必效》《刪繁》《肘後》同。《姚》云服七合，日四、五服。

○又療射工中人，瘡有三種。一種瘡正黑如壓子②，皮周遍悉赤，或衣犯之如有刺痛；一種作瘡，瘡久則穿，或晡間寒熱；一種如火灼熛起，此者最急，數日殺人，此病令人寒熱，方：

烏翣根二兩　　升麻二兩

右二味，切，以水三升，煮取一升，適寒溫，頓服之，滓薄瘡上。《肘後》《千金》《文仲》《備急》同。(1130)

《醫心方》卷十八《治射工毒方第五十》

《抱朴子》云：短狐，一名蜮，一名射工，一名射影。其實水中，狀似鳴蜩而大，如三合杯。有翼能飛，無目而利耳。

又云，射工，冬天蟄於谷間，大雪時索之，此蟲所在其上無雪，氣起如炊蒸，當掘之，不過入地一尺則得之，陰乾末帶之，夏天辟射工也。(417)

---

① 渡：底本作"度"，據宋本改。

② 壓子：《肘後方》原文作"墨子"，《外臺秘要方》卷四十《射工毒方》引《備急》作"黑子"，《諸病源候論》卷二十五《射工候》作"黶子"。黶，黑點、黑斑。當從改。

○《葛氏方》治射工中人方：

初見此瘡，便水摩犀角塗之，燥復塗，勿住。

又方：急周澆[繞]去創[瘡]一寸，輒一灸，灸一處百壯，創[瘡]上亦灸百壯。

又方：切葫，搵[揾]創[瘡]上，灸葫上十壯，并取常思草搗絞汁，飲一二升，以淬薄[敷]之。

又方：白鵝矢[屎]，取白者二枚，以少許湯和令相淹，塗上。(418—419)

《證類本草》卷二十二《豉蟲》

《百一方》豉蟲，主射工：

取一枚致口中便愈，已死者亦起。蟲有毒，應不可吞，云以白梅皮裹含之。(456)

治卒中沙虱毒方第六十六

山水間多有沙虱，甚細，略不可見，人入水浴，及以①水澡浴，此蟲在水中著人身；及陰天雨②行草中亦著人，便鑽入皮裹。其診法：

初得之，皮上正赤，如小豆、黍米、粟粒，以手摩赤上，痛如刺。三日之後，令百節強③，疼痛寒熱，赤上發瘡。此蟲漸入至

---

① 以：《外臺秘要方》卷四十《沙蝨方》作“汲”，義長。

② 陰天雨：《諸病源候論》卷二十五《沙虱候》、《外臺秘要方》卷四十《沙虱毒方》並作“陰雨日”，較是。

③ 強(jiàng)：不柔和，僵硬。

骨,則殺人。自有①山澗,浴畢,當以布拭身數遍,以故帛拭之一度,乃傅粉之也。

又,療沙虱毒方:

以大蒜十片,著熱灰中,溫之令熱。斷蒜,及熱拄瘡上,盡十片,復以艾灸瘡上,七壯則良。

又方:斑貓二枚,熬一枚,末,服之;燒一枚,令絕煙,末,以傅瘡上,卽差。

又,以射芮[罔]傅之,佳。

又方:生麝香 大蒜

合搗,以羊脂和,著小筒子中,帶之行。

今東間水無不有此。浴竟中②拭,爍爍③如芒毛針刺,熟看,見則以竹葉抄挑去之。

比見嶺南人,初有此者,卽以茅葉茗茗④刮去,及小傷皮則爲佳,仍數塗苦莒菜汁,佳。

已深者,針挑取蟲子,正如疥蟲,著爪⑤上映光方見行動也。若挑得⑥,便就上灸三四壯,則蟲死病除。

若覺猶惛惛,見⑦是其已太深,便應依土俗作方術拂出。

---

① 自有:《外臺秘要方》卷四十《沙虱毒方》作"凡在",義長。

② 中:《諸病源候論》卷二十五《沙虱候》、《外臺秘要方》卷四十《沙虱毒方》並作"巾",當據改。

③ 爍(yè)爍:"淫淫"的音轉,游走性痛癢貌。

④ 茗茗:《外臺秘要方》卷四十《沙虱毒方》無此二字。

⑤ 爪:指甲。

⑥ 挑得:《外臺秘要方》卷四十《沙虱毒方》作"挑不得",義長。

⑦ 見:《外臺秘要方》卷四十《沙虱毒方》無"見"字,義長。

乃用諸湯藥以浴，皆一二升出①都盡乃止。亦依此方并雜□□②溪毒及射工法急救，七日中宜差。不爾，則仍有飛蟲□□□③，唊人心藏，便死，慎不可輕。

輯佚

《外臺秘要方》卷四十《沙虱毒方》

《肘後》中沙虱毒論云④：

山水間多有沙虱，其蟲甚細，不可見，人入水浴，及汲水澡浴，此蟲在水中著人；及陰雨日行草中，即著人，便鑽入皮裏。其診法：

初得之，皮上正赤，如小豆、黍米、粟粒，以手摩赤上，痛如刺。過三日之後，令人百節強，疼痛寒熱，赤上發瘡。此蟲漸入至骨，則殺人。凡在山澗水澡浴畢，熟以布拭身數過，又以故帛拭之一過，乃敷粉之也。

今東間水無不有此。洗浴畢以巾拭，爍爍如甚［芒］毛針刺，熟看見處，仍以竹葉抄拂去之。

比見嶺南人，初有此者，即以茅葉刮去，乃小傷皮膚爲佳，乃數塗苦苣菜汁，差。

已深者，針挑取得蟲子，正如疥蟲，著爪上映光，方見行動

---

① 皆一二升出：《外臺秘要方》卷四十《沙虱毒方》作“皆得一二升沙出，沙出”。

② □□：人民衛生出版社校勘記補“治中”二字。《外臺秘要方》卷四十《沙虱毒方》作“用前中”三字。

③ 則仍有飛蟲□□□：《外臺秘要方》卷四十《沙虱毒方》作“則仍變爲溪毒”，無以下文字。所脫三字，人民衛生出版社校勘記補“在身中”三字。

④ 肘後中沙虱毒論云：與《外臺秘要方》本篇輯文相比，《肘後方》相關論述散在篇中前後，且用字用語與本篇輯文有參差。宜互相參看。

也。挑不得，便就上灸三四炷，則蟲死病除。若止兩三處，不能爲害；多處，不可盡挑灸。

若猶覺惛惛，是其已大深，便應依土俗作方術出之，並作諸藥湯以浴①，皆得一二升沙出，沙出都盡乃止。若無方術，痛飲番酒取醉亦佳。如其無，則依此方爲療，並雜用前中溪毒、射工法急救，七日中宜差。不爾，則仍變成溪毒，如薤葉大，長四五寸，初著腹脅腫如刺，則破雞揚之，蟲出食雞。或三四數遍，取盡乃止。兼須服麝香、犀角護其內，作此療之。彼土有中之者不少，呼此病爲蚙（呼故切）沙蟲，吳音名沙作盜護，如鳥長尾，盜者，言此蟲能招呼溪氣。

東間山行，無處不有其蟲，著人肉不痛，不即覺者，久久便生子在人皮中，稍攻人則爲瘻。山行宜竹管盛鹽，數視體足，見者以鹽塗之便脫，雜少石灰尤良。亦斷血而辟水溫。

又療沙蟲毒方：

以少許射香敷瘡上，過五日不差，當用巴豆湯服之。一日輒以巴豆一枚，二日二枚，計爲數，並去皮心，以水三升煮，取一升盡服之，未差，卽更可作服之。《文仲》《備急》同。

又方：斑貓二枚，熬一枚，研末服之，燒一枚令煙絕，末，著瘡中。《千金》《文仲》《備急》同。

又方：取麝香、大蒜合搗，以羊脂和，著筒中，帶之行，大良。《千金》同。(1133—1134)

《醫心方》卷十八《治沙虱毒方第五十一》

《抱朴子》云：有沙虱，水陸皆有，其新雨後及晨暮踐涉必著人。唯日烈草燥時差[瘥]耳。其大如毛髮之端，初著人便入皮

---

① 浴：明本作"俗"，據宋本改。

裹,其所在,如有芒刺之狀,小犯大痛,可以針挑取之,正赤如丹,著爪上行動也;若不卽挑之,此蟲鑽至骨,便周行走人身中。其病與射工相似,皆殺人。人行有此蟲之地,每還所住,輒當以火自灸療,令遍身,則此蟲墮地去也。若帶八物射[麝]香丸、玉壺丸、犀角丸等,兼避沙虱、短狐也。若卒不得此藥者,但可帶好生麝香亦佳。以雄黄、大蒜分等,合搗,帶一丸如雞子者亦善。又可以此藥塗創[瘡],亦愈。又咬咀赤莧根飲之,亦愈。

《葛氏方》

以大蒜十片,著熱灰中,溫之令熱,斷蒜,及熱以注創[瘡]上,盡十片,復以艾丸灸創[瘡]上七壯。

又方:斑苗[蝥]二枚,熬一枚,末服之;燒一枚,令盡煙,末以著瘡中,立愈。

又方:山行,宜竹管盛鹽,數視體[體]足,見,以鹽塗之。
(419)

《證類本草》卷二十九《白苣》

《肘後方》治沙虱毒:

傅萵苣菜汁,差。(365)

治卒服藥過劑煩悶方第六十七[①]

服藥過劑煩悶,及中毒多煩悶欲死,方:

刮東壁土少少,以水一二升和飲之,良。

---

①　治卒服藥……六十七:本篇以下凡四篇:本篇主論“服藥過劑”導致煩悶,下篇則爲較嚴重的中毒;本篇導致病變的藥較泛,下篇則多是針對具體藥物中毒的救治。再下二篇則是飲食中毒的救治和防範(各種“食忌”)。

又方：於屋霤下作坎，方二尺，深三尺，以水七升，灌坎中，以物揚之，令沫出，取一升飲之。未解更作。

又方：搗藍①，取汁服數升。無藍，只洗青絹取汁飲，亦得。

服藥失度②，心中苦煩。方：

飲生葛根汁，大良。無生者，乾葛爲末，水服五合，亦可煮服之。

又方：吞雞子黃數枚，卽愈。不差，更作。

服石藥過劑者：

白鴨屎，末，和水調服之，差。

又方：大黃三兩，芒硝二兩，生地黃汁五升。煮取三升，分三服，得下便愈。

若卒服藥，吐不止者：

飲新汲水一升，卽止。

若藥中有巴豆，下痢不止，方：

末乾薑、黃連，服方寸匕，差。

又方：煮豆汁一升，服之，差。

附方

《外臺秘要方》治服藥過劑，及中毒煩悶欲死：

燒犀角，末，水服方寸匕。

---

① 藍：指藍草。蓼科一年生草本植物。《外臺秘要方》卷三十一《服藥過劑及中毒方》、《醫心方》卷一《服藥中毒湯》作“藍青”。

② 失度：超過限定藥量。與上下文“過劑”意同。

輯佚

《外臺秘要方》卷三十一《服藥過劑及中毒方》

《肘[①]後》服藥過劑及中毒,多煩悶欲死方……又方:

水和胡粉,稍稍飲之。

又方:青粳米,取其潘汁[②]五升,飲之。

又方:搗蘘荷,取汁,飲一二升。冬月用根,夏月用莖葉。

○又方:燒犀角,水服一方寸匕。(864)

《醫心方》卷一《服藥中毒方第五》

《葛氏方》治服藥過劑及中毒,多煩悶欲死方:

刮東壁土少少,以水三升飲之。

又方:搗藍青,絞取汁,服數升。無藍者,立浣新青布若紺

縹,取汁飲之。

又云:燒犀角,末之,服方寸匕。

又方:搗蘘荷根,取汁飲一二升。夏用葉。

又云,服藥失度、腹中苦煩者方:

飲生葛根汁,大良。無生者,搗乾者。水服五合,亦可煮之。

又方:釜月下黃土末,服方寸匕。

又云,服藥吐不止者方:

取豬膏大如指長三寸者,煮令熱,盡吞之。

又方:飲新汲冷水一升卽止。

又云,若藥中有巴豆下利不止者方:

---

① 肘:明本誤作"前",據宋本改。

② 潘汁:汁液。此指淘米水,"潘"字當作"潘"。《説文・水部》:"潘,淅

米汁也。"

末乾薑、黃連,服方寸匕。

又方:煮豉服一升。

又云,諸藥各有相解,然難常儲,今但取一種而兼解衆毒、求之易得者:

取甘草,㕮咀,濃煮,多飲其汁,無所不主也。內食蜜少少,佳也。

又方:煮桂,多飲其汁,并多食葱葉中涕也。

又方:煮大豆,令濃,多飲其汁。無豆者,豉亦可用。

凡煮此諸藥,飲其汁以解毒,雖危急,亦不可熱飲之。諸毒得熱皆更甚,宜揚令小冷也。(13—14)

○《本草經》云:服藥過劑悶亂者方……

蜀椒毒:用葵子汁煮桂汁、豉汁、人溺及冷水,及食土、食蒜、雞毛撓①咽并解之。今案:《葛氏方》云:食毒椒不可飲熱,飲熱或殺人之。

○金毒:服水銀數兩卽出。又鴨血及雞子汁;又水淋雞矢[屎]汁并解。今案:《葛氏方》云:取雞子半升,瀝得一升飲之,可再三作。(14—15)

治卒中諸藥毒救解方第六十八

治食野葛已死方:

以物開口,取雞子三枚,和以吞②之,須臾吐野葛出。

---

① 撓:原本旁批改"燒",義不順,不從。

② 吞:《外臺秘要方》卷三十一《解諸藥草中毒方》作"灌",義長。

又方：溫豬脂一升，飲之。

又方：取生鴨，就口斷鴨頭，以血瀝口中，入咽則活。若口不可開者，取大竹筒洞節①，以頭注②其脅③，取冷水竹④筒中。數易水，須臾口開，則可得下藥。若人多者，兩脅及臍中各與筒，甚佳。

又方：多飲甘草汁，佳。

《姚方》⑤中諸毒藥及野葛已死方：

新小便，和人屎，絞取汁一升，頓服，入腹卽活。解諸毒，無過此汁。

中酖毒已死者：

粉⑥三合，水三升，和飲之。口噤，以竹管強開，灌之。

中射罔〔罔〕毒：

藍汁、大豆、豬犬血，並解之。

中狼毒毒：

以藍汁解之。

中狼葵毒：

以葵根汁解之。

中藜蘆毒：

以雄黃、葱汁，並可解之。

---

① 洞節：謂貫通竹節，使之成通筒。

② 注：似當作"拄"，支拄。此指壓貼（體表）。

③ 脅：《外臺秘要方》卷三十一《解諸藥草中毒方》作"胸脅"。

④ 竹：《外臺秘要方》卷三十一《解諸藥草中毒方》作"注"，義長。

⑤ 姚方：二字似應爲前方的附注。以下內容亦見於《本草經集注·序錄》，源出葛洪還是陶弘景，無法確定。

⑥ 粉：《醫方類聚》卷一六三《解毒門三》注謂"《聖域神方》豆粉"，可參。

中躑躅毒：

以栀子汁解之。

中巴豆毒：

黄連、小豆、藿汁、大豆汁，並可解之。

中雄黄毒：

以防己汁解之。

中蜀椒毒、中蜈蚣毒：

二毒，桑汁煮桑根汁並解之。

中礬石①毒：

以大豆汁解之。

中芫花毒：

以防風、甘草、桂，並解之。

中半夏毒：

以生薑汁、乾薑，並解之。

中附子、烏頭毒：

大豆汁、遠志汁，並可解之。

中杏仁毒：

以藍子汁解之。

食金已死者：

取雞屎半升，水淋得一升，飲之，日三服。

又方：吞水銀二兩，即裹金出，少者一兩亦足。《姚》云：一服一兩，三度服之。扶坐與之，令入腹，即活。

又方：鴨血及雞子，亦解之。

---

① 礬石：敦煌本《本草經集注》、《證類本草》卷二《解百藥及金石等毒例》、《備急千金要方》卷二十四《解百藥毒》並作"礬石"；《外臺秘要方》卷三十一《解金鐵等毒方》作"礜石"，同"礬石"。

今取一種,而兼解衆毒:

取甘草,咬咀,濃煮,多飲其汁,并多食葱中涕,並佳。

又方:煮大豆,令湧①,多飲其汁。無大豆,豉亦佳。

又方:藍青藍子,亦通解諸毒,常預畜之。

又方:煮薺苨,令濃,飲一二升,秘方。卒無可②煮,嚼食之,亦可作散服之。此藥在諸藥中,諸藥則皆驗。

又方③:

凡煮此藥汁解毒者,不可熱飲之,諸毒得熱更甚,宜使小冷,爲良。帶④辯刺史云:嶺南俚人毒,皆因食得之。多不卽覺,漸不能食,或更心中漸脹,并背急悶,先寒似瘧。微覺,卽急取一片白銀含之一宿,銀變色,卽是藥也。銀青是藍藥,銀黃赤是菌⑤藥。久久者,入眼,眼或青,或黃赤,青是藍藥,黃赤是菌藥。俚人有解療者,畏人得知,在外預⑥,言三百⑦牛藥,或云三百兩銀藥。余久任⑧,以⑨首領親狎,知其藥,常用。俚人不識本草,乃妄言之,其方並如後也。

----

① 湧:似當作"沸"。

② 無可:指沒有炊煮條件。《外臺秘要方》卷三十一《解諸藥草中毒方》作"不及"。

③ 又方:二字疑衍。或當作"又云"。

④ 帶:四庫本、《醫方類聚》卷一六三《解毒門三》作"席"。是。席辯,參見《綜論》。

⑤ 菌(hùn):毒草名。《外臺秘要方》卷三十一《解飲食相害成病百件》、《醫方類聚》卷一六三《解毒門三》引作"菌"。下"菌"字,《外臺秘要方》亦作"菌",《醫方類聚》同作"菌"。

⑥ 預:《外臺秘要方》卷三十一《解飲食相害成病百件》作"預合",義足。

⑦ 三百:《外臺秘要方》卷三十一《解飲食相害成病百件》作"三百頭"。參下段,作"三百頭"爲是。

⑧ 久任:《外臺秘要方》卷三十一《解飲食相害成病百件》作"住久"。

⑨ 以:《外臺秘要方》卷三十一《解飲食相害成病百件》作"與"。

初得俚人毒藥，且令定。方：

生薑四兩　甘草三兩（炙，切）

以水六升，煮取二升。且服三服，服訖，然後覓藥療之。

療方：

常山四兩（切）　白鹽四錢

以水一斗，漬一宿，以月盡日漬。月一日五更，以土釜煮，勿令奴婢、雞犬見，煮取二升，且分再服，服了，少時即吐，以銅器貯取。若青色，以杖舉，五尺不斷者，即藥未盡，二日後更一劑。席辯曾飲酒得藥，月餘始覺，首領梁壙將土常山與爲①，呼爲一百②頭牛藥，服之即差。差後二十日，慎毒食，唯有煮飯食之。前後得差凡九人。

又方：黃藤十兩（嶺南皆有，切）

以水一斗，煮取二升，分三服，服訖，毒藥內消。若防己俚人藥③常服此藤，縱得，自然不發。席云：常服之，利小便，亦療數人。

又方：都淋藤④十兩，嶺南皆有，土人悉知，俚人呼爲三百兩銀。其葉⑤細長，有⑥三尺微藤，生切，以水一斗，和酒二升，煮取三升⑦，分三服，服訖，毒藥並逐小便出，十日慎毒食。不

---

①　爲：四庫本作“治”。義長。

②　一百：參上文，似當作“三百”。

③　若防己俚人藥：謂黃藤外觀似防己，則“藥”字似衍；四庫本作“若防中俚人藥”，義明。

④　都淋藤：《外臺秘要方》卷三十一《解飲食相害成病百件》作“都梻藤”；附注云：“肘後云黃藤。”

⑤　其葉：《外臺秘要方》卷三十一《解飲食相害成病百件》作“藥甚”。

⑥　有：《外臺秘要方》卷三十一《解飲食相害成病百件》此下有“高”字。

⑦　以水一斗和酒二升煮取三升：《外臺秘要方》卷三十一《解飲食相害成病百件》作“以水一升，和酒二升，煮取二升”。

差,更服之,卽愈。

又方:乾藍實四兩　白花藤四兩(出寓州者上,不得取野葛同生者)

切,以水七升,酒一升,煮取半,空腹頓服之,少悶勿恠①。單乾藍搗末,頓服之,亦差。

又,療腹内諸毒:

都淋藤二兩(長三寸)

並②細剉,酒三升,合安罌中,密封。以糠火燒③四邊,燒令三沸,待冷出,溫服。常令有酒色,亦無所忌,大效。

若不獲已④,食⑤俚人食者:

先取甘草一寸,炙之後,熟嚼吞之。若食著毒藥卽吐,便是得藥。依前法療之。席辯云:常囊貯甘草十片以自防。

附方

《勝金方》治一切毒:

以膽子礬,爲末,用糯米糊丸,如雞頭實大,以朱砂衣。常以朱砂養之,冷水化一丸,服,立差。

《經驗方》解藥毒上攻,如聖散:

露蜂房　甘草等分

---

①　恠:"怪"的異體字。

②　並:《外臺秘要方》卷三十一《解飲食相害成病百件》此上另有"黃藤(二虎口)",與此"並"字義合。

③　燒:疑當作"繞"。《外臺秘要方》卷三十一《解飲食相害成病百件》引作"圍"。

④　不獲已:不得已。

⑤　食:《外臺秘要方》卷三十一《解飲食相害成病百伴》作"欲食",義足。

用麩炒令黃色，去麩，爲末，水二椀，煎至八分一椀①，令溫。臨臥頓服，明日取下惡物。

《外臺秘要方》治諸藥石後或熱噤，多向冷地臥，又不得食諸熱麵酒等。方：

五加皮二兩

以水四升，煮取二升半，候石發之時，便服。未定，更服。

《孫思邈論》云：有人中烏頭、芭豆②毒：

甘草入腹卽定。方稱大豆解百藥毒，嘗試之，不效；乃加甘草，爲甘豆湯，其效更速。

《梅師方》蜀椒閉口者有毒，誤食之，便氣欲絕，或下白沫，身體冷：

急煎桂汁服之，多飲冷水一二升。忽食飲吐漿，煎濃豉汁服之。

《聖惠方》治硫黃忽發氣悶：

用羊血，服一合，效。

又方：治射罔在諸肉中有毒③，及漏脯④毒：

用貝子末，水調半錢，服，效。或食麵臛毒，亦同用。

《初虞世方》治藥毒秘效：

巴豆（去皮，不出油）　馬牙硝等分

合研成膏，冷水化一彈子許，服，差。

---

①　八分一椀：一碗的八分，卽十分之八碗。

②　芭豆：《備急千金要方》卷二十四《解百藥毒》作“巴豆”，當從。

③　射罔在諸肉中有毒：指用毒箭射殺的獵物肉中的餘毒。射罔，習作“射菵”，烏頭汁濃煎所得的毒液，可塗於箭上射獵動物，亦可作外用解毒藥。

④　漏脯：《外臺秘要方》卷三十一《解飲食相害成病百件》：“凡肉閉在密器中經宿者爲鬱肉，茅屋溜下沾脯爲漏脯，並有大毒。”參下篇。

輯佚

《備急千金要方》卷二十四《解食毒第一》

巴豆毒：

煮黃連汁、大豆汁、生藿汁、《肘後》云小豆藿。菖蒲汁、煮寒水石汁。(431)

○治鉤吻毒困欲死，面青口噤，逆冷身痹。方：《肘後方》云：鉤吻、茱萸、食芹①相似，而所生之傍無他草，又莖有毛，誤食之殺人。

薺苨八兩

㕮咀，以水六升，煮取三升，冷如人體服五合，日三夜二。凡煮薺苨惟令濃，佳。(432)

《證類本草》卷九《防己》

《肘後方》服雄黃中毒：

防己汁解之。防己實焙乾爲末，如茶法煎服。俗用治脫肛。(223)

治食中諸毒方第六十九

蜀椒閉口者有毒，戟人咽，氣②便欲絶，又令人吐白沫：

多飲桂汁若冷水一二升，及多食大蒜，卽便愈。慎不可飲熱，殺人。

---

① 食芹：《幼幼新書》卷三十九《中藥毒第十五》作“食芥”。
② 氣：《外臺秘要方》卷三十一《食椒菜瓠中毒方》引作“使不得出氣”。

比見在①中椒毒，含蒜及薺苨②，差。

鈎吻葉與芥③相似，誤④食之殺人。方：

薺苨八兩

水六升，煮取三升，服五合，日五服。又云，此非鈎吻⑤。

食諸菜中毒，發狂煩悶，吐下欲死。方：

取雞屎⑥燒末，服方寸匕。不解，更服。

又，煮葛根飲汁。

莨菪毒

煮甘草汁，搗藍汁飲，並良。

苦瓠毒

煮黍穰令濃，飲汁數升，佳。

食馬肝中毒

取牡鼠屎二七枚（兩頭尖者是），水和飲之。未解者，更作。

---

①　在：四庫本作"有"，似是。"比見有"，近見有。

②　含蒜及薺苨：《證類本草·泉水》引《百一方》有載：桔梗"又解合口椒毒"。但未言及用法細節。

③　葉與芥：《外臺秘要方》卷三十一《解諸藥草中毒方》作"與食芹"。

④　誤：《外臺秘要方》卷三十一《解諸藥草中毒方》此上有"而其所生之地傍無他草，莖有毛"兩句。

⑤　又云此非鈎吻：《外臺秘要方》卷三十一《解諸藥草中毒方》作："又此多生籬坦水瀆邊，絕似茶，人識之無敢食，但不知之必是鈎吻。按《本草》，鈎吻一名野葛，又云秦鈎吻，乃並入藥用，非。此又一種，葉似黃精，唯花黃莖紫，亦呼爲鈎吻，不可食。故經方引與黃精爲比，言其形色相似也。"

⑥　屎：《外臺秘要方》卷三十一《食椒菜瓠中毒方》作"毛"。

食六畜鳥獸^①

幞頭^②垢一錢匕。《小品》云：起死人。

又，飲豉汁數升，良。

凡物肝臟自不可輕啖，自死者彌勿食之。

生食肝中毒：

搗附子末，服一刀圭，日三服。

肉有箭毒：

以藍汁、大豆，解射毒。

食鬱肉（謂在蜜^③器中經宿者）及漏脯（茅屋汁霑脯爲漏脯），此前並有毒：

燒人屎，末，酒服方寸匕。

又方：搗薤汁，服二三升，各連取，以少水和之。

食黍米中藏脯中毒，方：

此是鬱脯。煮大豆一沸，飲汁數升，卽解。兼解諸肉漏毒^④。

食自死六畜諸肉中毒，方：

黃檗，末，服方寸匕。未解者，數服。

六畜自死，皆是遭疫。有毒，食之洞下，亦致堅積，並宜以

---

①　六畜鳥獸：據上下文，似當作“六畜鳥獸肝”。《外臺秘要方》卷三十一《解飲食相害成病百件》正有“肝”字。

②　幞頭：古代男子所用的頭巾。按：“幞頭垢”三字，《醫方類聚》卷一六三《解毒門三》謂“《壽域神方》‘幞頭頭巾垢’”，“頭巾”二字或爲注文衍入。

③　蜜：《醫方類聚》卷一六三《解毒門三》、四庫本、六醴齋本作“密”，當據改。

④　漏毒：《外臺秘要方》卷三十一《解飲食相害成病百件》作“漏脯毒”，當據補。

痢①丸下之。

食魚中毒：

濃煮橘皮，飲汁。《小品》云：冬瓜汁最驗。

食豬肉過冷不消，必成蟲癥，下之。方：

大黃　朴硝各一兩（芒硝亦佳②）

煮取一升，盡服之。若不消，并皮研杏子湯三升，和，三服。吐出，神驗。

食牛肉③中毒：

煮甘草，飲汁一二升。

食馬肉，洞下欲死者：

豉二百粒，杏子二十枚，㕮咀，蒸之五升飯下，熟，合搗之，再朝服④，令盡。

此牛馬，皆謂病死者耳。

食鱸魚肝，及鯸鮧⑤魚中毒：

剉蘆根，煮汁，飲一二升，良。

解毒：

濃煮香蘇，飲汁一升。

飲食不知是何毒：

依前，甘草、薺苨通療此毒，皆可以救之。

----

① 痢：同"利"，瀉下。

② 芒硝亦佳：《證類本草·朴硝》載《圖經》論云："葛洪《肘後方》傷寒、時氣、溫病亦多用芒硝，惟治食膾胸膈中不化，方用朴硝。云無朴硝者，以芒硝代，皆可用也。是晉宋以前，通用朴硝、芒硝矣。"似承本條而言。

③ 牛肉：《證類本草·甘草》引《百一方》作"牛羊肉"。

④ 再朝服："朝"字疑衍。《金匱要略》卷二十四《禽獸魚蟲禁忌並治》此處作："杵之服，日再服。"

⑤ 鯸鮧：河豚。

食菹①菜蜈②吞水蛭，蛭啗臟血，腸痛，漸黃瘦者：

飲牛羊熱血一二升許，經一宿，便暖豬脂一升，飲之，便下蛭。

食菌遇毒死方：

絞人屎汁，飲一升，卽活。

服諸吐痢丸，亦佳。

又，掘地作土漿，服二三升，則良。

誤食野芋，欲死：

療同菌法。

凡種芋三年不取，亦成野芋，卽殺人也。

附方

《梅師方》治飲食中毒，魚肉菜等：

苦參三兩

以苦酒一升，煎三五沸，去滓服之，吐出，卽愈。

或取煮犀角汁一升，亦佳。

又方：治食狗肉不消，心下堅，或腹脹，口乾，發熱，妄語，煮蘆根飲之。

又方：杏仁一升（去皮）

水三升，煎沸，去滓取汁，爲三服，下肉爲度。

《金匱方》治食蟹中毒：

紫蘇煮汁，飲之三升；以子汁飲之，亦治。凡蟹未經霜，多毒。

---

①　菹：同"葅(zū)"。酸菜，醃菜。

②　蜈：《醫方類聚》卷一六三《解毒門三》、道藏本、呂顒本、六醴齋本、四庫本並作"誤"，當據改。

又,《聖惠方》以生藕汁,或煮乾蒜汁,或冬瓜汁,並佳。

又方:治雉肉作臛食之,吐下:

用生犀角,末,方寸匕,新汲水調下,即差。

唐崔魏公云鉉①夜暴亡,有梁新聞之,乃診之曰:食毒。僕曰:常好食竹雞②。多食半夏苗,必是半夏毒。命生薑擂③汁,折齒而灌之,活。

《金匱方》:春秋二時,龍帶精入芹菜中,人遇④食之爲病。發時手青肚滿,痛不可忍,作蛟龍病。服硬糖三二升,日二度,吐出如蜥蜴三二個,便差。

《明皇雜錄》云:有黃門奉使交廣回,周顧謂曰:此人腹中有蛟龍。上驚,問黃門曰:卿有疾否? 曰:臣馳馬大庾嶺,時當大熱,困且渴,遂飲水。覺腹中堅痞如杯。周遂以硝石及雄黃煮服之,立吐一物,長數寸,大如指,視之鱗甲具,投之水中,俄頃長數尺。復以苦酒沃之,如故,以器覆之,明日已生一龍矣。上甚訝之。

輯佚

《備急千金要方》卷二十四《解食毒第一》

治食魚中毒方:

---

① 云鉉:《證類本草·生薑》無"云"字,是。"鉉"是崔魏公之名。又本條所載之事本於宋孫光憲《北夢瑣言》,據該書所載,食竹雞中毒者乃崔魏公江陵別宮舶居之富商,本書引用者增"云"字或指崔氏所傳,但當易作"鉉云"。

② 竹雞:《醫方類聚》卷一六三《解毒門三》、道藏本、呂顒本、四庫本重"竹雞"二字,重文屬下。當從。

③ 擂:研取。《證類本草·生薑》及他書載此事多作"挼",謂按壓,亦通。

④ 遇:《金匱要略》卷二十四《果實菜穀禁忌並治》作"偶",義長。

煮橘皮,停極冷飲之,立驗。《肘後方》云:治食魚中毒面腫煩亂者。(430)

○治食魚鱠不消方:

大黃三兩(切)　朴消二兩

右二味,以酒二升,煮取一升,頓服之。《仲景方》有橘皮一兩。《肘後方》云"治食豬肉遇冷不消,必成癥,下之方",亦無橘皮。

又方:舂馬鞭草飲汁一升,即消去也,生薑亦良。《肘後方》云:亦宜服諸吐藥。(430)

《外臺秘要方》卷三十一《食魚中毒及食鱠不消方》

《肘後》療食鱠過多,冷不消,不療,必成蟲瘕。方:

馬鞭草,搗,絞取汁,飲一升即消去。亦宜服諸吐藥吐之。《千金》同。(861)

《醫心方》卷廿九《治食諸魚中毒方第卅二》

《小品方》治食魚中毒方……又云,治食魚鱠及生宍[肉],經胸膈中不化,吐之不出,便成癥,方:

厚朴二兩　大黃一兩

凡二物,以酒二升,煮得一升,盡服之,立消。《葛氏方》同之。

○《葛氏方》食鱠多,過冷不消,不治,必成蟲癥,方:

搗馬鞭草,絞,飲汁一升。亦可服諸吐藥以吐之。

又云,治食魚中毒面腫煩亂方:

濃煮橘皮,去滓,飲汁。(678—679)

《醫心方》卷廿九《治食鱸肝中毒方第卅三》

《小品方》云[①]:食魚中毒,面腫煩亂及食鱸魚肝中毒欲死方:

_____

① 小品方云:本條,《肘後方》正文現存,但所治病證和服法都有一定差別。

剉蘆根,舂取汁,多一二升。《葛氏方》。飲乃良。并治蟹毒。
《千金方》同之。(679)

《醫心方》卷廿九《治食鯸鮐魚中毒方第卅四》

《玉葙方》云,水中大魚鯸鮧骨傷人,皆有毒,治之方:

燒獺毛皮骨以傅[敷],矢[屎]塗亦佳。(679)

《醫心方》卷廿九《治食鯆魮中毒方第卅五》

《玉葙方》治鯆魮魚及水中物所傷方:

嚼粟塗之。

又方:煮汁洗之。(679)

《醫心方》卷廿九《治食諸宍[肉]中毒方第卅六》

《葛氏方》治食諸生宍[肉]中毒方:

以水五升,煮三升土,五六沸下之。食頃飲上清一升。
(680)

《醫心方》卷廿九《治食鬱宍[肉]漏脯中毒方第卅七》

《葛氏方》治食鬱宍[肉]漏脯①中毒方:

煮豬肪一斤,盡服之。

又:多飲人乳汁。

《集驗方》食漏脯毒方:

搗生韭汁服之。多小[少]以意。《葛氏方》一二升。冬月無
韭,搗根取汁。今案:《葛氏方》云:用韭②亦善。(680)

《醫心方》卷廿九《治食諸鳥獸肝中毒方第卅八》

《葛氏方》食諸六畜鳥獸肝中毒方:

服頭垢一錢上[匕]。

---

① 鬱宍漏脯:藏於密器中或懸掛風乾被雨淋濕的肉,發生變質,食後會
引起食物中毒。

② 用韭:前言"冬月無韭搗根",此處似當云"用韭根"。

又方：水漬豉，取汁，飲數升。

又云，禽獸有中毒箭死，其宍［肉］毒方：

以藍汁、大豆汁解之。（681）

《醫心方》卷廿九《治食蟹中毒方第卅九》

《葛氏方》治食蟹及諸膳中毒方：

濃煮香蘇，去滓，飲其汁一升。

○《千金方》治食蟹中毒方：

冬瓜汁，服二升，亦可食冬瓜。《葛氏方》搗汁飲一二升。（681）

《外臺秘要方》卷三十一《食椒菜瓠中毒方》

《肘後》蜀椒，閉口者有毒，食之戟人咽，使不得出氣，便欲絕；又令人吐白沫，並吐下，身體冷痹，療方：

煮桂飲汁，多益佳。又飲冷水一二升。又多食蒜。又上漿飲一升。又濃煮豉汁冷飲之一二升。又急飲酢。又食椒不可飲熱，飲熱殺人。

又療中苦瓠毒方：

煮黍穰濃汁，飲之數升。此物苦則不可食，恐作藥中毒也。（861）

《醫心方》卷廿九《治飲食中毒方第廿六》

《葛氏方》云：諸饌食直爾①何容有毒，皆是假以投之耳。既不知何毒，便應作甘草薺苨湯通治也。漢質帝啖餅死②，即其事矣。

○《養生要集》治食諸餅臛百物中毒方：

---

① 直爾：直接（食用）。

② 漢質帝啖餅死：《後漢書》載：外戚梁冀扶漢質帝上位，漢質帝因觸怒梁冀，被其派人"進鴆加煮餅"，食後去世。

取貝齒一枚,含之須臾,吐所食物,良。

又方:搗韭汁飲之良。已[以]上《葛氏方》同之。(676—677)

《醫心方》卷廿九《治食諸菜中毒方第廿九》

《葛氏方》治食諸菜中毒發狂,煩悶吐下欲死方:

煮豉汁,飲一二升。

又方:煮葛根飲汁,亦可生嚼咽汁。

又治食苦瓠中毒方:

煮黍穰令濃,飲其汁數升。

《養生要集》云:搗胡麻,以水洗,《葛氏方》①。服二合。(678)

《醫心方》卷廿九《治食菌中毒方第卅一》

《葛氏方》:食山中朽樹所生菌遇毒者,則煩亂欲死,方:

掘地作坎,以水滿中攪之,服一二升。

又方:濃煮大豆飲之。

又云:食楓菌甚咲[笑],又野芋毒,并殺人,治之與毒菌同之。(678)

治防避飲食諸毒方第七十

雜鳥獸他物諸忌法:

白羊②,不可雜雄雞。

羊肝,不可合烏梅及椒食。

---

① 洗葛氏方:四字爲《醫心方》旁注,意謂正文脱“洗”字,據《葛氏方》補。故此爲間接引《葛氏方》。

② 白羊:《外臺秘要方》卷三十一《解飲食相害成病百件》作“白羊肉”。義勝。

豬肉,不可雜羊肝。

牛腸,不可合犬肉。

雄雞肉,不可合生葱菜①。

雞鴨肉②,不可合蒜及李子、鱉肉等。

生肝投地,塵芥不著者,不可食③。

暴脯,不肯燥,及火炙不動,并見水而動,並勿食。

鳥獸自死,口不開者,不可食。

水中魚物諸忌:

魚頭,有正白連諸④脊上,不可食。

魚,無腸膽及頭無魤⑤,勿食。

魚,不合烏雞肉食。

生魚目赤,不可作膾。

魚⑥,勿合小豆藿。

青魚鮓,不可合生胡荽。

鱉目凹者,不可食。

鱉肉,不可合雞鴨子,及赤莧菜食之。

妊娠者,不可食鱠魚⑦。

---

① 菜:《外臺秘要方》卷三十一《解飲食相害成病百件》作"芥菜"。較長。

② 雞鴨肉:《外臺秘要方》卷三十一《解飲食相害成病百件》作"雞鴨子"。

③ 生肝……可食:《外臺秘要方》卷三十一《解飲食相害成病百件》作"雀肉,不可雜牛肝,落地塵不著不可食"。

④ 諸:《外臺秘要方》卷三十一《解飲食相害成病百件》作"珠至"二字。

⑤ 魤(shěn):魚腦骨。《外臺秘要方》卷三十一《解飲食相害成病百件》作"鰓"。

⑥ 魚:《外臺秘要方》卷三十一《解飲食相害成病百件》作"青魚"。

⑦ 鱠魚:《外臺秘要方》卷三十一《解飲食相害成病百件》作"鱉及魚鱠"。義勝。

雜果菜諸忌：

李子，不可合雞子，及臨水食之。

五月五日，不可食生菜。

病人，不可食生胡芥菜①。

妊娠，勿食桑椹並鴨子。

巴豆、藿羹，半夏、菖蒲、羊肉②，細辛、桔梗忌菜，甘草忌菘菜，牡丹忌胡荽，常山忌葱，黃連、桔梗忌豬肉，茯苓忌大醋，天門冬忌鯉魚③。

附方

《食醫心鏡》黃帝云：食甜瓜竟④食鹽，成霍亂。

《孫真人食忌》蒼耳合豬肉食，害人。

又云，九月勿食被霜瓜。食之，令人成反胃病。

輯佚［解飲食相害成病方］

《外臺秘要方》卷三十一《解飲食相害成病百件⑤》

《肘後》：凡飲食雜味，有相害相得，得則益體，害則成病，

---

①　生胡芥菜：《外臺秘要方》卷三十一《解飲食相害成病百件》作“胡荽芹菜及青花黃花菜”。

②　巴豆……羊肉：據下引《外臺秘要方》卷三十一，當作“巴豆忌蘆笋，半夏、菖蒲忌羊肉”。《備急千金要方》作“蘆笋羹”。

③　桔梗……鯉魚：《外臺秘要方》卷三十四有類似條文，引自《許仁則產後方》。內容爲：“諸方有白术忌桃李，細辛忌生葱，甘草忌菘菜、海藻，枸杞忌狗肉、附子，黃連忌諸肉，桂心忌生葱。”

④　竟：完，後。

⑤　本篇：現存本《肘後方》第七十篇爲相同主題內容，但傳世本較本篇少不少條文，故全篇輯佚於此。

以此致病，例皆難療，所以病有不受藥療，必至於死也。今略
疏其不可啖物，不須各題病名，想知者善加慎之。

諸鳥獸陸地肉物忌法：

白犬血腎，不可雜白雞肝、白鵝肝。

白羊肉，不可雜雞肉。

犬肝，不可雜鳥雞狗兔肉。

豬肉，不可合烏梅食。一云不可合羊肝。

兔肉，不可雜獺肉及白雞心食。

白馬，黑頭者不可食。

麋肉，不可合蝦蟆及獺、生菜食。

麋脂，不可合梅李食。

麋肉，不可雜鵠肉食。

羊肝，不可合烏梅、白梅及椒。

牛腸，不可合犬血、肉等食。

白馬，青蹄肉不可食。

白豬，白蹄青爪班班①不可食。

雞，有六翮不可食。

烏雞，白頭不可食之，殺人。

鹿，白膽不可誤食。

食豬肉，不可臥稻穰草中。

雄雞肉，不可合生葱、芥菜食。

雞鴨子，不可合蒜、桃李子、鱉肉、山雞肉。

雀肉，不可雜牛肝，落地塵不著，不可食。

暴脯，不肯燥及火炙不動，見水而動者，不可食。

---

① 班班：通“斑斑”。

祭肉,自動及酒自竭,並不可飲食也。

鳥獸,自死口不開、開翼不合,不可食。

鳥獸,被燒死不可食。

病人,不可食熊肉及猴肉。

山羊肉,不可合雞子食之。

半夏、菖蒲,忌食羊肉。

雞子,不合鯉魚。

巴豆,忌豬肉、蘆笋。

商陸,忌白犬肉。

細辛、桔梗,忌菜。

白朮,忌食桃李。

甘草,忌食菘菜。

牡丹,忌胡荽。

常山,忌葱。

茯苓,忌酢。

天門冬,忌食鯉魚。

黃連、桔梗,忌食豬肉。

藜蘆,忌食狸肉。

凡蠅、蜂及螻蟻集食上,而食之,致瘻病也。

凡飲水漿及酒不見影者,不可飲之。

丙午日,勿食雉肉。

壬子日,勿食豬五藏及黑獸肉等。

甲子日,勿食龜、鱉、鱗物水族之類。

又療卒得食病似傷寒,其人但欲臥,七日不療,殺人。

按其脊兩邊當有陷處,正灸陷處兩頭各七壯則愈。

又療中虛冷,不能飲食,食輒不消,羸瘦,四肢尫弱,百病因此而生。方：

薤白一斤　枳實三兩（炙）　大棗二十枚（擘）　粳米二合　豉七合

右五味，以水七升煮薤，餘五升，内諸藥，煮取一升半，分三服，差止。

又方：豉心一升（熬，末）　麥蘗　麴各一兩（熬）　蜀椒一升（汗）　乾薑一升（末）

右五味，搗篩，以蜜拌，食後酒服之方寸匕。

又方：麴半斤（熬）　麥蘗五升半（熬）　杏人一升（去尖皮，熬）

右三味，搗篩，蜜和末。食後服如彈丸一枚，漸增之。

又方：大黃　芍藥　芒硝各半斤

右三味末之，以蜜三斤，於銅器中湯上煎可丸。服如梧子十丸，日再服。

又方：麴一斤（熬）　吳茱萸一升　乾薑十兩

右三味，搗爲末，服方寸匕。

又療脾胃氣弱，穀不消，兼不復受食，方：

大麻人三升　大豆黃二升（並熬香）

右二味，搗篩，以飲服一方寸匕，漸加服。

又療飽食訖便臥，得病令人四肢煩重，嘿嘿欲臥，方：

大麥蘗一升（熬）　乾薑二兩

右二味，搗爲末，服方寸匕，日三，良。

又療食生冷雜物，或寒時衣薄當風，夜食便臥，不消，心腹煩滿痛脹急，或連日不化，方：

燒地令極熱，即激薄①覆取汗，愈。（857）

---

① 激薄：本書第三十四篇有同方，作"敷薄薦莞席"，義明，可參。

○《備急》……又方①：

都㭲藤十二兩，此藥嶺南有土人識，俚人呼爲三百兩銀藥，甚細長，有高三尺微藤，生切。

右一味，以水一升、酒二升，和煮取二升，分三服。服訖，藥毒逐大小便出。十日愼毒食。不差更服，以差爲度。（《肘後》云黃藤）

又療腹內諸毒方：

都㭲藤　黃藤各二虎口，長三寸（並細剉）

右二味，以酒三升合甖中，密封，以糠火圍四邊燒，令三沸，待冷出之。溫，常服令有酒色。無禁忌。若不獲已，欲食俚人食者，先取甘草一寸，炙令熟，嚼咽汁，若食著毒藥，卽吐，便是藥也，依前法療之。若經含甘草而不吐，非也。宜常收甘草十數片隨身帶之自防也。嶺南將熟食米及生食甘蔗、巴蕉之屬，自更於火上炮炙燒食之，永無慮也。若被席上散藥臥著，因汁入肉，最難主療，可常自將淨席隨身，及匙筯、甘草解毒藥行，甚妙。（《肘後》無黃藤）

○辨魚鱉蟹毒不可食及不得共食：

《肘後》云：凡魚，頭有正白連珠至脊上，不可食也。

魚，無腸膽不可食。

魚，頭黑點不可食。

魚，頭似有角不可食。

魚，無鰓不可食。

鯤魚，赤目鬚不可食。

---

① 本方：已見於本書第六十九篇，但藥味、用法敘說皆有差異，可互參。下方同此。

魚,不可合烏雞肉食。

生魚,目赤不可作鱠①食。

魚,不可合鸕鷀肉食。

鯷魚,不可合鹿肉食之。

鯽魚,不可合豬肝及猴肉食。

青魚,不可合小豆藿食。

魚汁,不可合自死六畜肉食。

青魚鮓,不可合胡荽及生葵麥醬食。

鯉魚鮓,不可合小豆藿。

蝦,不可合雞肉食。

蝦,無鬚及腹不通黑及煮之反白,皆不可食。

鯉魚,不可合白犬肉。

鯉魚,不可合繁蔞菜作蒸。

鱉,目凹不可食。

鱉,壓②下有如王字不可食之。

鱉,不可合雞鴨子食之。

鱉肉,不可合莧菜食之,亦不可合龜共煮之。

龜肉,不可合瓜及飲酒。

蟹,目③相向及足斑目赤者不可食之。

病人,不可食鯷魚、鮪魚等。

妊身④,不可食鱉及魚鱠。

桂、天門冬,忌食鯉魚。

---

①　鱠:當作"膾"。

②　壓:當作"厴"。此指鱉的腹甲。

③　目:明本作"自",據宋本改。

④　妊身:同"妊娠"。"身"爲"娠"古字。

又療食蟹及諸肴膳中毒方：

濃煮香蘇，飲汁一升，解。

又人有食蟹中毒，煩亂欲死，服五蠱黄丸，得吐下皆差。夫蟹未被霜多毒，熟煮乃可食之。或云是水莨所爲。彭蜞亦有毒，蔡謨食之幾死①。

又療食諸餅臛百物毒方：

取貝齒一枚含之，須臾吐所食物，差。《千金》同。

又方：搗韭汁服一升，冬以水煮根服。《千金》云服數升。

又方：掘廁傍地作坎，深一尺，以水滿坎中；取故廁籌②十四枚，燒令燃，以投坎中。乃取汁飲四五升，卽愈。《千金》同。

又，諸饌食直爾③何容有毒？皆是以毒投之耳。既不知是何處毒，便應煎甘草薺苊湯療之。漢質帝食餅④、魏任城王啖棗⑤，皆致死，卽其事也。（860—861）

《醫心方》卷一《服藥禁物第四》

《本草經》云：……有伏苓，勿食諸酢物。今案：《膳夫經》云：勿食諸酢熱。《玉箱方》云：伏苓忌鯉魚。（13）

---

① 彭蜞亦有毒蔡謨食之幾死：《晉書·蔡謨傳》載：蔡謨喜食蟹，誤食形似的彭蜞。既食，吐下委頓，方知誤食。

② 故廁籌：陳舊的刮除大便餘穢的木竹小片。

③ 直爾：亦作“正爾”，徑直、不加改變的。本句中卽指直接服用。

④ 漢質帝食餅：漢本初元年（146），權臣梁冀令人在漢質帝劉纘所食湯餅（煮麵類）中下毒，將質帝毒死。事載《後漢書·孝順孝冲孝質帝紀》《後漢書·梁冀傳》。

⑤ 魏任城王啖棗：《世説新語·尤悔第三十三》載：魏文帝忌弟任城王驍壯，趁其下圍棋時無備，食以毒棗，致其身亡。

治卒飲酒大醉諸病方第七十一

大醉恐腹腸爛：

作湯於大器中，以漬之，冷復易。

大醉，不可安臥，常令搖動轉側。

又，當風席地，及水洗，飲水，最忌於交接也。

飲醉頭痛，方：

刮生竹皮五兩，水八升，煮取五升，去滓。然後合納雞子五枚，攪調，更煮再沸，二三升，服盡。

飲後下痢不止：

煮龍骨，飲之。亦可末服。

連月飲酒，喉咽爛，舌上生瘡：

搗大麻子一升，末黃檗二兩，以蜜爲丸，服之。

飲酒積熱，遂發黃，方：

雞子七枚，若酒①漬之，封蜜②器中，納③井底二宿，當取，各吞二枚，枚漸盡愈④。

---

① 若酒：《醫方類聚》卷一六四《酒病門一》、道藏本、呂顯本、四庫本、六醴齋本並作“苦酒”，當從。

② 蜜：《醫方類聚》卷一六四《酒病門一》、四庫本、六醴齋本作“密”，當從改。

③ 納：國內諸本同此。依本書通例，當作“内”，“納”的古字。《醫方類聚》卷一六四《酒病門一》正作“内”。

④ 枚漸盡愈：四庫本作“枚盡漸愈”。《外臺秘要方》卷三十一《飲酒積熱方》作“漸至盡驗”。

大醉酒,連日煩毒不堪,方:

蔓青菜,并少米熟煮,去滓,冷之便飲,則良①。

又方:生葛根汁一二升,乾葛煮飲,亦得。

欲使難醉,醉則不損人。方:

搗柏子仁、麻子仁各二合,一服之,乃以飲酒多二倍。

又方:葛花并小豆花子,末爲散,服三二匕。

又,時進葛根飲、枇杷葉飲,并以雜者乾蒲、麻子等,皆使飲,而不病人。胡麻亦殺酒。

先食鹽一匕,後則飲酒,亦倍。

附方

《外臺秘要》治酒醉不醒:

九月九日真菊花,末,飲服方寸匕。

又方,斷酒:

用驢駒衣燒灰,酒服之。

又方:鸕鶿糞灰,水服方寸匕。

《聖惠方》治酒毒,或醉昏悶煩渴,要易醒方:

取柑皮二兩,焙乾,爲末,以三錢匕,水一中盞,煎三五沸,入鹽,如茶法服,妙。

又方,治酒醉不醒:

用菘菜子二合,細研,井花水一盞,調爲二服。

《千金方》斷酒法:

以酒七升著瓶中,朱砂半兩(細研)著酒中。緊閉塞瓶口,

---

① 冷之便飲則良:此下《外臺秘要方》卷三十一《飲酒連日醉不醒方》引作:“內雞子三枚或七枚,調勻,飲之二三升。無雞子,亦可單飲之。”

安豬圈中，任豬摇動，經七日，頓飲之。

又方，正月一日，酒五升，淋碓頭杵①下，取飲。

又方，治酒病：

豉、葱白各半升，水二升，煮取一升，頓服。

輯佚［醉酒方］

《備急千金要方》卷二十五《卒死第一》

治連月飲酒，咽喉爛，舌上生瘡，方：

大麻人一升　黃芩二兩（《肘後》用黃檗）

右二味，末之，蜜和丸含之。《千金翼》用黃檗二兩。

治酒醉不醒，方：

葛根汁一斗二升飲之，取醒止。《肘後方》云：治大醉連日，煩毒不堪。（448）

《外臺秘要方》卷三十一《酒醉過度恐腸爛及喉舌生瘡方》

《千金》療卒大醉，恐腸爛方：

作湯著大器中漬之，冷復易之，酒自消。夏月亦用之佳。《肘後》同。（862）

《外臺秘要方》卷三十一《飲酒連日醉不醒方》

《肘後》療飲酒連日醉不醒方：

蕪菁菜並少米熟煮去滓，冷之，内雞子三枚或七枚，調匀，飲之二三升。無雞子亦可單飲之。

又方：取水中螺魁②若螺蚌輩，以著葱、豉、椒、薑，煮如常食法，飲汁數升卽解。

---

① 碓（duì）頭杵：古代舂米時，石臼中錘擊稻料以去殼取米所用的錘杵。

② 魁：似爲“魁”俗字。指蛤類。

又方：搗生葛根汁及葛藤餅和絞汁飲之。無濕者，乾葛煎服佳。乾蒲煎服之亦佳。

又方：粳米一升，水五升，煮使極爛，漉去滓飲之，尤良。（862）

《外臺秘要方》卷三十一《飲酒積熱方》

《肘後》飲酒積熱，遂發黃病方：

雞子七枚，苦酒漬之器中，密封，內井底一宿，出當軟，取吞之二三枚，漸至盡，驗。（863）

《醫心方》卷廿九《治飲酒大醉方第十八》

《葛氏方》云：飲酒大醉，不可臥而上①，當令數搖動轉側。

又云，勿鼓扇當風，席地及水洗、飲水也，又最忌交接。

又云，張華飲九酎②，輒令人搖動取醒，不爾，腸即爛，背穿達席。

○《集驗方》治人大醉欲死，恐爛腸胃，方：

作溫湯著大器中漬之，冷則易。今案：《葛氏方》云：夏月用湯無苦。（674）

《醫心方》卷廿九《治飲酒大渴方第廿》

《葛氏方》治飲酒後大渴方：

栝樓三兩　麥門冬三兩（去心）　桑根白皮三兩（切，熬）

水六升，煮取三升，分再服。不止，更作之。（675）

----

① 臥而上：似當作"臥而止"。《肘後方》第七十一篇作"安臥"。參見下注。

② 張華飲九酎（zhòu）：指張華與友人共飲皆醉，張囑左右爲自己翻轉身體，醒來後想到友人無人翻身，詢知友人已腹穿腸流牀下。事載《類說》《太平御覽》等書。張華，字茂先，西晉大臣，文學家，以博洽著稱，著有《博物志》一書。九酎，多重釀造的酒，亦稱"九醞酒"。

《醫心方》卷廿九《治飲酒下利方第廿一》

《葛氏方》治酒後下利不止，方：

陟釐紙廿枚（水柔之。無者用黃連三兩）　　牡厲［蠣］四兩（末之）

麋脯一斤（無者用鹿。若無者，當歸、龍骨各四兩①）

合水一斗五升，煮取八升，分三四服，不止更作之。

又方：寸②單服龍骨末。亦單可③煮飲之。(675)

《醫心方》卷廿九《治酒病方第廿三》

《葛氏方》欲飲酒便難醉，難醉則不損人，方：

葛花并小豆花，乾末爲散，服三方寸匕。

又方：先食鹽一合，以飲酒，倍能。

又方：進葛根飲，芹根飲之。

又方：胡麻能殺酒。(676)

---

① 若無者當歸龍骨各四兩：此十字當係錯位，本應接"牡蠣四兩"之後。

② 寸：《醫心方·札記》謂仁和寺本作"可"，可從。

③ 單可：當同前句，作"可單"。

肘後備急方 卷八

治百病備急丸散膏諸要方第七十二

裴氏五毒神膏，療中惡暴百病，方：

雄黃　朱砂　當歸　椒各二兩　烏頭一升

以苦酒漬一宿。豬脂五斤，東面陳蘆煎，五上五下，絞去滓。內雄黃、朱砂末，攪令相得，畢。諸卒百病，溫酒服如棗核一枚。不差，更服，得下卽除。四肢有病，可摩。癰腫諸病瘡，皆摩傅之。夜行及病冒霧露，皆以塗人身中，佳。

《效方①》並療時行溫疫，諸毒氣，毒惡核，金瘡等。

蒼梧道士陳元膏療百病，方：

當歸　天雄　烏頭各三兩　細辛　芎藭　朱砂各二兩　乾薑　附子　雄黃各二兩半　桂心　白芷各一兩　松脂八兩　生地黃二斤（搗絞取汁）

---

① 效方：據下文，似指"隱居效驗方"。

十三物①，別搗雄黃、朱砂爲末，餘㕮咀，以釀苦酒三升，合地黃漬藥一宿，取豬脂八斤，微火煎十五沸。白芷黃爲度，絞去滓。內雄黃、朱砂末，攪令調和，密器貯之。腹內病，皆對火摩病上，日兩三度，從十日乃至二十日，取病出差止。四肢肥肉、風瘴，亦可酒溫服之，如杏子大一枚。

主心腹積聚，四肢痹躄，舉體風殘，百病效方：

華他虎骨膏，療百病：

虎骨　野葛各三兩　附子十五枚重九兩　椒三升　杏仁　巴豆(去心、皮)　芎藭(切)各一升　甘草　細辛各一兩　雄黃二兩

十物，苦酒漬周時②，豬脂六斤，微煎三上三下。完附子③一枚，視黃爲度，絞去滓。乃內雄黃，攪使稠和，密器貯之。百病皆摩傅上，唯不得入眼。若服之，可如棗大，內一合熱酒中，須臾後，拔白髮，以傅處，卽生烏。豬瘡毒風腫及馬鞍瘡④等，洗卽差，牛領亦然。

莽草膏，療諸賊風，腫痹，風入五藏恍惚。方：

莽草一斤　烏頭　附子　躑躅各三兩

四物，切，以水苦⑤酒一升，漬一宿。豬脂四斤，煎三上三

---

①　十三物：《備急千金要方》卷七第五無附子、雄黃，連同豬肪共十二味。附注謂《胡洽方》有人參、防風、附子、雄黃爲十五味(應不包括豬脂)，《肘後方》《千金翼方》《外臺秘要方》有附子、雄黃、大酢，亦爲十五味。藥量差異亦較大。

②　周時：指一晝夜。

③　完附子：完整的附子。據下文，指煎藥時取一枚完整的附子，以煎至黃色爲標準。

④　馬鞍瘡：皮膚瘙癢、肥厚粗糙之證，形似馬的馬鞍部位的皮膚，故名。下句"牛領"義近，謂如牛脖處肥厚、粗糙的皮膚。馬鞍、牛領是馬、牛受力之處，容易磨損受傷。人皮膚有類似之病，則稱"馬鞍""牛領"之瘡。

⑤　苦：似當作"若"，或也。

下,絞去滓。向火以手摩病上三百度,應手即差。耳鼻病,可以綿裹塞之。療諸疥癬、雜瘡。

《隱居效驗方》云:并療手脚攣,不得舉動及頭惡風,背脅卒痛等。

蛇銜膏,療癰腫、金瘡、瘀血、産後血積、耳目諸病、牛領、馬鞍瘡:

蛇銜　大黃　附子　當歸　芍藥　細辛　黃芩　椒莽草獨活各一兩　薤白①十四莖

十一物,苦酒淹漬一宿,豬脂三斤,合煎於七星火上。各沸,絞去滓,溫酒服如彈丸一枚,日再。病在外,摩傅之。耳以綿裹塞之。目病,如黍米注眥中,其色緗②黃,一名緗膏,□人③又用龍銜藤一兩合煎,名爲龍銜膏。

神黃膏,療諸惡瘡,頭瘡,百雜瘡。方:

黃連　黃檗　附子　雄黃　水銀　藜蘆各一兩　胡粉二兩

七物,細篩,以臘月豬脂一斤,和藥調器中,急密塞口。蒸五斗米下,熟出,内水銀,又研,令調,密藏之。有諸瘡,先以鹽湯洗,乃傅上,無不差者。《隱居效驗方》云:此膏塗瘡,一度即瘥,時人爲聖。

青龍五生膏,療天下雜瘡。方:

丹砂　雄黃　芎藭　椒　防己各五分　龍膽　梧桐皮柏皮　青竹茹　桑白皮　蜂房　蝟皮各四兩　蛇蛻皮一具

十三物,切,以苦酒浸半月,微火煎少時,乃内臘月豬脂三斤,煎三上三下,去滓,以傅瘡上;並服如棗核大,神良。《隱居

---

① 薤白:《醫方類聚》卷一九六《雜病門二》作"韭白",似非。

② 緗(xiāng):淺黃色。

③ □人:"人"上缺一字,四庫本作"南人"。

效驗方》云：主癰疽、痔、惡瘡等。

以前備急諸方故①是要驗，此來②積用效者，亦次於後云。

扁鵲陷冰丸，療内③脹病，并蠱痓、中惡等，及蜂④百毒、溪毒、射工：

雄黄　真丹砂（別研）　礜石（熬）各一兩（將生礜石三兩半，燒之）鬼臼一兩半　蜈蚣一枚（赤足者，小炙）　斑猫（去翅足）　龍膽　附子（炮）各七枚　藜蘆七分（炙）　杏仁四十枚（去尖皮，熬）

搗篩，蜜和，搗千杵。腹内脹病，中惡邪氣，飛尸游走，皆服二丸如小豆。若積聚堅結，服四丸，取痢，泄下蟲蛇五色。若蟲注⑤病，中惡邪，飛尸游走，皆服二三丸，以二丸摩痛上。若蛇蜂百病⑥，苦⑦中溪毒、射工，其服者，視強弱大小，及病輕重，加減服之。

丹參膏，療傷寒時行、賊風惡氣：

在外，卽支節麻痛，喉咽痹；寒入腹，則心急脹滿，胸脅痞塞。内則服之，外則摩之。并癱緩不隨，風濕痹不仁，偏枯拘屈，口喎，耳聾，齒痛，頭風，痹腫，腦中風動且痛。若⑧癱，結核漏、瘰癧堅腫未潰，傅之取消。及丹瘝諸腫無頭，欲狀⑨骨疽者，摩之令消。及惡結核走身中者，風水遊腫，亦摩之。其服

---

① 故：通“固”，固然。

② 此來：似當作“比來”。比來，近來。

③ 内：據下文，當作“腹内”。

④ 蜂：據下文，當作“蛇蜂”。

⑤ 蟲注：據上文，當作“蠱注”。

⑥ 病：據上文，當作“毒”。

⑦ 苦：當作“若”，或也。

⑧ 若：《千金翼方》卷十六《諸膏》作“石”。義長。

⑨ 欲狀：四庫本作“狀似”。

者,如棗核大,小兒以意減之,日五服,數用之,悉效:

丹參　葥藋各三兩　莽草葉　躑躅花各一兩　秦膠　獨活
烏頭　川椒　連翹　桑白皮　牛膝各二兩

十二①物,以苦酒五升,油麻②七升,煎令苦酒盡,去滓,用如前法,亦用豬脂同煎之。若是風寒冷毒,可用酒服。若毒熱病,但單服。牙齒痛,單服之,仍用綿裹嚼之。比常用豬脂煎藥。有小兒耳後瘰子,其堅如骨,已經數月不盡,以帛塗膏貼之。二十日消盡,神效無比。此方出《小品》。

神明白膏,療百病,中風惡氣,頭面諸病,青盲,風爛眥,鼻,耳聾,寒齒痛③,癰腫,疽痔,金瘡,癬疥,悉主之:

當歸　細辛各三兩　吳茱萸　芎藭　蜀椒　术　前胡
白芷各一兩　附子三十枚

九物④切,煎豬脂十斤。炭火煎一沸,即下,三上三下。白芷黃,膏成,去滓,密貯。看病在內,酒服如彈丸一枚,日三;在外,皆摩傅之。目病,如黍米內兩眥中,以目向天風可扇之⑤。

---

①　十二:按以上藥物計十一物,疑有脫。《醫方類聚》卷五七《傷寒門三十一》本方"附子"上有"菊花一兩",可參補。又按,《備急千金要方》卷二十二《癰疽》亦有丹參膏,較本方少連翹、桑白皮,多菊花、白及、防己,附注云:"《肘後》用防風不用防己。"與本書第三十六篇丹參膏方同。則本方似應有"防風"。參本篇輯佚第一方。

②　油麻:四庫本作"麻油"。

③　風爛……齒痛:《備急千金要方》卷七《膏》同方作:"風目爛眥管瞖,耳聾,鼻塞,齲齒,齒根挺痛。"義長。敦煌卷子 P.3731 作:"風目爛眥,管瞖、䶉衄、耳聾,齲齒挺痛。"與此基本相同但稍詳。

④　九物:《備急千金要方》卷七《膏》多桂心,爲十物。

⑤　以目……扇之:《備急千金要方》卷七《膏》作:"以目向風,無風可以扇扇之。"義明。

瘡蟲齒，亦得傅之。耳内底着亦療之①。緩風冷者，宜用之。

成膏②：

清麻油十三兩(菜油亦得)　黃丹七兩

二物，鐵鐺文火煎，麤濕柳批篦攪不停，至色黑，加武火，仍以扇扇之，攪不停，煙斷絕盡，看漸稠，膏成。煎須淨處，勿令雞犬見。齒瘡帖③，痔瘡服之。

藥子一物。方：

婆羅門，胡名船疏④樹子，國人名藥⑤，療病唯須細研，勿令麤。皆取其中人，去皮用之。

療諸疾病方：

卒得吐瀉，霍亂，蠱毒，臍下絞痛，赤痢，心腹脹滿，宿食不消，蛇螫毒入腹，被毒箭入腹，並服二枚。取藥子中人，暖水二合，研碎服之。

疽瘡、附骨疽腫、丁瘡、癰腫，此四病，量瘡腫大小，用藥子中人，暖水碎⑥，和豬膽封上。

瘤、腫、冷遊腫、癬、瘑，此五病，用醋研，封上。

---

① 瘡蟲……療之：《備急千金要方》卷七《膏》作："諸瘡痔，䘌齒，耳鼻百病主之，皆以膏傅。"

② 成膏：此名似義未足，疑有闕文。

③ 帖：用同"貼"。

④ 船疏：《證類本草·藥實根》大觀本作"那約"，政和本作"那綻"，《本草綱目·解毒子》引蘇恭謂"胡名那疏"，引葛洪《肘後方》作"那疏"。"船"當作"那"。

⑤ 藥：《醫方類聚》卷一九六《雜病門二》作"藥子，用藥"，當據補後三字。《證類本草·藥實根》引《唐本注》謂"此藥子也"，亦有"子"字。

⑥ 暖水碎：當類同上句，作"暖水二合研碎"；或"碎"如下文作"研"。

蛇螫，惡毛①、蝎、蜈蚣等螫，沙虱、射工，此六病，用暖水研赤莧和封之。

婦人難產後腹中絞痛，及惡露不止，痛中瘀血下，此六病②，以一枚，一杯酒，研，溫服之。

帶下、暴下，此二病，以栗汁研，溫服之。

齲蟲食齒，細削，內孔中，立愈。

其搗末篩，着瘡上，甚主③肌肉。此法出支家大醫本方。

服鹽方，療暴得熱病，頭痛目眩，并卒心腹痛，及欲霍亂，痰飲宿食及氣滿喘息，久下赤白，及積聚吐逆，乏氣少力，顏色痿黃，瘴瘧，諸風：

其服法：取上好鹽，先以大豆許，口中含，勿咽，須臾水當滿口，水近齒，更用方寸匕抄鹽內口中，與水一時咽；不爾，或令消盡。

喉④若久病長服者，至二三月，每旦先服，或吐或⑤安。

擊⑥卒病，可服三方寸匕，取卽吐痢，不吐病痢⑦，更加服。

新患瘧者⑧，卽差。

心腹痛及滿，得吐下，亦佳。久病，每上以心中熱爲善，三

---

① 惡毛：當作“惡蚝（cì）”，又作“惡蛓”，卽刺毛蟲，俗稱“洋辣子”。

② 六病：此上病名未足六種，應有闕漏。

③ 主：四庫本作“生”，義長。

④ 喉：當爲“唯”之誤。二字行書字形相近。

⑤ 或：六醴齋本作“卽”，義長。

⑥ 擊：似當作“鬼擊”。見本書第四篇。四庫本作“係”，六醴齋本作“急”，似誤改。

⑦ 不吐病痢：據上句，“病”字似衍。六醴齋本作“不吐不痢”。

⑧ 者：六醴齋本作“服”，屬下。

五日亦①服,佳。加服,取吐痢,痢不損人,久服大補。

補豚②、腎氣、五石,無不差之病。但恨人不服,不能久取③。

此療方④不一。

《小品》云:卒心痛鬼氣,宿食不消,霍亂氣滿中毒,鹹作湯,服一二升,刺便吐之⑤,良。

《葛氏》常備藥:

大黃、桂心、甘草、乾薑、黃連、椒、术、吳茱萸、熟艾、雄黃、犀角、麝香、菖蒲、人參、芍藥、附子、巴豆、半夏、麻黃、柴胡、杏仁、葛根、黃芩、烏頭、秦膠等,此等藥並應各少許。

以前諸藥,固以大要。嶺南使用仍開⑥者,今復疏之。衆藥并成劑藥⑦。自常和合,貯此之備,最先於衣食耳。

常山十四兩　蜀漆　石膏一斤　阿膠七兩　牡蠣　朱砂　大青各七兩　鱉三枚　鯪鯉甲一斤　烏賊魚骨　馬藺子一大升　蜀升麻十四兩　檳榔五十枚　龍骨　赤石脂　羚羊角三枚　橘皮　獨活其不注兩數者⑧,各四兩。用芒硝一升,良。

---

① 亦:用同"一"。

② 補豚:四庫本、六醴齋本作"奔豚"。可從。按:"奔豚"與其下"腎氣""五石"皆爲方名。

③ 取:六醴齋本作"服",與前句相應。

④ 方:六醴齋本作"治"。

⑤ 刺便吐之:似當作"便刺吐之"。刺吐,即探吐。六醴齋本作"當便吐之"。

⑥ 開:義不可通。六醴齋本改作"需",人民衛生出版社影印本舊校同。似當作"闕"。

⑦ 成劑藥:指加工好的成藥,如丸、散、膏、丹之類。

⑧ 不注兩數者:方中未注兩數之藥爲:蜀漆、烏賊魚骨、龍骨、赤石脂、橘皮、獨活。

成劑藥：

金牙散、玉壺黃丸、三物備急藥、紫雪、丹參、茵①草膏、玉黃丸、度瘴散、末散、理中散、痢藥、丁腫藥，其有側注者，隨得一種，爲佳。

老君神明白散：

术　附子（炮）各二兩　烏頭（炮）　桔梗二兩②　細辛一兩

搗篩，旦③服五方寸匕④。若一家有藥，則一里無病，帶行者，所遇病氣皆削⑤。若他人得病者，溫酒服一方寸匕。若已四五日者，以散三匕，水三升，煮三沸，服一升，取汗，卽愈。

云常用辟病散⑥

真珠　桂肉各一分　貝母三分　杏仁二分（熬）　雞子白（熬令黃黑）三分

五物，搗篩，歲旦服方寸匕。若歲中多病，可月月朔望服。

單行方⑦：

南向社中柏，東向枝，取曝乾，末，服方寸⑧。《姚》云：疾疫流行，預備之，名爲柏枝散，服，神良。《刪煩方⑨》云：旦，南行見社中柏，卽便

---

①　茵："茵"俗字，俗又作"莽"。茵（莽）草，毒草名。

②　二兩：疑當作"各二兩"。但與前文犯重。按以上各藥，第十五篇同方作"术一兩，附子三兩，烏頭四兩，桔梗二兩半"。可參。

③　旦：第十五篇作"正旦"。正旦，卽農曆正月初一，正旦服預防藥合古人常規。

④　五方寸匕：第十五篇作"一錢匕"。

⑤　削：第十五篇作"消"，可從。

⑥　云常用辟病散：本方已見於前第十五篇，名"常用辟溫病散"，文字小有差異，可參看彼篇。云，四庫本作"又"。

⑦　單行方：本方已見於前第十五篇，文字小有差異。

⑧　服方寸：四庫本作"服方寸匕"。當據補。

⑨　刪煩方：據此書書名常例，當作"刪繁方"。

收取之。

斷溫病,令不相染方：

熬豉,新米酒漬,常服之。

《小品》正朝屠蘇酒法,令人不病溫疫

大黃五分　川椒五分　术　桂各三分　桔梗四分　烏頭一分
枚楔二分

七物,細切,以絹囊貯之。十二月晦日①正中時,懸置井中
至泥,正曉拜慶②前出之。正旦取藥置酒中,屠蘇飲之,於東
向③,藥置井中,能迎歲,可世無此病。此華他法。武帝有方驗
中,從小至大。少隨所堪,一人飲,一家無患,飲藥三朝④(一方
有防風一兩)。

《姚大夫》辟溫病粉身方：

芎藭　白芷　藁本

三物,等分,下篩,内粉中,以塗粉於身,大良。

附方

《張仲景》三物備急方,司空裴秀爲散,用療心腹諸疾,卒
暴百病：

用大黃、乾薑、巴豆,各一兩(須精新好者)搗篩,蜜和,更搗一

---

①　晦日:農曆月末的最後一天。"十二月晦日"即年末最後一天。

②　拜慶:亦稱"拜家慶",指節日家人聚會。"正曉拜慶",謂年初一早晨
家人拜年聚會。

③　屠蘇飲之,於東向:《外臺秘要方》卷四《辟溫方》作:"至酒中煎數沸,於
東向户中飲之。屠蘇之飲,先從小起,多少自在。"參見本篇《輯佚》及第十三篇
《輯佚》引《醫心方》。

④　飲藥三朝:《外臺秘要方》卷四《辟溫方》作"飲藥酒得三朝,還滓置酒
中。仍能歲飲,可世無病"。與本條行文多有相異。

千杵，丸如小豆，服三丸，老小斟量之，爲散不及丸也。

若中惡客忤，心腹脹滿，卒痛，如錐刀刺痛，氣急口噤，停尸卒死者，以暖水若酒服之。若不下，捧頭起，灌令下喉，須臾差。未知，更與三丸。腹當鳴轉，卽吐下，便愈。若口已噤，亦須折齒灌之，藥入喉，卽瘥。

崔氏《海上方》云：威靈仙去衆風，通十二經脉。此藥朝服暮效，疏宣五臟冷膿，宿水變病，微利不瀉。人服此，四肢輕健，手足溫暖，並得清涼。時商州有人患重①足不履地，經十年不瘥。忽遇新羅僧，見云：此疾有藥可理。遂入山求之。遣服數日，平復後，留此藥名而去。此藥治丈夫婦人中風不語，手足不隨，口眼喎斜，筋骨節風，胎風，頭風，暗風，心風，風狂人。傷寒頭痛，鼻清涕，服經二度，傷寒卽止。頭旋目眩，白癜風，極治大風，皮膚風癢。大毒，熱毒，風瘡，深治勞疾，連腰骨節風，遶腕風，言語澀滯，痰積。宣通五臟，腹內宿滯，心頭痰水，膀胱宿膿，口中涎水，好喫茶漬②。手足頑痹，冷熱氣壅，腰膝疼痛，久立不得，浮氣瘴氣，憎寒壯熱。頭痛尤甚，攻耳成膿而聾，又衝眼赤。大小腸秘，服此立通，飲食卽住。黃疸，黑疸，面無顏色。瘰癧遍項，產後秘澀，暨③腰痛，曾經損墜。心痛，注氣，膈氣，冷氣攻衝。腎臟風壅，腹肚脹滿，頭面浮腫，住④毒，脾肺氣，痰熱，欬嗽，氣急，坐臥不安，疥癬等瘡。婦人月水不來，動經多日，血氣衝心，陰汗盜汗，鴉⑤臭穢甚，氣息不堪，

---

① 重：《本草衍義・威靈仙》作“重病”，義長。

② 漬：《醫方類聚》卷一九六《雜病門二》、《證類本草》作“滓”，義長。

③ 暨：《證類本草・威靈仙》作“槩”，當作“臋(guì)”，突發腰痛。

④ 住：《醫方類聚》卷一九六《雜病門二》、《證類本草》作“注”，義長。

⑤ 鴉：同“鴉”。

勤服威靈仙，更用熱湯盡日頻洗，朝塗若唾。若治鵰臭，藥自塗身上[1]，內外塗之，當得平愈。孩子無辜[2]，令母含藥灌之。痔疾秘澀，氣痢絞結，並皆治之。威靈仙一味，洗焙爲末，以好酒和，令微濕，入在竹筒內，牢塞口，九蒸九曝。如乾，添酒重洒之，以白蜜和爲丸，如桐子大，每服二十至三十丸，湯酒下。

《千金方》：當以五月五日午時，附地刈取葈耳葉，洗，曝燥，搗下篩，酒若漿水服方寸匕，日三夜三。散若吐逆，可蜜和爲丸，準計一方匕數也。風輕易治者，日再服。若身體有風處，皆作粟肌出，或如麻豆粒，此爲風毒出也，可以針刺潰去之，皆黃汁出乃止。五月五日，多取陰乾，著大瓮中，稍取用之。此草辟惡，若欲省病省疾[3]者，便服之，令人無所畏。若時氣不和，舉家服之。若病胃脹滿，心悶發熱，即服之。并殺三蟲，腸痔，能進食。一周年服之，佳。七月七、九月九可採用。

輯佚

《備急千金要方》卷七《膏第五》

例曰：凡作膏，常以破除日，無令喪孝、污穢、産婦、下賤人、雞犬禽獸見之。病在外火炙摩之，在內溫酒服如棗核許。

神明白膏[4]，治百病，中風惡氣及頭面諸病，青盲、風目爛

---

①　朝塗……身上：《證類本草》作"朝以苦唾調藥塗身上"。

②　無辜：小兒疳的一種。《諸病源候論》卷四十八《無辜病候》："小兒面黃髮直，時壯熱，飲食不生肌膚，積經日月，遂致死者，謂之無辜。"大致屬疳積類疾病。

③　省病省疾：謂看望病人。

④　神明白膏：本方已見於《肘後方》原書本篇，行文有所不同。

眥、管瞖、耳聾、鼻塞、齲齒、齒根挺①及癰、痔瘡、癬疥等悉主
之,方:

　　　吳茱萸　蜀椒　芎藭　白术　白芷　前胡各一升(《崔氏》作
白前)　附子三十枚　桂心　當歸　細辛各二兩

　　　右十味,㕮咀,淳苦酒於銅器中,淹浸諸藥一宿,以成煎豬
膏十斤,炭火上煎三沸,三上三下,白芷色黃爲候。病在腹内,
溫酒服如彈丸一枚,日三;目痛,取如黍米内兩眥中,以目向
風,無風可以扇扇之;諸瘡、痔、齲齒、耳鼻百病主之,皆以膏
傅。病在皮膚,炙,手摩病上,日三。(《肘後》九味無桂心)

　　　○裴公八毒膏②,主卒中風毒,腹中絞刺痛,飛尸入藏,及
魘寐不寤,尸厥,奄忽不知人,宿食不消,溫酒服如棗核大,得
下止;若毒氣甚,咽候閉塞不能嚥者,折齒内葱葉口中,以膏灌
葱葉中令下;病腫者,向火摩腫上。若歲中多溫,欲省病及行
霧露中,酒服之,内鼻中亦得。方:

　　　蜀椒　當歸　雄黃　丹砂各二兩　烏頭　巴豆各一升　藜
白一斤　莽草四兩

　　　右八味㕮咀,苦酒三升,漬一宿,用豬脂五斤,東向竈葦薪
火煎之五上五下,候藜白黃色絞去滓,研雄黃丹砂如粉,内之,
攪至凝乃止。膏成,盛不津器中。諸蜈蚣、蛇、蜂等毒者,以膏
置瘡上;病在外,悉傅之摩之。以破除日合一方,用礜石一兩、
蜈蚣二枚,是名八毒膏。《肘後》不用巴豆、莽草③,名五毒膏。(151—
152)

---

　　①　齒根挺:牙齦萎縮、齒根暴露之證。
　　②　裴公八毒膏:本方在《肘後方》本篇中爲"裴公五毒神膏",二方藥味有
異,主治亦詳略大別。
　　③　不用巴豆莽草:二方實際相差三味,另本書無"藜白",共五味。

《備急千金要方》卷八《諸風第二》

金牙酒,療積年八風五痓,舉身彈曳,不得轉側,行步跛躃,不能收攝;又暴口噤失音,言語不正,四肢背脊筋急腫痛,流走不常,勞冷積聚少氣,乍寒乍熱,三焦不調,脾胃不磨,飲澼結實,逆害飲食,酢咽嘔吐,食不生肌,醫所不能治者,悉主之,方:

金牙(碎如米粒用小絹袋盛)　細辛　地膚子(無子用莖。蘇恭用蛇牀子)　附子　乾地黃　防風　莽草　蒴藋根各四兩　蜀椒四合　羌活一斤(《胡洽》用獨活)

右十味,㕮咀,盛以絹袋,以酒四斗,瓷罃中漬,密閉頭,勿令泄氣。春夏三四宿,秋冬六七宿,酒成,去滓,日服一合。此酒無毒,及可小醉,常令酒氣相接。不盡一劑,病無不愈。又令人肥健。酒盡,自可加諸藥各三兩,惟蜀椒五兩,用酒如前,勿加金牙也。冷,加乾薑四兩。服此酒勝灸刺,起三十年諸風彈曳,神驗。《肘後》《備急》用升麻、乾薑各四兩,人參二兩,石斛、牛膝各五兩,不用蒴藋根,爲十四味。蘇恭不用地黃,爲十三味。一方用蒺藜四兩,黃耆三兩。《胡洽》用續斷四兩,爲十一味。《千金翼》用茵芋四兩,無莽草。(158—159)

《外臺秘要方》卷四《辟溫方》

《肘後》屠蘇酒辟疫氣,令人不染溫病及傷寒。歲旦飲之,方:

大黃　桂心各十五銖　白术十銖　桔梗十銖　菝葜①　蜀椒十銖(汗)　防風　烏頭各六銖

右八味,切,絳袋盛,以十二月晦日中懸沉井中,令至泥;正月朔旦平曉出藥,至酒中煎數沸,於東向戶中飲之。屠蘇之

① 菝葜:原脱分量。按排列順序,當爲"十銖"。

飲,先從小起,多少自在。一人飲,一家無疫;一家飲,一里無疫。飲藥酒待三朝,還滓置井中。能仍歲飲,可世無病。當家內外有井,皆悉著藥,辟溫氣也。(129—130)

治牛馬六畜水穀疫癘諸病方第七十三

治馬熱蚰顙黑汗鼻有膿,喉喉有膿[1],**水草不進。方:**

黃瓜蔞根　貝母　桔梗　小青[2]　梔子仁　吳藍　款冬花　大黃　白鮮皮　黃芩　鬱金各二大兩　黃蘗　馬牙硝各四大兩

搗篩,患相當[3]及常要唼。重者,藥三大兩,地黃半斤,豉二合,蔓菁油四合,合[4],齋前唼,至晚飼,大效[5]。

馬遠行到歇處,良久,與空草熟刷。刷罷飲,飲竟,當飼。

困時與料必病,及水穀[6]。

六畜瘡焦痂:

以麵膠封之,即落。

馬急黃黑汗:

右,割取上斷訖,取陳久靴爪頭,水漬汁,灌口。如不定,用大黃、當歸各一兩,鹽半升。以水三升,煎取半升[7],分兩度

---

　　① 治馬……有膿:《外臺秘要方》卷四十《驢馬諸疾方》作"療馬熱蟲顙黑汗鼻中有膿腔"。蚰:四庫本與《外臺秘要方》皆作"蟲",當從。顙,"顙"俗字。

　　② 小青:《外臺秘要方》卷四十《驢馬諸疾方》作"大青"。

　　③ 患相當:謂症狀相合。

　　④ 合:《外臺秘要方》卷四十《驢馬諸疾方》作"和合",可從。

　　⑤ 大效:四庫本此下跳接後文"治馬後冷"以下句,文序頗不相同。

　　⑥ 困時……水穀:似當作"困時與料及水穀必病"。

　　⑦ 半升:《外臺秘要方》卷四十《驢馬諸疾方》作"半",較是。

灌口。如不定,破尾尖,鑱血出,卽止,立效。

馬起臥胞轉及腸結,此方並主之

細辛　防風　芍藥各一兩

以鹽一升,水五升,煮取二升半,分爲二度灌。

後灌前,用:

芒硝　鬱金　寒水石　大青各一兩

水五升,煮取二升半,以酒、油各半升,和攪,分二度灌口中。

馬羖骨脹:

取四十九根羊蹄燒之,熨骨上,冷易之。如無羊蹄,楊柳枝指麤者,炙熨之,不論數。

飲馬以寅午二時,晚少飲之①。

啖鹽法:

鹽須乾,天須晴,七日,大馬一啗②一升,小馬半升,用長柄杓子深内咽中,令下肥而強水草也。

治馬後冷:

豉　葱　薑各一兩

水五升,煮取半升③,和酒灌之,卽瘥。

蟲顙④十年者:

醬清如膽者⑤半合,分兩度灌鼻,每灌,一兩日將息。不得多,多卽損馬也。

---

① 飲馬……飲之:本句位置似不當,其義宜在本篇第一條下。
② 啗:同“啖”。
③ 半升:《外臺秘要方》卷四十《驢馬諸疾方》作“半”,當從。
④ 蟲顙:古人所說小蟲入頏顙所致之病。頏顙,鼻道後部深處。
⑤ 如膽者:《外臺秘要方》卷四十《驢馬諸疾方》作“和膽”。

蟲顙重者：

葶藶子一合（熬令紫色，搗如泥）　桑根白皮一大握　大棗二十枚（擘）

水二升，煮藥取一升，去滓。入葶藶，搗，令調勻。適寒溫，灌口中，隔一日又灌，重者不過再，瘥。

蟲顙馬鼻沫出，梁腫起者，不可治也。

驢馬胞轉①欲死：

搗蒜，內小便孔中，深五寸，立瘥。又，用小兒屎，和水灌口，立瘥。

又方②：騎馬走上坂③，用木腹下來去擦④，以手內大孔，探却糞，大效。探法：剪却指甲，以油塗手，恐損破馬腸。

脊瘡：

以黃丹傅之，避風，立瘥。

疥⑤：

以大豆熬焦，和生油麻⑥搗，傅，醋泔淨洗。

目暈：

以霜後楮葉，細末，一日兩度，管吹眼中，卽瘥。

---

① 胞轉：小便不通之證。

② 又方：本方接上方，但主治並非胞轉，而是“腸結”，卽大便不通之證。原書述證當有脫文。《外臺秘要方》卷四十《驢馬諸疾方》引《備急》二方同此，可知其誤已久。

③ 坂（bǎn）：《外臺秘要方》卷四十《驢馬諸疾方》作“坡”，義同。

④ 擦：《外臺秘要方》卷四十《驢馬諸疾方》作“捺”，義長。

⑤ 疥：《外臺秘要方》卷四十《驢馬諸疾方》與本篇末兩條“疥”排在一起，當從。

⑥ 油麻：四庫本作“麻油”。

馬蛆蹄①：

槽下立處，掘一尺②，埋雞子許大圓石子，令常立上，一兩日③，永差。

啖大麻子④，淨擇一升，飼之。治㕮⑤及毛焦，大效。

疥：

以樗根末，和油麻⑥塗，先以皂莢⑦或米泔淨洗之，洗了塗。令中間空少許，放蟲出，下⑧得多塗，恐瘡大。

秘療疥：

以巴豆膩粉（研）

油麻⑨塗定，洗之。塗數日後，看更驗。

輯佚

《外臺秘要方》卷四十《牛狗疾方》

《肘後》療牛疫病方：

取獺屎三升，以沸湯淋，取汁二升，灌之良。

----

① 馬蛆蹄：《外臺秘要方》卷四十《驢馬諸疾方》作"馬跙（zhù）蹄"，是。跙，馬蹄痛病。

② 槽下立處掘一尺：《外臺秘要方》卷四十《驢馬諸疾方》作"於馬櫪下，當馬前脚闊一尺許，掘渠深一尺許"，義詳明。

③ 一兩日：四庫本此上上接"治馬後冷"。

④ 啖大麻子：《外臺秘要方》卷四十《驢馬諸疾方》此上有"療馬嗽方"四字，爲本方主治。當據補。

⑤ 㕮（qiāng）：咳嗽。

⑥ 油麻：四庫本作"麻油"。

⑦ 皂莢：《外臺秘要方》卷四十《驢馬諸疾方》作"皂莢水"，當從。

⑧ 下：《外臺秘要方》卷四十《驢馬諸疾方》作"不"，當從。

⑨ 油麻：四庫本作"麻油"。《外臺秘要方》卷四十《驢馬諸疾方》作"油麻油"。

又,療牛馬六畜水穀疫病方:

取酒和麝香少許和灌之。

又,療六畜脊瘡焦痂方:

以麵糊封之,卽落。

又,療牛脹方:

以豬脂和小兒屎灌口,差。

又,療牛喫菭苜草,誤喫地膽蟲,肚脹欲死,方:

以研大麻子灌口,差。吹生蔥亦佳。(1141)

《證類本草》卷十二《枸杞》

又方:犬食馬肉生狂方:

忽鼻頭燥,眼赤不食,避人藏身,皆欲發狂。便宜枸杞汁煮粥飼之,卽不狂;若不肯食糜,以鹽塗其鼻,旣舐之,則欲食矣。(294)

備考:《百一方》藥論三則

《證類本草》引用《百一方》中,有三條是藥物品種的討論,葛洪《肘後備急方》原書不應有這方面內容,因而應該是陶弘景所附加。茲將三條條文列錄於下:

《證類本草》卷十《狃耳草》

狃耳草,主溪毒射工。絞取汁服,渣傅瘡止血。〇《百一方》:狃耳多種,未知何是。菘菜白葉亦名狃耳。《顏氏家訓》:馬莧,一名狃耳,馬齒莧也。又車前葉圓者,亦名狃耳。(259)

　　按:本條基本按原書版式排印。"百一方"三字在上行行末,前有圈號,似非前方的出處。但下行的小字注文,又不像是方書中會有的內容。不過,考慮到稱為《百一方》的,應是陶弘景《肘後百一方》的內容,而陶弘景是本草大家,他在《百一方》中加入的本草品種的討論,有一定的可能性。當然,即便這樣,下引《顏氏家訓》成於陶氏之後,也只能是後人沾附。屬於《百一方》的應是前一句:"狃耳多種,未知何是。菘菜白葉亦名狃耳。"

《證類本草》卷十《蛇芮草》

蛇芮草,主蛇虺及毒蟲等螫:取根、葉搗傅咬處,當下黃水。生平地。葉似苦杖而小,節赤,高一二尺。種之辟蛇。又有一種草,莖圓似苧,亦傅蛇毒。○《百一方》東關有草,狀如苧,莖方節赤,挼傅蛇毒,如摘却,亦名蛇茵草。二草惣能主蛇,未知何物者的是。又有鼠茵草,如菖蒲,出山石上,取根藥鼠立死爾。(260)

按:本條情況與上條相似。引用了《百一方》與"蛇芮草"相關的注文。

《證類本草》卷十一《毛茛》

毛茛,鈎吻。注:陶云:鈎吻或是毛茛。蘇云:毛茛,是有毛石龍芮也。《百一方》云:菜中有水茛,葉圓而光,有毒。生水旁,蟹多食之。蘇云:又注,似水茛,無毛。其毛茛似龍芮而有毒也。(286)

按:本條情況亦與前條相同。以下引有四種注文:前兩條引自鈎吻條陶弘景注與《唐本草》注,"百一方"前未加圓圈號,以下非小字注,而是大字正文。蓋本條與前後文皆爲平行的注文。所引《百一方》從"菜中"到"食之",以下第四條引文出處未尋得。請南京中醫藥大學本草專家虞舜教授幫忙查檢,發現可能是將石龍芮、天雄、鈎吻等數條相關內容概括成此注。

後　記

　　《肘後備急方》是中醫史上的重要文獻，筆者對該書研究
有年，先前曾三度出版該書不同樣式的整理本。本次應江蘇
鳳凰出版社《江蘇文庫》項目邀請，再度整理本書。該文庫是
江蘇省政府重大文化出版工程，因此，在輯校本書時，筆者通
盤考察了既往相關出版成果，努力在各方面都有所超越。

　　本次整理主要特點有三：

　　一是該書的輯復。爲了更好地呈現《肘後備急方》的歷史
面貌，本次整理首先規劃對原書的輯佚復原；根據筆者對輯復
的理解，確定了輯佚條文以原貌收載的方式。整理者以相關
古籍電子文檔爲綫索搜尋佚失條文，輯得的條文再以影印古
籍核校，從而保證文本的正確性。輯得的條文總數，已經超過
傳世本《肘後方》。

　　二是該書的校勘。該書傳世本和散在他書輯得的內容，
都存在不少訛倒脱衍等文字錯誤，本次整理進行細緻的校勘，
最大程度上消除這類文本錯誤。

　　三是該書的注釋。該書傳世本和散在他書輯得的內容，
都存在不少艱澀難懂的字、詞、句，本次整理做了較詳盡的注
釋，爲讀者掃除了許多閱讀障礙。

　　總之，通過廣泛輯復、深度校注，將該書文獻學研究水平

提升到新的高度。

　　校書誠不易。宋代朱翌《題校書圖》詩有云：“我聞校書如掃塵，塵隨帚去輒隨有。螢窗孤坐志不分，帝虎魯魚相可否？”余今四校《肘後方》，尚見前校有疏漏處，實是“心有戚戚焉”。本書再出，雖自信又有較大提高，但也難免偶誤，亟望讀者正之。

　　在本書完成之際，特向尚志鈞前輩及既往研究該書的諸位賢達致以敬意！南京中醫藥大學薛文軒、江蘇醫藥職業學院朱石兵、上海中醫藥大學于業禮、廣東省中醫院包伯航、陝西省漢中市美年大健康中醫科醫生鄧輝諸位青年才俊爲本書輯佚提供了資料等方面的幫助，特此致謝！並感謝鳳凰出版社樊昕副總編輯等領導邀請我承擔本書的校理，特別感謝責編王劍老師爲本書復查把關所付出的辛勞！

沈澍農

2023 年 2 月 18 日於

南京中醫藥大學